Die besten HEILKRÄUTER

Bassermann

Jade Britton Tamara Kircher

Die besten HEILKRÄUTER

Sanfte und wirksame Arzneien

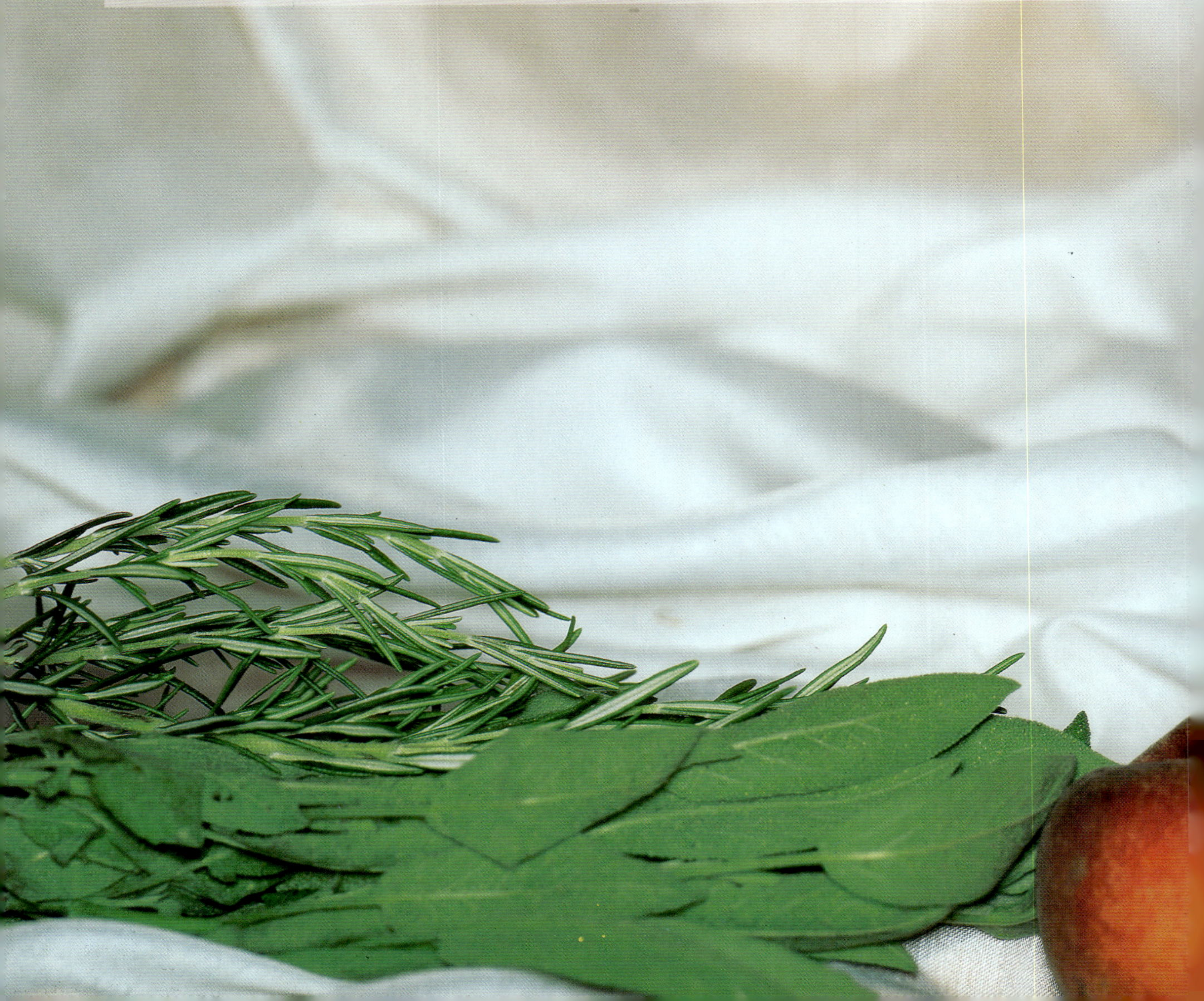

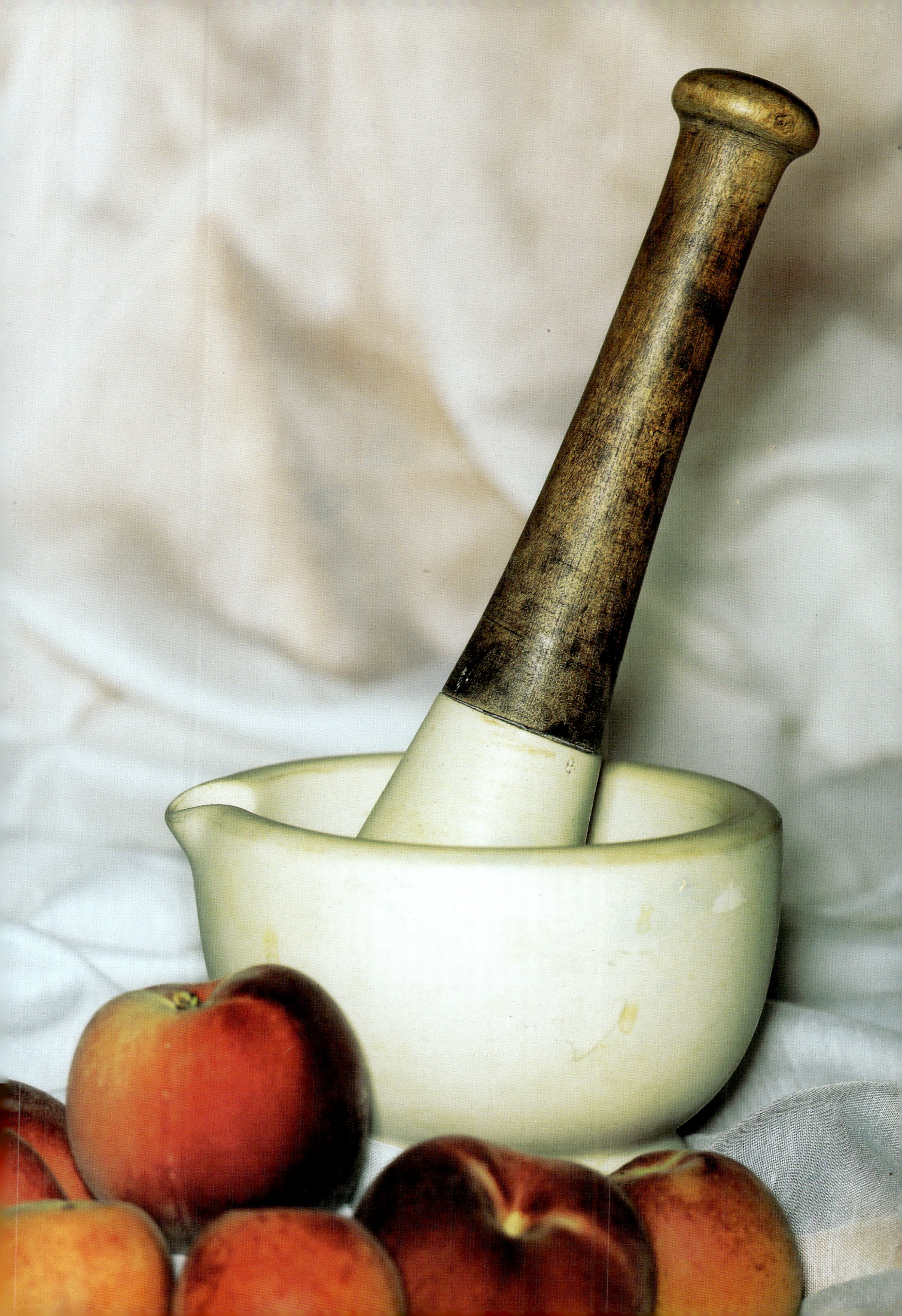

ISBN-10: 3-8094-1971-0
ISBN-13: 978-3-8094-1971-6

Originaltitel: Complete Book of Home Herbal Remedies

Übersetzung: Dagmar Freytag, Bensheim
Redaktion: Ulrike Schober, Dortmund
Umschlaggestaltung: Atelier Versen, Bad Aibling

Satz: Holger Mons Grafikdesign, Hennef
Druck: SNP Leefung
Printed in China

817 2635 4453 6271

INHALT

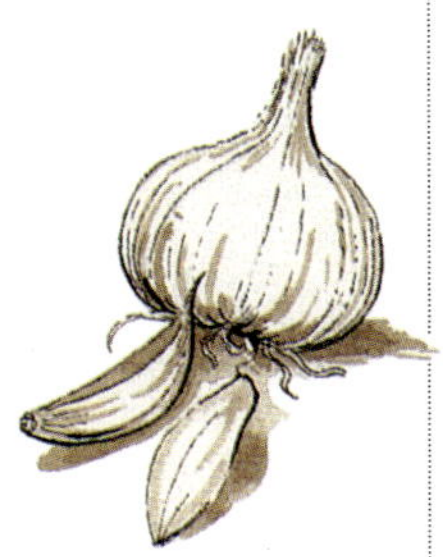

VORWORT

Wir leben in einer hektischen Zeit ständiger Veränderungen und großer Orientierungslosigkeit. Im medizinischen Bereich wird der moderne Mensch schier überwältigt von einer Unzahl an Heilmethoden, Gesundheitskonzepten und Behandlungsweisen. Manchem gilt die Kräuterheilkunde nur als Spielart alternativer Therapien. Dabei ist sie viel mehr: Bis zu 80 Prozent der Weltbevölkerung vertrauen auf Kräuterarzneien. Die Kräuterheilkunde steht keineswegs im Gegensatz zur Schulmedizin, sondern läßt sich als die bevorzugte Variante einer natürlicheren Heilphilosophie auffassen. Viele moderne Arzneien sind auf pflanzlicher Grundlage entwickelt worden.

Schon seit Urzeiten werden Pflanzen zur Heilung von Körper, Geist und Seele eingesetzt – diese Philosophie ist unser Erbe. Die Kräuterheilkunde bedient sich bei der Heilbehandlung einer ganzheitlichen Herangehensweise und zielt weniger auf ein Kurieren von Symptomen ab als vielmehr auf ein Bewußtsein für die Zusammenhänge im mensch-

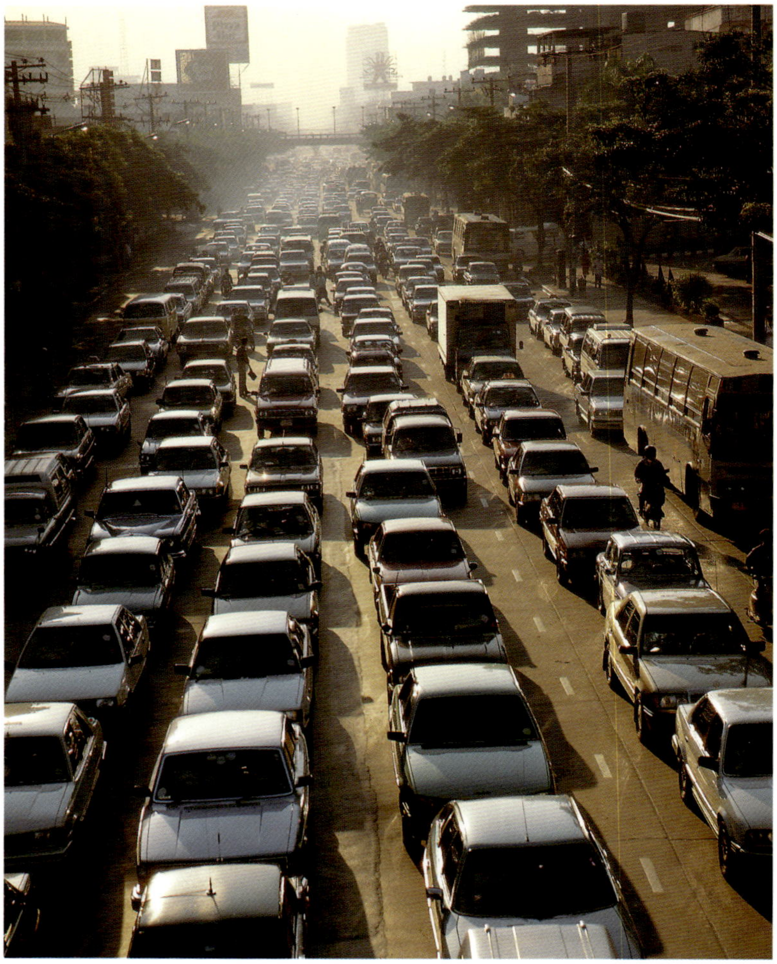

Die Umweltverschmutzung durch die moderne Konsumgesellschaft bedroht nicht nur die Gesundheit der Menschen, sondern den gesamten Planeten.

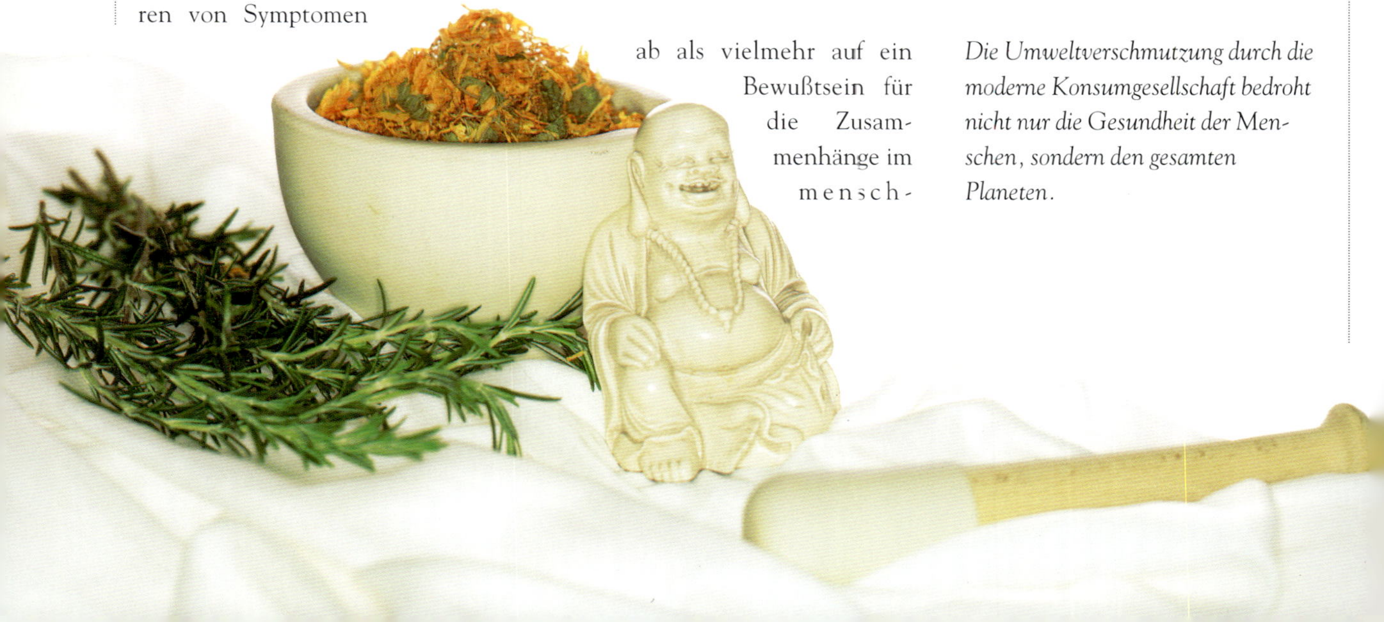

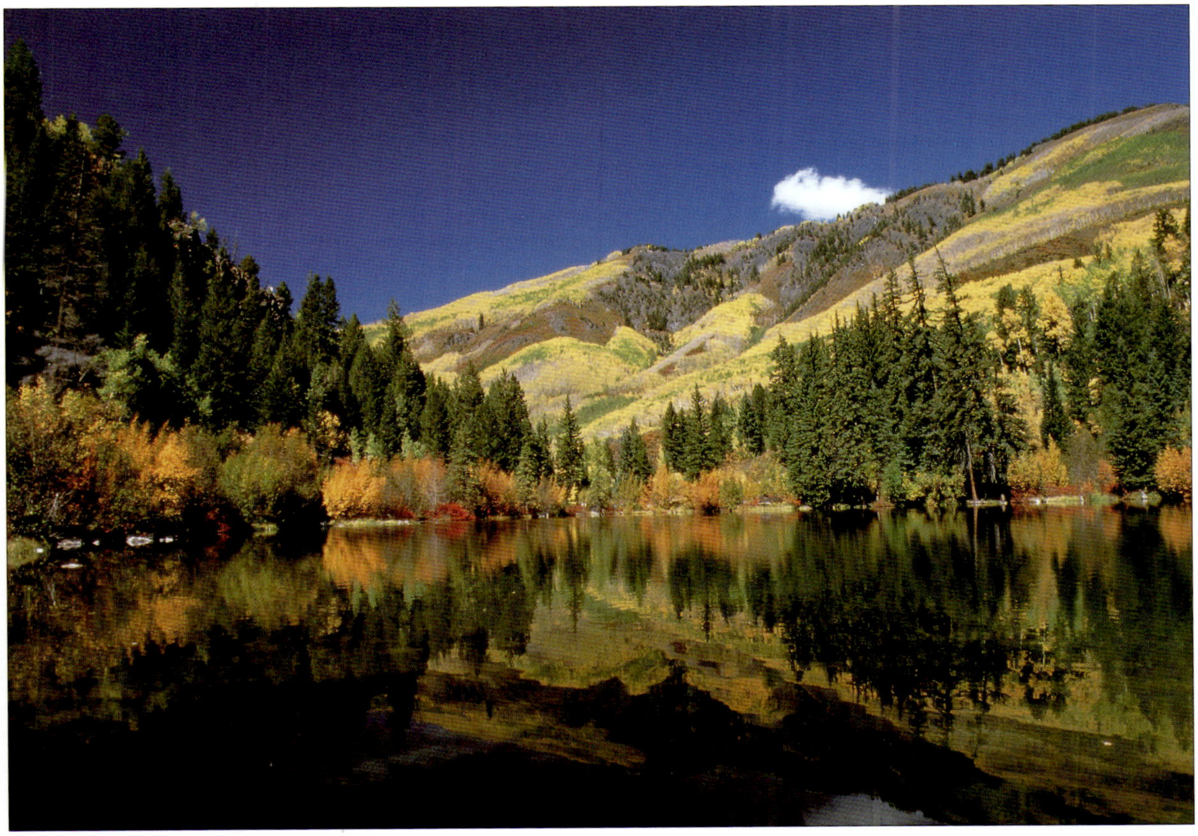

lichen Organismus. Symptome sind Warnsignale des Körpers, daß irgend etwas nicht in Ordnung ist. Indem wir auf natürliche Heilmethoden vertrauen, entscheiden wir uns zugleich für einen bewußteren und naturverbundenen Umgang mit uns selbst.

Die modernen Gesundheitssysteme, und damit auch Arzneien, sind kaum noch bezahlbar. Die Kräuterheilkunde bietet eine sinnvolle und zumeist preiswertere Alternative und läßt sich für kleine wie auch gravierende medizinische Probleme einsetzen. Auch wenn die Theorie der Kräuterheilkunde in der Vergangenheit wurzelt, ist ihre Wirksamkeit längst durch klinische und wissenschaftliche Untersuchungen untermauert. Dieses Buch will ein praktischer Ratgeber sein und die vielfältigen Möglichkeiten der medizinischen Anwendung von Pflanzenheilmitteln vorstellen. Kräuter können als Tonikum, zur akuten Behandlung oder auch zur Vorbeugung von Krankheiten eingesetzt werden. Niedrige Kosten, hohe Wirksamkeit und ein verringertes Risiko bei Nebenwirkungen gehören zu den positiven Kennzeichen der Pflanzenheilmittel.

Eine wichtige Frage im kommenden Jahrhundert wird lauten: »Worum geht es eigentlich wirklich bei Gesundheit und Heilung?« Wenn wir wichtige Heilpflanzen vor dem Aussterben bewahren wollen, sind der Schutz unserer Umwelt und die Bekämpfung der Umweltverschmutzung überlebenswichtig für uns alle. Die Kräuterheilkunde dient eher der Schaffung eines homöostatischen (metabolisch ausbalancierten) als eines suppressiven Heilungsprozesses. Dabei stellt sie das Gleichgewicht im Organismus zugunsten der Gesundheit wieder her. Die Kräuterheilkunde ist daher nicht gegen den medizinisch-technischen Fortschritt gerichtet, sondern steht vielmehr für eine Art Selbstpflege des modernen Menschen. Wir sollten uns bemühen, die Kräutertherapien in die konventionellen und komplementären Behandlungsmethoden einzugliedern. Eine solche ganzheitliche Gesundheitsfürsorge ermöglicht uns, unsere Umwelt und uns selbst besser zu verstehen. Erst dann können wir auch unserem Planeten helfen.

Durch den Schutz der Natur, in der wir leben, und durch sinnvolle Nutzung ihrer Ressourcen können wir den ersten Schritt zur Verbesserung unserer Gesundheit und unseres Wohlbefindens unternehmen.

Edward J. Linkner, M.D.

EINLEITUNG

Pflanzen besitzen einen ganz eigenen Zauber. Wir bewundern das rätselhafte Wachstum aus einem winzigen Samenkorn, die Entfaltung der jungen Blätter, den Duft und die fragile Schönheit der Blüten. Der Anblick einer Wildblumenwiese kann uns im höchsten Maße erfreuen.

HEILEN MIT KRÄUTERN

Die Kräuterheilkunde ist so alt wie die Menschheit selbst, und bis zum 18. Jahrhundert war sie in Europa und Nordamerika die verbreitete Art der medizinischen Versorgung. Auch heute noch werden Heilkräuter in Stammeskulturen und in Ländern wie China und Indien umfangreich genutzt. In der sog. konventionellen Medizin nutzen pharmazeutische Unternehmen und Ärzte Heilpflanzen als Basis für viele Medikamente.

FRÜHE KRÄUTERHEILKUNDE

Die ersten schriftlichen Berichte über die Verwendung von Kräutern datieren über 5000 Jahre zurück in die Zeit der Sumerer und dokumentieren den Gebrauch und die Wirkung von Pflanzen wie Lorbeer, Kümmel und Thymian. Die Ägypter verwendeten Knoblauch, Koriander, Minze, Rizinusöl und Opium. Und auch im Alten Testament finden sich Bezüge auf den Einsatz von Kräuterheilmitteln.

ALTE CHINESISCHE HEILMITTEL

Aufgrund von Manuskripten, die man im Mawangdui-Grab Nr. 3 in der Provinz Hunan gefunden hat, läßt sich die chinesische Kräuterheilkunde bis ins 3. Jahrhundert v. Chr. zurückdatieren. Darin sind mehr als 250 medizinische Substanzen mitsamt ihrer Verwendung in Rezepten aufgeführt. Das vor über 2000 Jahren niedergeschriebene »Buch des Gelben Kaisers« (Huang-ti nei-chi) befaßt sich mit philosophischen Fragen von Gesundheit und Krankheit und untersucht die Beziehung zwischen dem menschlichen Körper und dem Kosmos. Es enthält auch Vorschläge zur Verwendung von Kräutern, Akupunktur und Ernährung, die bis heute ihre Gültigkeit besitzen.

GRIECHISCHE UND RÖMISCHE HEILMETHODEN

Die medizinische Behandlungsweise von Griechen und Römern bildet die Grundlage unserer modernen westlichen Schulmedizin. Der griechische Arzt und »Vater der Medizin«, Hippokrates, empfahl die Verwendung einiger weniger einfacher Kräuterarzneien, um zusammen mit frischer Luft, Ruhe und gesunder Ernährung den Körper für die Beseitigung von Beschwerden zu stärken. Galenus, ein römischer Arzt, glaubte bei der Heilung von Erkrankungen an den Einsatz höherer Dosen von Medikamenten aus pflanzlichen, tierischen und mineralischen Substanzen. Die erste europäische Abhandlung über Wirkung und Verwendung medizinischer Kräuter war das »Materia Medica« des griechischen Arztes Dioskurides aus dem 1. Jahrhundert n. Chr., das bis weit ins 17. Jahrhundert benutzt wurde.

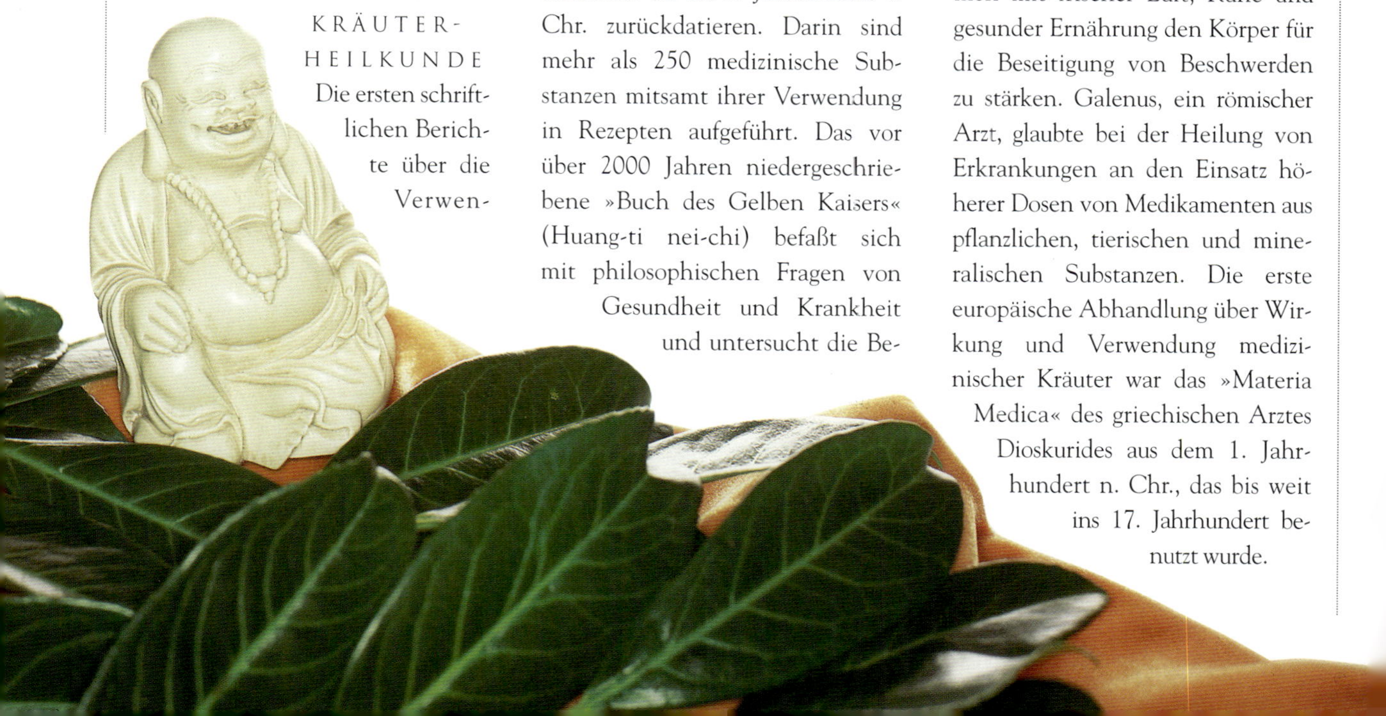

DAS MITTELALTER

Die Verwendung von Pflanzen als Arznei war im Mittelalter gängige Praxis. Die frühe christliche Kirche lehnte dies ab und setzte auf »Heilung durch Glauben«. Dennoch wurden viele medizinische Manuskripte der Griechen durch Abschreiben in den Klöstern gerettet, die darüber hinaus mit ihren Kräutergärten zu Zentren der Kräuterheilkunde wurden. Die Volksmedizin griff weiterhin auf Traditionen der Kräuterheilkunde zurück, die von »weisen Frauen« bewahrt und durch mündliche Überlieferung weitergegeben wurden. Da Angst und Aberglaube herrschten, wurden der Kräuterheilkunde viele magische Eigenschaften zugeschrieben. Dies führte schließlich zu Verfolgung und Tod vieler Heilkundiger, besonders in der Zeit der Inquisition, so daß das Wissen um die Kraft der Kräuter in großen Teilen verlorenging.

KRÄUTERHEILKUNDE HEUTE

Obwohl seit dem 19. Jahrhundert der Gebrauch hochentwickelter Arzneien zugenommen hat, verwenden immer noch 80 Prozent der Weltbevölkerung Medizin, die auf traditionellen Pflanzenheilmitteln basiert. Heute wird die Kräuterheilkunde wieder mehr und mehr anerkannt und gewinnt ständig an Bedeutung.

DIE VIELSEITIGE NATUR DER KRÄUTER

Pflanzen nehmen Substanzen aus der Luft und dem Boden auf und verwandeln sie in Vitamine, Kohlenhydrate, Proteine und Fette, die unser Körper benötigt. Wenn wir die gesamte Pflanze verwenden, nehmen wir all ihre lebenswichtigen Inhaltsstoffe auf. Die meisten Kräuter enthalten mehrere Wirkstoffe.

KRÄUTER KOMBINIEREN

Kräuter wirken synergetisch, so daß ihre Kombination die Eigenschaften jedes einzelnen Krauts verstärkt und seine Heilfähigkeiten verbessert. So wirken z.B. bei einer Mischung zur Förderung eines gesunden Schlafs Passionsblume, Baldrian und Hopfen zusammen. Alle drei besitzen entspannende Eigenschaften, aber Passionsblume fördert den Schlaf, Baldrian entspannt die Muskulatur, und Hopfen hat bekanntlich einen äußerst beruhigenden Effekt auf das Nervensystem.

CHINESISCHE KRÄUTERHEILKUNDE

Chinesische Kräuter werden selten einzeln verwendet; meistens kombiniert man sie in einer Zubereitung und sorgt so für eine Ausgewogenheit innerhalb der Komposition. Kräuter werden in Kategorien von Temperatur, Aroma, Wirkung und nach ihrem Einfluß auf *Yin*, *Yang*, *Qi* oder das Blut beschrieben.

YIN UND YANG

Das Konzept von *Yin* und *Yang* ist untrennbar mit der chinesischen Philosophie verbunden. Es geht davon aus, daß alle Systeme des Universums aus zwei entgegengesetzten, voneinander abhängigen Energien bestehen, aus denen alle Formen der Schöpfung hervorgehen. Die Natur des *Yang* ist heiß, hell, aufrecht und aktiv und verkörpert männliche Energie. Das *Yin* hingegen besitzt die kühlen, feuchten, nach innen gerichteten und nährenden Eigenschaften, die eher weibliche Prinzipien sind. Tragant ist ein *Yang*-Kraut, das wärmt und das *Qi*, oder die Energie, steigert. Bei der Frucht des chinesischen Bocksdorn handelt es sich um ein *Yin*-Kraut, das die Regeneration fördert.

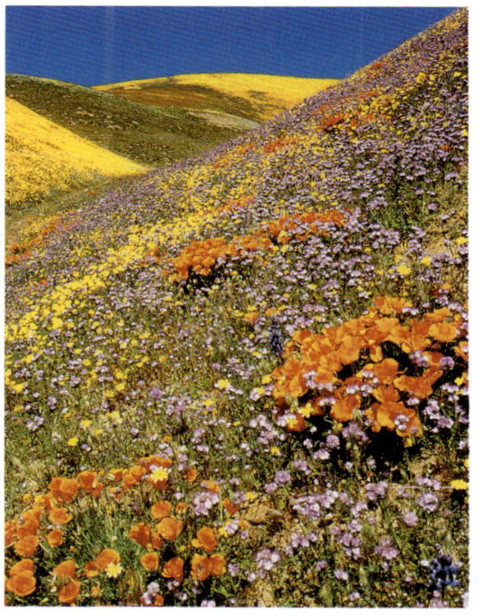

Kräuterheilmittel werden schon seit Jahrtausenden angewendet.

QI UND BLUT

In der chinesischen Medizin ist *Qi* eine Energie, die sich gleichzeitig auf physischer, emotionaler und spiritueller Ebene manifestiert und sich in ständiger Veränderung befindet. Sie ist die Lebenskraft des Menschen. Das Blut wird als dichtere, materiellere Form des *Qi* angesehen. *Qi* erzeugt, bewegt und erhält das Blut, gleichzeitig aber nährt das Blut das *Qi*. Ginseng (*ren shen*) tonisiert das *Qi* des Körpers, einschließlich das der Lunge, der Verdauung und des Herzens. Chinesische Engelwurz (*dang gui*) tonisiert und bewegt das Blut (tatsächlich stärkt sie das *Qi* des Blutes).

WESTLICHE UND CHINESISCHE KRÄUTERHEILKUNDE IN KOMBINATION

Die Arzneien in diesem Buch enthalten chinesische und westliche Elemente. Sie können zusammen angewendet werden, solange man alle Vorsichtshinweise beachtet und nicht überdosiert. Viele chinesische Heilmittel werden als Fertigmischungen verabreicht und können bequem als Tabletten eingenommen werden. Auch Tinkturen beider Kulturkreise kann man gut kombinieren.

GANZHEITLICHES DENKEN

Die Erkenntnis der Verbindung von Geist, Körper und Außenwelt bildet die Grundlage des ganzheitlichen Gesundheitsbewußtseins. Indem wir lernen, uns durch die Natur selbst zu heilen, werden wir auch die Bedeutung der Umwelt für unser Dasein verstehen.

KRÄUTER UND UMWELT

Ökologisches Bewußtsein ist wichtig, um die Erde auch für zukünftige Generationen zu bewahren. Zunehmende Umweltverschmutzung, die Zerstörung der Regenwälder und der Treibhauseffekt haben katastrophale Auswirkungen. Einige Kräuter, oft als »Unkraut« bezeichnen, sind erstaunlich widerstandsfähig. Jeder Gärtner weiß, daß Nesseln, Ampfer und Quecken unter den meisten Bedingungen gedeihen. Andere Heilpflanzen gehen allerdings verloren, wenn ihre natürlichen Biotope zerstört werden. Natürliche Heilmittel, mit denen man selbst schwere Erkrankungen behandeln könnte, werden solcherart unwiederbringlich ausgerottet.

IN HARMONIE MIT DER NATUR

Um eine gute Lebensqualität zu erlangen, müssen wir einen Weg finden, in Harmonie mit unserer Umwelt zu leben. Die Pflanzen versorgen uns mit Sauerstoff, sie ernähren uns, bieten uns Schutz, liefern Kohle, Brennholz und Medikamente. Wenn wir unsere Lebensenergie durch Verbindung mit den Pflanzen und die uns umgebende Welt stählen, werden wir uns stärker unserer eigenen Vitalität (oder des Mangels daran) bewußt und können Heilung für uns selbst finden.

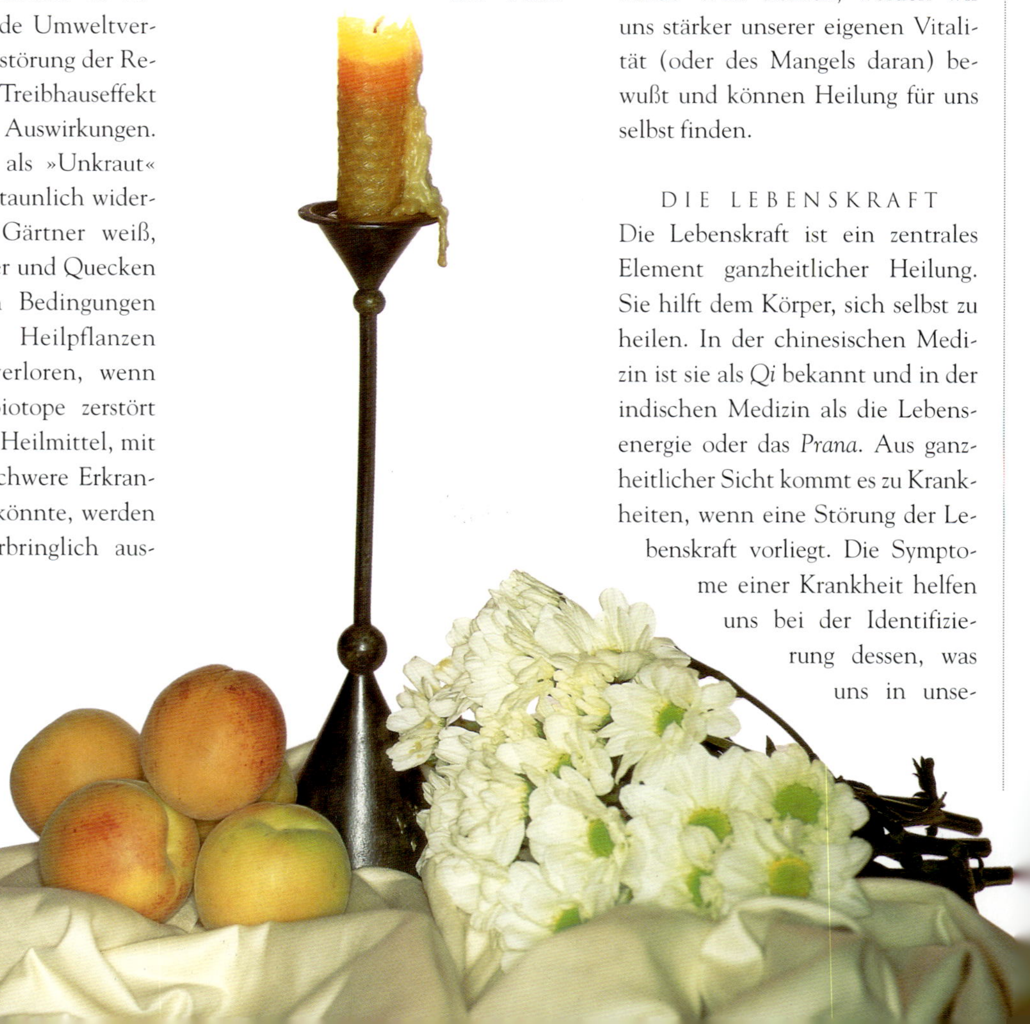

DIE LEBENSKRAFT

Die Lebenskraft ist ein zentrales Element ganzheitlicher Heilung. Sie hilft dem Körper, sich selbst zu heilen. In der chinesischen Medizin ist sie als *Qi* bekannt und in der indischen Medizin als die Lebensenergie oder das *Prana*. Aus ganzheitlicher Sicht kommt es zu Krankheiten, wenn eine Störung der Lebenskraft vorliegt. Die Symptome einer Krankheit helfen uns bei der Identifizierung dessen, was uns in unserem Leben fehlt, um unsere Selbstheilungsenergie zu regenerieren.

DER GESUNDE KÖRPER

Vielen von uns wird es schwerfallen, sich an eine Zeit zu erinnern, in der wir uns wirklich gesund und vital gefühlt haben. In der Kindheit oder während eines ausgedehnten Urlaubs mag es Momente gegeben haben, in denen wir eine starke Lebenskraft gespürt haben. Aber der Alltag fordert seinen Tribut, und wir stellen uns seinen Anforderungen, wobei wir kleinere körperliche Beschwerden verdrängen. Erst wenn uns diese Beschwerden daran hindern, so zu leben, wie wir es uns wünschen, suchen wir Hilfe. Durch ein Leben in einer sauberen Umwelt, durch gesunde Ernährung, körperliche Betätigung, seelische Zufriedenheit und eine positive Einstellung können wir selbst sehr viel dazu beitragen, zu unserer Gesundheit zurückzufinden. Die Kräuterheilkunde hat viel zu bieten, indem sie uns hilft, die Verantwortung für unsere Gesundheit zu übernehmen und uns dabei einfach anzuwendende Behandlungsmethoden zur Verfügung stellt.

UMWELTFAKTOREN

Unsere mehr und mehr belastete Umwelt zeigt ihre Auswirkungen auch auf unseren Körper. Einige Menschen, z.B. Asthmatiker, scheinen in hohem Maße anfällig zu sein und müssen bei extremer Belastung besondere Vorsicht walten lassen. Hier können Kräuterheilmittel helfen, die Abwehrkräfte zu stärken und die Reaktionen auf Umweltfaktoren zu mildern.

ERNÄHRUNG

Eine gute Ernährung trägt sehr viel dazu bei, ernsthafte Erkrankungen zu vermeiden. Eine Vollwerternährung, vorzugsweise aus biologisch angebauten Lebensmitteln, fördert eine gute Gesundheit. Frisches Obst und Gemüse sind notwendig, um lebenswichtige Vitamine und Mineralien sowie Ballaststoffe zu liefern. Meiden Sie große Mengen von Lebensmitteln, die raffinierten Zucker und Mehle im Übermaß enthalten, etwa Kuchen, Kekse und Süßigkeiten; zuviel Kaffee, Tee, Alkohol und Nikotin sind bekanntlich ungesund.

KÖRPERLICHE BETÄTIGUNG

Viele von uns, vor allem »Büroarbeiter«, haben Bewegungsmangel. Körperliche Betätigung hilft uns, Verspannungen abzubauen, uns zu »relaxen«, die Muskeln zu stärken und Herz und Lungen zu kräftigen. Sie fördert den Blut- und den Lymphkreislauf und steigert dadurch die Immunabwehr.

AUSGEGLICHENHEIT

Unsere physische, emotionale und mentale Gesundheit sind eng miteinander verbunden. Viele körperliche Beschwerden wie Migräne, Verdauungsstörungen und schwache Immunabwehr werden durch Streß verursacht. In diesem Buch finden sich viele Kräutertees, -bäder und -öle, die dabei helfen, sich auszuruhen und Verspannungen zu lösen. Es kann allerdings notwendig sein, schwierige Situationen mit einer Therapie zu bewältigen. Auch Entspannung durch Yoga, Meditation oder Tai Chi kann bei der Wiedererlangung der seelischen Ausgeglichenheit helfen; das gilt natürlich auch für so einfache Dinge wie Gärtnern, Singen und Spazierengehen.

SPIRITUALITÄT

Der Glaube an das Gute, das uns allen innewohnt, ist Teil unserer Spiritualität. Die Kehrseite sind Pessimismus und Zynismus. Eine positive Geisteshaltung, die Hoffnung in sich birgt, Toleranz gegenüber anderen Lebensweisen und Einfühlungsvermögen führen zu einer guten Einstellung zum Leben.

AUSWAHL EINER KRÄUTERBEHANDLUNG

Es gibt viele verschiedene Methoden, Kräuter zu verarbeiten, und damit eine große Bandbreite an Behandlungsmöglichkeiten. Man kann sie als Tee, Wein oder Sirup einnehmen oder äußerlich in Form von Bädern, Cremes und Lotionen anwenden. Die einfachste und häufigste Art der Verarbeitung ist der Kräutertee, und dank seiner zunehmenden Beliebtheit kann man heute

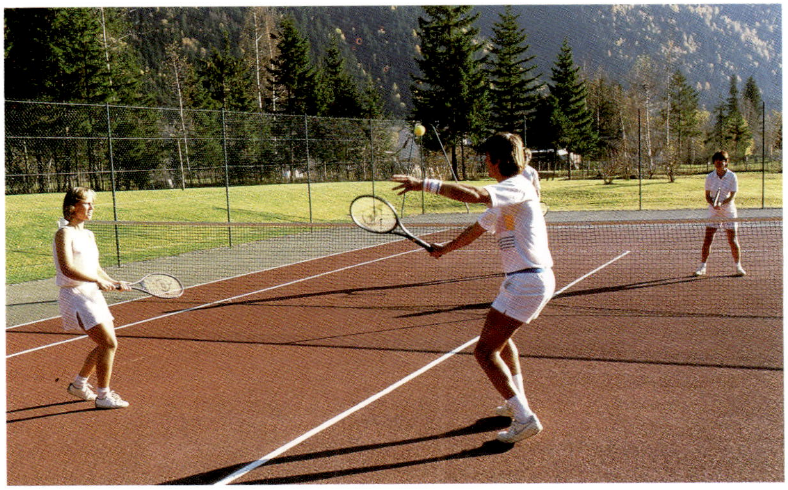

Sport kräftigt das kardiovaskuläre System und ist ein geeignetes Ventil für den täglichen Streß.

Die Heilung des Körpers als Einheit

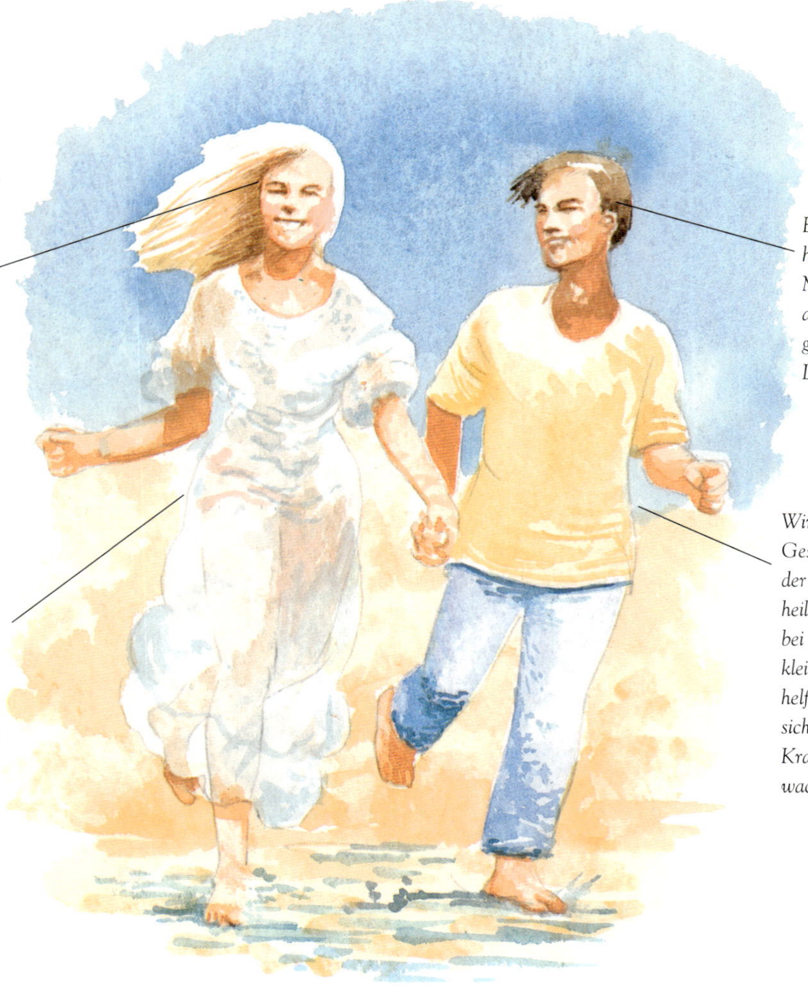
Wenn emotionale Probleme Beschwerden verursachen, schlagen Kräuterbehandlungen möglicherweise nicht an. Versuchen Sie zunächst durch Gespräche mit einem Psychologen die Probleme zu lösen, um dann entspannter auf eine Kräuteranwendung ansprechen zu können.
Eine gesündere Lebensführung und Entspannung sind wichtige Elemente einer ganzheitlichen Behandlung.
Eine positive Geisteshaltung, Toleranz und Mitgefühl für sich und andere führen zu einer guten Einstellung zum Leben.
Wir haben unsere Gesundheit selbst in der Hand. Kräuterheilmittel können uns bei der Behandlung kleinerer Beschwerden helfen, bevor sie sich zu ernsthafteren Krankheiten auswachsen.

schon einige der bekanntesten Tees wie Pfefferminze, Kamille und Hagebutte abgepackt im Supermarkt kaufen. Falls Ihnen der Geschmack nicht zusagt, können Sie Pfefferminze oder Kamille als ätherisches Öl im Badewasser ausprobieren.

KRÄUTER ZUR VORBEUGUNG

Die Anwendung von Kräuterheilmitteln stellt eine wirkungsvolle Methode zur Vorbeugung von Krankheiten und Beschwerden dar. Knoblauch und Sonnenhut helfen dem Immunsystem, z.B. Grippeerreger abzuwehren. Wenn Sie zu Beklemmungen neigen und wissen, daß Sie mit Problemen konfrontiert werden, versuchen Sie sich mit Kamillentee zu entspannen. Geben Sie für einen erholsamen Schlaf Lavendelöl ins Badewasser oder aufs Kissen. Man kann Kräuter auch bei leichten Anzeichen einer Beschwerde einsetzen, um einen weiteren Krankheitsverlauf rechtzeitig zu stoppen. Nehmen Sie beispielsweise bei den ersten Symptomen einer Erkältung heißen Pfefferminztee mit Honig und einigen Scheiben Ingwer zu sich.

SICHERE ANWENDUNG

Wie jede andere Medizin auch, erfordert die Kräutermedizin Sorgfalt und Vorsicht. Im Kräuterlexikon sind die am häufigsten in diesem Buch erwähnten Kräuter beschrieben, dazu Details über Vorsichtsmaßnahmen oder Gegenanzeigen. Lesen Sie die Beschreibungen gründlich. Dort finden sich auch Dosierungsanleitungen, die streng befolgt werden müssen. Viele Standarddosierungen sind im Kapitel über die Zubereitungsmethoden enthalten. Denken Sie daran, daß die Dosierungen je nach Lebensalter variieren. Wenn eine Frau stillt, gehen die Kräutersubstanzen in die Muttermilch über. Daher sollte sie vor einer Einnahme auf jeden Fall ärztlichen Rat einholen. Wenn Sie homöopathische Arzneien einnehmen wollen, sollten Sie zuvor einen Homöopathen konsultieren. Sollten Sie irgendwelche Zweifel bezüglich der Wirkung eines bestimmten Krauts haben, holen Sie sich Rat bei einem Kräuterfachmann.

ZUR BENUTZUNG DIESES BUCHES

Dieses Buch besteht aus drei Hauptkapiteln. Sie können es teilweise durchlesen, um sich zu informieren, oder gezielt nach einer Behandlung für bestimmte Beschwerden suchen. Das einfache und effiziente Nachschlagewerk soll Ihnen ein besseres Verständnis für die Funktionen des Körpers und die Anwendung der Heilkräuter vermitteln.

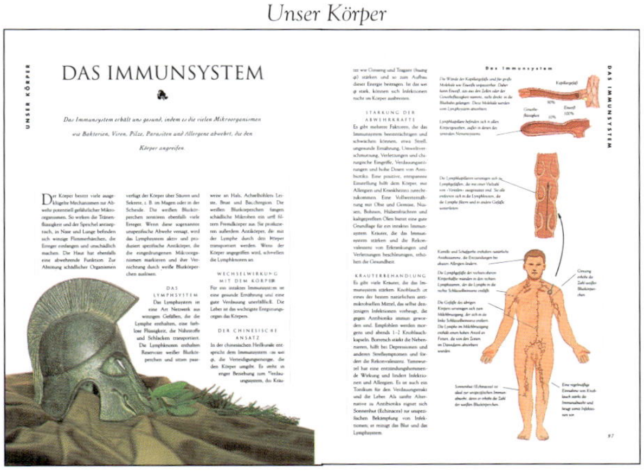

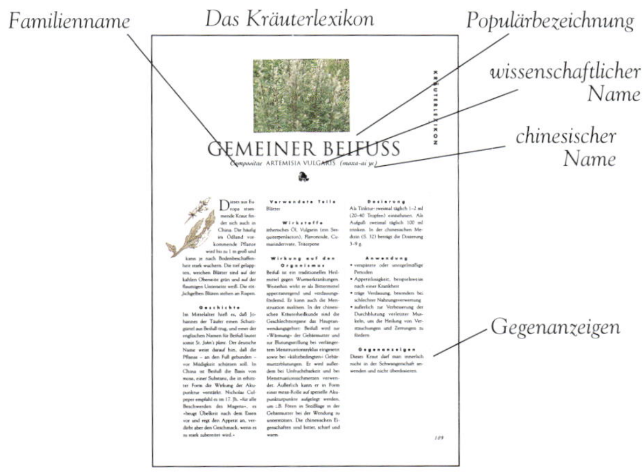

ZUBEREITUNG

Dieses Kapitel beschreibt die verschiedenen Zubereitungsarten von Kräutern, von einfachen Aufgüssen oder Kräutertees bis hin zu den komplizierteren Vorgängen bei der Herstellung von Salben und Cremes. Neben Rezepten, z.B. für einen Brennessel-Wein als Eisentonikum oder für eine Kamillespülung bei müden Augen, finden sich hier die Dosierungsanleitungen, die von den verschiedenen Zubereitungsarten und dem Alter des Patienten abhängen. Diese sollten Sie unbedingt beachten, bevor Sie eine Kräuterbehandlung beginnen.

UNSER KÖRPER

Hier werden die verschiedenen Körperfunktionen und die möglichen Kräuterheilmittel zur Behandlung von Beschwerden beschrieben. Darüber hinaus finden sich hier Vorschläge zur Vorbeugung von Erkrankungen und zur Erhaltung der Gesundheit sowie Ratschläge zu Ernährung und Lebensweise. Bevor Sie mit einer Kräutertherapie beginnen, schlagen Sie die im Kräuterlexikon (S. 100–151) empfohlenen Kräuter nach, um sicherzugehen, daß Sie die richtige Dosierung verwenden und daß keine Gegenanzeigen vorliegen.

KRÄUTERLEXIKON

Dieser Abschnitt liefert detaillierte Informationen zu den vorgestellten Kräutern, einschließlich einer kurzen Beschreibung des Krauts und seiner Anwendung. Kräuter, die in diesem Buch verwendet oder erwähnt werden, aber keinen Eingang in das Kräuterlexikon gefunden haben, werden in Kurzform in der Liste »Weitere Kräuter« (S. 152) beschrieben. Das Glossar (S. 156) erklärt häufig benutzte Begriffe. Schließlich enthält dieses Kapitel noch Anleitungen zur Herstellung von Heilmitteln aus alltäglichen Küchenzutaten und Hinweise zur Ersten Hilfe mit Kräutern.

ZUBEREITUNG

WO ES KRÄUTER GIBT

Kräuter kann man entweder selbst in der Natur sammeln (siehe Hinweise rechts) – so haben Sie frische Kräuter, die Sie lagern und trocknen können – oder in getrockneter Form im Geschäft kaufen. Eine weitere Möglichkeit besteht darin, Kräuter selbst zu ziehen – so haben Sie immer frische Kräuter aus dem heimischen Garten zur Hand und können sich nicht nur ihres Dufts erfreuen, sondern auch ihre Heilkräfte nutzen.

KRÄUTER SELBST SAMMELN

Einige allgemeine Regeln zum Sammeln von Kräutern sollten Sie beachten, damit Sie dabei nicht die Natur zerstören.

- Niemals ein Gebiet seiner natürlichen Ressourcen berauben!
- Entwurzeln Sie keine vollständigen Populationen; es ist besser, nur einige Exemplare zum Selberziehen zu sammeln und den Rest zur Vermehrung stehenzulassen.
- Sammeln Sie nur verbreitete, ausreichend vorhandene Pflanzen. Erkundigen Sie sich nach den lokalen gesetzlichen Bestimmungen über das Sammeln von Kräutern.
- Vergewissern Sie sich immer, daß Sie die richtige Pflanze pflücken – ziehen Sie ein gutes Bestimmungsbuch für Wildpflanzen zu Rate.
- Noch besser ist es, sich von einem Kräuterkundigen führen zu lassen.
- Sammeln Sie keine seltenen oder geschützten Arten.

GESUNDE KRÄUTER AUSWÄHLEN

Überzeugen Sie sich, daß in dem betroffenen Gebiet keine Pestizide oder Herbizide eingesetzt wurden und daß die Pflanzen nicht in der Nähe von Industrieanlagen oder vielbefahrenen Straßen wachsen. Wählen Sie nur Kräuter, die frei von Tierkot und Insektenschäden sind.

VOM WESEN DER PFLANZE

Es ist hilfreich, sich mit der Biologie der Pflanze vertraut zu machen, die Sie verwenden möchten. Kenntnisse über ihre natürliche Umgebung, ihre Blütezeit etc. werden Ihr Wissen um ihren medizinischen Wert erheblich bereichern. Sammeln Sie die Kräuter, nachdem der erste Morgentau verdunstet ist, aber noch bevor die Sonne sie mit voller Kraft bestrahlt. Die Pflanzen müssen trokken sein.

WELCHER TEIL DER PFLANZE?

Sie sollten wissen, welcher Teil der

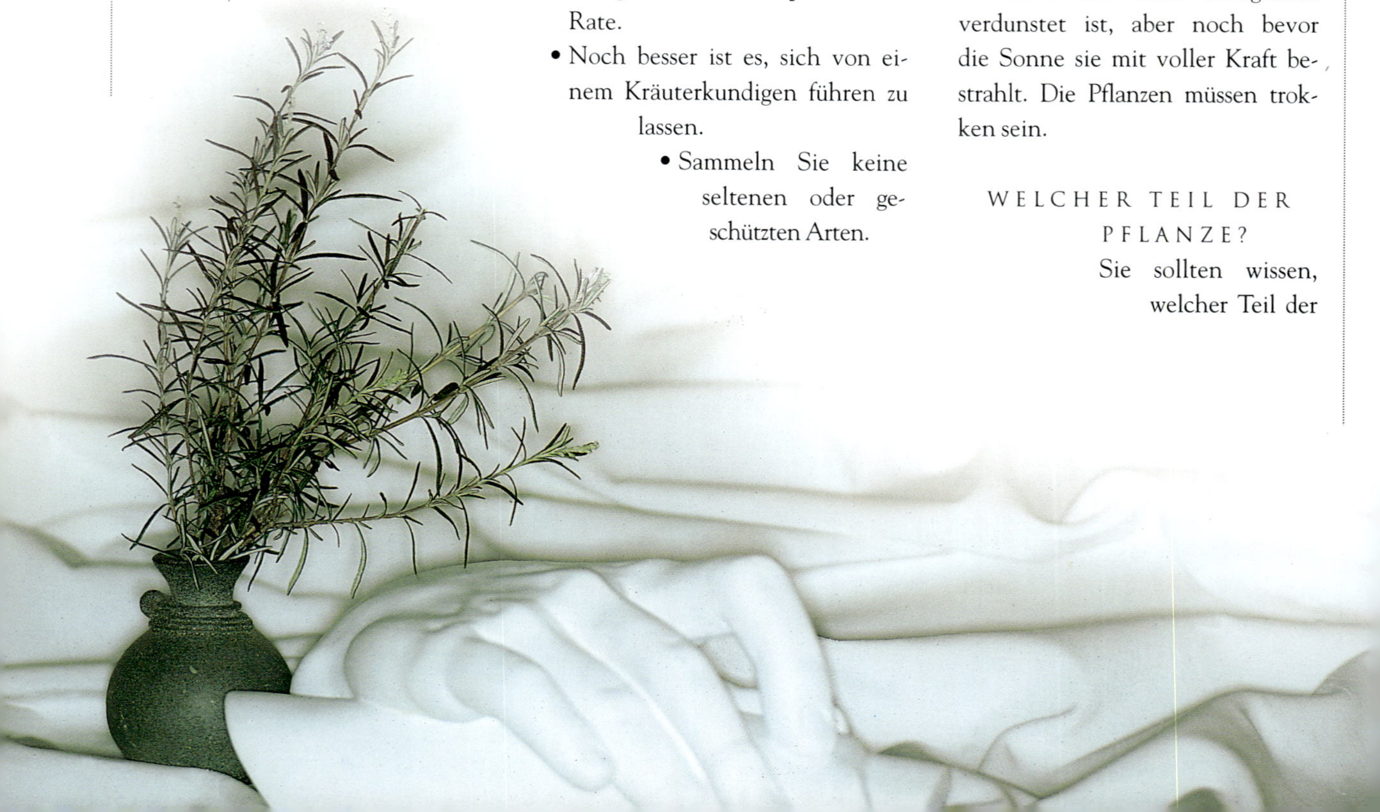

Pflanze für Ihre Zwecke am besten geeignet ist. Die Blätter des Löwenzahns beispielsweise wirken als Diuretikum und helfen bei Bluthochdruck, die Wurzel hingegen eignet sich für eine Behandlung der Leber und dient als mildes Abführmittel.

DIE JAHRESZEITEN

Bestimmen Sie, welche Pflanzenteile Sie verwenden wollen, und informieren Sie sich über die beste Jahreszeit für eine Ernte. Wurzeln erntet man im Herbst, wenn der oberirdische Teil der Pflanze abgestorben ist. Die wertvollen Stoffe befinden sich dann in der Wurzel, wo sie bis zum Frühjahr gespeichert werden. Die Blätter einer Pflanze werden am besten im Frühjahr gesammelt, ihre Blüten dagegen erst später. Beeren sollte man pflücken, wenn sie wirklich reif sind. Rinde erwerben Sie möglichst bei einem Händler, da unsachgemäßes Abschälen einen Baum ernsthaft schädigen kann.

KRÄUTER KAUFEN

Möglicherweise können Sie Kräuter vor Ort im Geschäft kaufen oder über den Versandhandel erwerben. Dabei sollten Sie genau die Qualität beurteilen, indem Sie die Kräuter betrachten, betasten und daran riechen, um den besten Gegenwert für Ihr Geld zu erhalten. Getrocknete Kräuter halten sich im Regal nicht länger als etwa ein Jahr, achten Sie also auf die Farbe: Die Blüten sollten noch etwas Farbe zeigen, die Blätter noch etwas grün sein. Die Kräuter müssen auch immer noch duften. Prüfen Sie zuletzt noch den Geschmack: Sie sollten die Kräuter auch nach dem Aufgießen oder Abkochen noch am Geschmack erkennen können; sie dürfen nicht fade und unaromatisch schmecken.

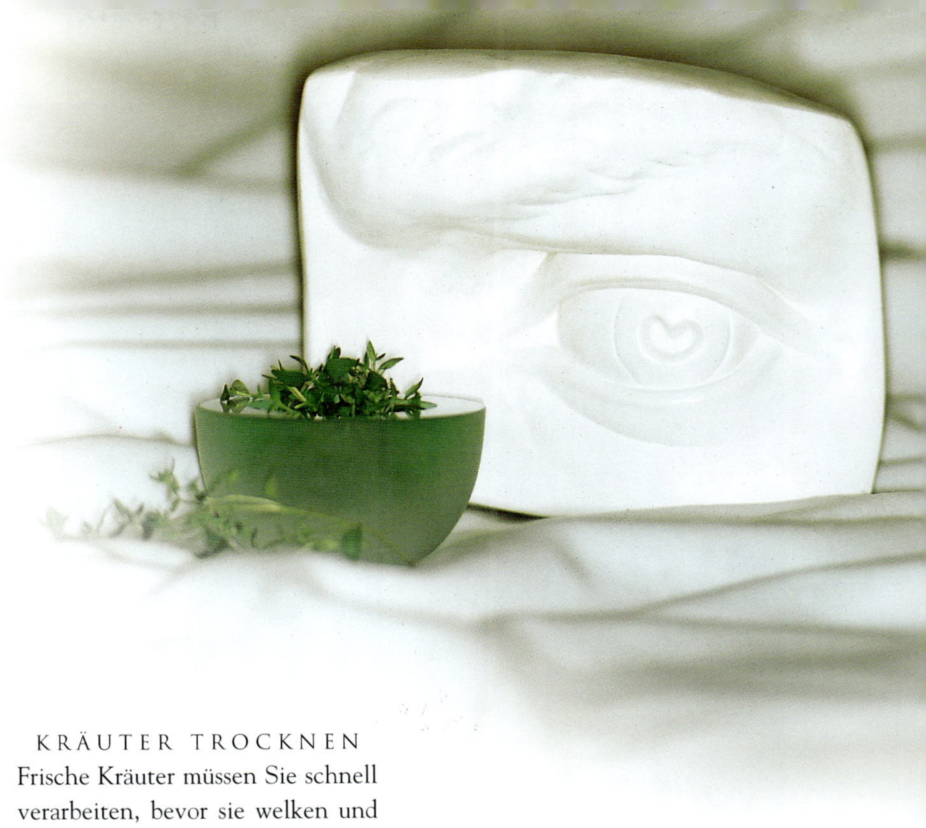

KRÄUTER TROCKNEN

Frische Kräuter müssen Sie schnell verarbeiten, bevor sie welken und verderben. Alternativ können Sie die Pflanze in einem Schrank trocknen oder an einem warmen, trockenen Ort auf braunem Papier im Regal ausbreiten. Wenn Sie Blütenköpfe, wie z. B. der Ringelblumen, oder auch große Blätter trocknen, breiten Sie sie so aus, daß sie nicht übereinander liegen und die Luft noch zirkulieren kann. Lassen Sie sie zwischen einer und drei Wochen trocknen. Wenn sich Schimmel bildet, ist die Luftfeuchtigkeit zu hoch, und Sie müssen sie wegwerfen. Beim Trocknen von Pflanzen mit kleinen Blüten oder Blättern empfiehlt es sich, die Pflanzen zu Bündeln von vier oder fünf zusammenzufassen und in einer Papiertüte an den Stengeln aufzuhängen. Achten Sie darauf, daß die Tüte die Blütenköpfe oder Blätter bedeckt, und befestigen Sie sie dann mit einem Gummiband. Wurzeln sollten gesäubert und in kleine Stücke geschnitten werden, die Sie auf dem Backblech bei etwa 50° C im Backofen trocknen können. Zu hohe Hitze schädigt oder zerstört die Inhaltsstoffe der Pflanze.

KRÄUTER AUFBEWAHREN

Lagern Sie die getrockneten Kräuter in einem sauberen, trockenen Gefäß, vorzugsweise aus dunklem Glas, und schützen Sie sie vor direkter Sonneneinstrahlung. Wenn Sie getrocknete Kräuter aus dem Handel erwerben, füllen Sie sie in ein sauberes Gefäß mit fest schließendem Deckel. Belassen Sie Kräuter niemals in Kunststoffdosen oder Plastiktüten. Sie können Kräuter in Papiertüten aufbewahren, müssen sie aber vor Feuchtigkeit und Schädlingen schützen. Beschriften Sie die Gefäße mit dem Namen des Krauts und mit dem Datum, an dem Sie es erworben oder gesammelt haben.

KRÄUTER ZÜCHTEN

Wenn Sie eine Jungpflanze kaufen möchten, stellen Sie sicher, daß sie gesund und frei von Schädlingen ist. Biologisch angebaute Pflanzen enthalten keine Rückstände von Kunstdünger, Pestiziden etc. So kann man sicher sein, daß man nur die natürlichen und gesunden Substanzen zu sich nimmt.

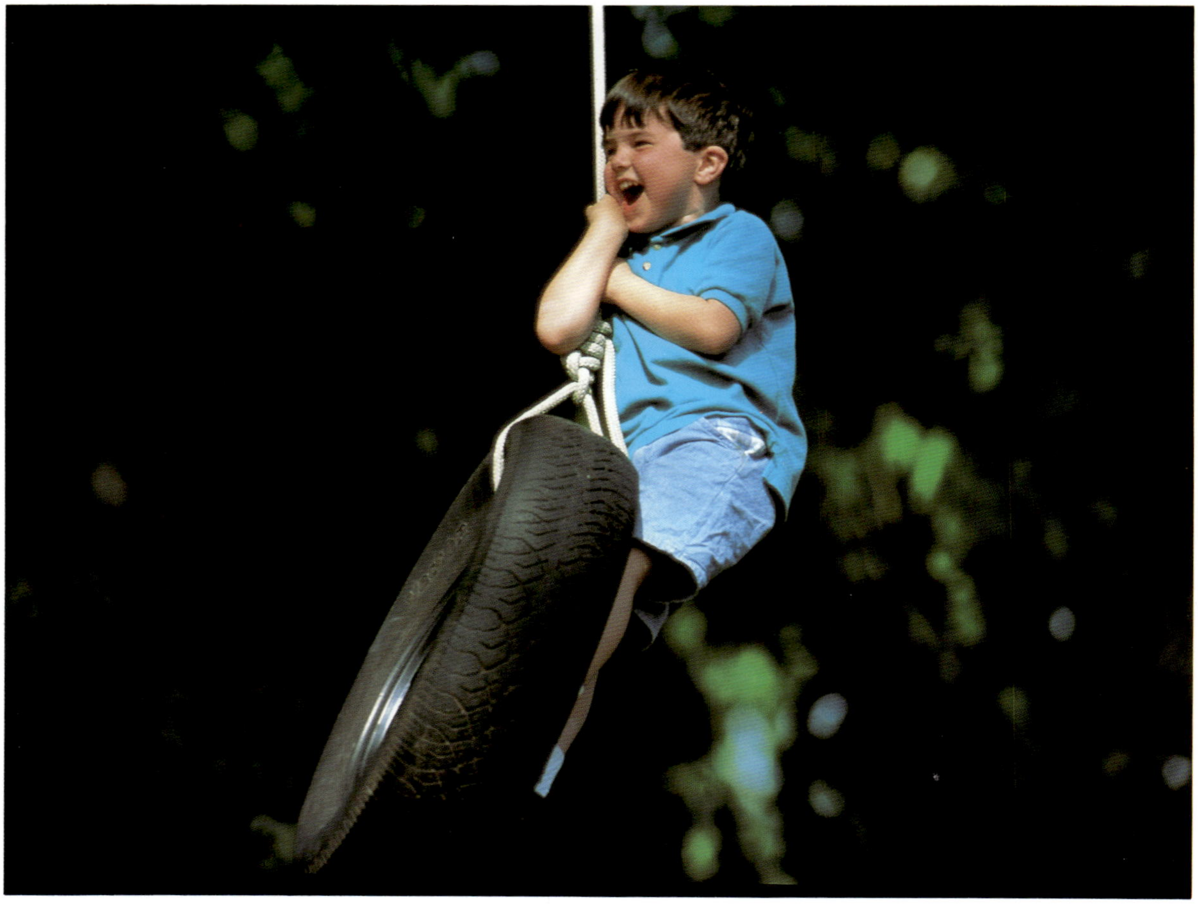

Kinder sprechen gut auf Heilkräuter an. Passen Sie die Dosierung immer dem Alter des Kindes an.

DOSIERUNG

Die Dosierung hängt von der Zubereitungsmethode und vom Alter der Person ab, die das Kraut einnehmen soll.

Aufgüsse und Abkochungen werden in Tassen oder Kannen abgemessen. Eine Tasse entspricht ca. 200 ml, eine Kanne etwa 600 ml.

Tinkturen verabreicht man in viel kleineren Dosen – meist in Teelöffeln (TL) oder Tropfen. Ein Teelöffel entspricht etwa 5 ml und ein Milliliter etwa 20 Tropfen.

Medizinische Weine werden im allgemeinen in Dosen von einem Sherryglas (etwa 70 ml) pro Tag eingenommen.

Sirupe werden in Teelöffeln verabreicht. Man kann dreimal täglich ein bis zwei Teelöffel einnehmen.

Richtlinien für die Dosierung

Säuglinge bis 6 Monate	sollten Kräuterarzneien nur unter Aufsicht eines Arztes erhalten.	
Säuglinge 6 Monate bis 1 Jahr	ein Zehntel der Dosis für Erwachsene. Wenn die Mutter stillt und dabei die Normaldosis einnimmt, erhält das Kind genau die richtige Menge. Man sollte aber einen Arzt konsultieren.	
Kinder (1–6 Jahre)	ein Drittel der Erwachsenendosis	
Kinder (6–12 Jahre)	die Hälfte der Erwachsenendosis	
Erwachsene	Aufgüsse	3–4 Tassen* täglich
	Abkochungen	2–3 Tassen täglich
	Tinkturen	5 ml (1TL) 2–3 x täglich
Über 70jährige	Aufgüsse	2–3 Tassen täglich
	Abkochungen	1–2 Tassen täglich
	Tinkturen	5 ml (1 TL) 2–3 x täglich
	* 1 Tasse entspricht etwa 200 ml	
Schwangerschaft	Viele Kräuter können in der Schwangerschaft helfen. Es empfiehlt sich aber, alle Arzneien mit einem Arzt abzusprechen.	

AUFGÜSSE

Aufgüsse dienen der Zubereitung von zarteren Pflanzenteilen wie Blättern, Blüten und Samen, die ihre medizinischen Substanzen leicht ans Wasser abgeben. Aufgüsse werden auch als Tee oder Heiltrunk bezeichnet.

ZUBEREITUNG EINES AUFGUSSES

Bei der Zubereitung sollten Sie keine Kanne verwenden, in der Sie gewöhnlichen Tee aufgießen, da die Tanninablagerungen die Inhaltsstoffe des Kräutertees überlagern oder zerstören. Bei der Zubereitung in einer Tasse müssen Sie diese abdecken, weil einige Bestandteile des Tees flüchtige Öle enthalten, die mit dem Dampf entweichen – der Tee verliert so seinen medizinischen Wert. Man kann den Tee heiß trinken oder abkühlen lassen und anschließend in den Kühlschrank stellen. Er kann bis zu 24 Stunden aufbewahrt werden.

Zubereitung

Wenn Sie eine Teekanne verwenden, benötigen Sie etwa 600 ml kochendes Wasser und ungefähr 20 g getrocknete oder 30 g frische Kräuter.

Dies ergibt genug Tee für drei oder vier Tassen täglich. Sie können ein einzelnes Kraut nehmen oder zwei oder drei Kräuter zu gleichen Teilen mischen.

Wenn Sie den Tee in einer Tasse aufgießen, benötigen Sie etwa 2 g (1–2 TL) getrocknete oder 3 g (2–3 TL) frische Kräuter pro Tasse.

Trinken Sie zwei- bis dreimal täglich eine Tasse Tee, abhängig von der entsprechenden Dosierung (siehe S. 16).

Bei Verwendung einer Kanne diese zunächst anwärmen, dann die Kräuter hineingeben und mit frisch aufgekochtem Wasser übergießen. Deckel aufsetzen und die Kräuter 10 Minuten ziehen lassen. Den Tee dann durch ein Teesieb in eine Tasse gießen und nach Wunsch mit Honig süßen. Für die Zubereitung in der Tasse die Kräuter in ein Teenetz geben und frisch aufgekochtes Wasser darüber gießen, bis sie bedeckt sind. Die Tasse abdecken, den Tee 10 Minuten ziehen lassen und evtl. süßen.

ERKÄLTUNGSTEE

1 Teil Schafgarbe
1 Teil Holunderblüten
1 Prise Pfefferminze

Dieser für Erwachsene geeignete Erkältungstee senkt Fieber und reduziert Katarrhe; er wirkt schweißtreibend und fördert so die Reinigung des Körpers.

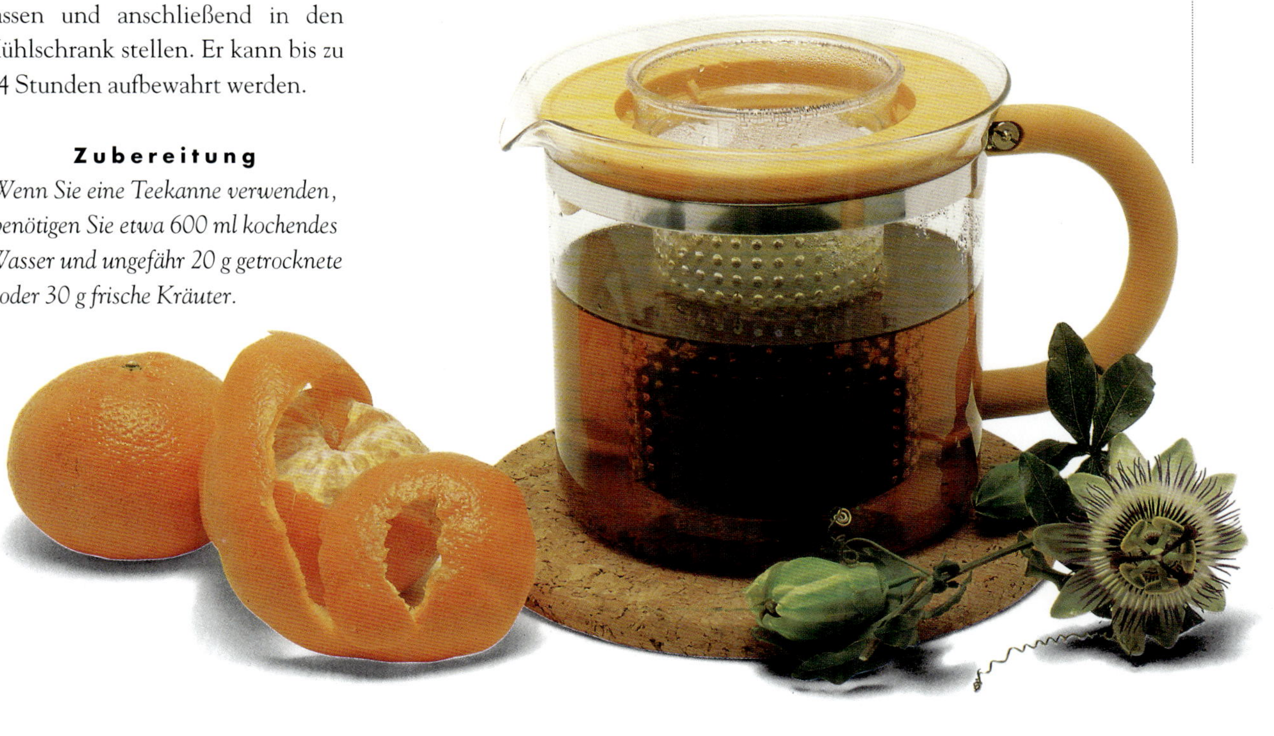

Wählen Sie wohlschmeckende Kräuter für den Aufguß wie beispielsweise Zitronenmelisse, damit der Tee ebenso erfrischend wie gesund ist.

ABKOCHUNGEN

Mit einer Abkochung werden die widerstandsfähigeren Pflanzenteile – Rinde, Wurzeln, Rhizome und Beeren – zubereitet, deren Inhaltsstoffe schwerer zu extrahieren sind. Die Kochzeit beträgt mindestens 10 Minuten.

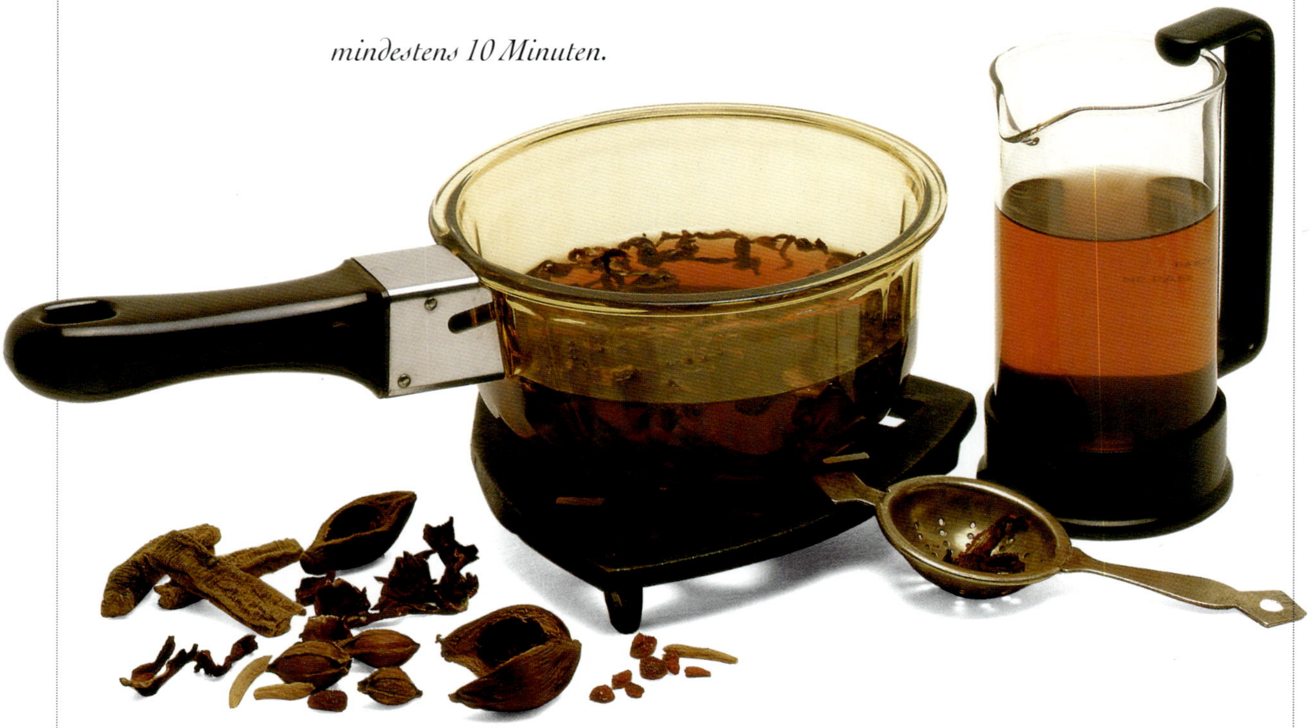

Abkochungen werden in größeren Mengen zubereitet und halten sich länger als Aufgüsse, weil die Flüssigkeit durch den Kochvorgang sterilisiert wird.

Zubereitung

20 g getrocknete bzw. 40 g frische Pflanzenteile auf etwa 750 ml Wasser

Wurzel- oder Rindenstücke sollten möglichst kleingehackt werden, damit das Wasser ihnen viele Inhaltsstoffe entziehen kann. Die Stücke in einen Topf geben, mit Wasser bedecken und aufkochen. Den Topf fest verschließen und die Stücke über den erforderlichen Zeitraum hinweg sieden lassen. Vor dem Abseihen abkühlen lassen und dann soviel Flüssigkeit aus den Rückständen pressen wie möglich, damit keine Inhaltsstoffe verlorengehen.

Wenn Sie die Eigenschaften von zwei Kräutern kombinieren wollen (etwa Wurzel und Blüte oder Blatt), sollten Sie Blüte oder Blatt erst gegen Ende der Siedezeit hinzugeben. Die Mischung sollte dann abgedeckt 10 Minuten ruhen. Sie kann genau so lange aufbewahrt werden wie eine normale Abkochung, da die Flüssigkeit sterilisiert ist.

BERUHIGUNGSTRUNK

1 Drittel Baldrianwurzelabkochung
1 Drittel Helmkrautaufguß
1 Drittel Eisenkrautaufguß
Diese Arznei für Erwachsene hilft bei Streß und Belastungen. Sie mildert Nervosität und wirkt sedierend auf das Nervensystem.

TINKTUREN

Tinkturen enthalten Alkohol und Wasser, um den Wurzeln oder Blättern der Kräuter die Heilstoffe zu entziehen, die in Wasser allein nicht löslich sind. Der Alkohol läßt sich auch durch Glyzerin oder Essig ersetzen.

LAGERUNG UND DOSIERUNG

Dank ihrer Haltbarkeit von bis zu zwei Jahren ist die Tinktur eine bevorzugte Zubereitungsmethode. Eine Tinktur ist viel kräftiger als Aufgüsse und Abkochungen und wird, je nach Kraut, in Millilitern (ml) oder Teelöffeln (TL) verabreicht. Verwenden Sie zum Abmessen eine Tropfpipette. Generell entsprechen 20 Tropfen 1 Milliliter. Die Durchschnittsdosis variiert zwischen 1 ml (1/5 TL) dreimal täglich und 5 ml (1 TL) dreimal täglich, aber dies hängt vom Kraut ab; beachten Sie auf jeden Fall die individuellen Dosierungen (siehe Kräuterlexikon, S. 100ff.).

Zubereitung

200 g getrocknetes Kraut
*250 ml Alkohol**
750 ml Wasser
** Der Alkohol sollte mindestens 30% haben, um die Inhaltsstoffe zu extrahieren und zu konservieren. Geeignet sind Gin und Wodka. Verwenden Sie niemals vergällten oder giftigen Industriealkohol!*

Das Volumenverhältnis beträgt etwa 1 Teil Kraut auf 1 Teil Flüssigkeit. Die Flüssigkeit besteht aus 25% Alkohol und 75% Wasser.

Die Kräuter fein hacken und in ein Glasgefäß oder ein Einmachglas mit fest schließendem Deckel geben. Die Kräuter mit Flüssigkeit bedecken und den Deckel schließen.

Das Gefäß sollte 14 Tage an einem warmen, dunklen Ort stehen. Die Mischung alle zwei oder drei Tage aufschütteln, dann in ein sauberes Gefäß filtern und die feuchten Kräuter beiseite legen. Die Kräuter können dann ausgepreßt werden, indem man sie in eine Weinpresse gibt oder in einem Küchenhandtuch auswringt. Die so gewonnene Restflüssigkeit der Tinktur hinzugeben. Tinktur in einem gefärbten Schraubglas oder einer Flasche aufbewahren; lichtgeschützt lagern.

TINKTUR GEGEN SCHLAFLOSIGKEIT

100 g Kamillenblüten
250 ml Wodka
750 ml Wasser

Diese Tinktur ist ein hervorragendes Mittel für einen erholsamen Schlaf. Nehmen Sie zunächst 5 ml (1 TL) 20 Minuten vor dem Schlafengehen ein. Wenn dies nicht ausreicht, nehmen Sie erneut 5 ml (1 TL). Sie können maximal 15 ml (3 TL) pro Nacht einnehmen. Am nächsten Abend sollten Sie mit 10 ml (2 TL) beginnen und so weiter, bis Sie die wirksamste Dosis gefunden haben.

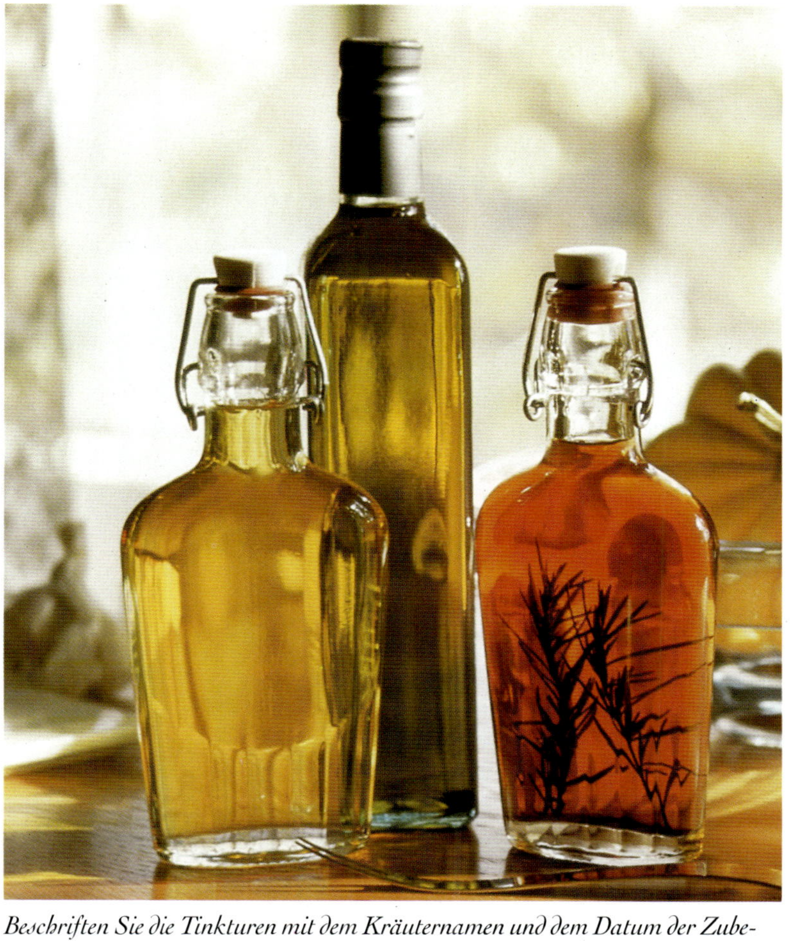

Beschriften Sie die Tinkturen mit dem Kräuternamen und dem Datum der Zubereitung. Ein Notizbuch ist nützlich, um z.B. Behandlungserfolge aufzuzeichnen.

MEDIZINISCHE WEINE

Es gibt zwei Zubereitungsmethoden:

Bei der ersten verwendet man einen fertig gekauften, biologisch angebauten Wein und läßt Kräuter darin ziehen. Die zweite Methode besteht darin, den Wein selbst herzustellen.

Zubereitung 1

100 g getrocknete Kräuter
1l Rot- oder Weißwein

Die Kräuter in ein Einmachglas mit fest schließendem Deckel geben, mit dem Wein bedecken und im versiegelten Glas mindestens zwei Wochen ziehen lassen. Dann wird die Flüssigkeit in eine Flasche gefiltert und eingelagert.

Zubereitung 2

1 ganze Ingwerwurzel, geschält
1 kg Zucker
ungespritzte Schale und Saft von 2 Zitronen und 2 Orangen
1 Banane
1 gute Prise Cayennepfeffer
200 g Rosinen
Reinzuchthefe
1 große Kanne Tee

Zunächst die Zitronen und Orangen auspressen und die Banane kleinschneiden. Den Ingwer reiben. Die Orangen- und Zitronenschalen hakken und mit Rosinen, Cayennepfeffer und 450 g Zucker mischen; alles in einen Gärballon geben. Eine große Kanne schwarzen Tee zubereiten und ebenfalls in den Gärballon geben. Warten, bis der Zucker sich aufgelöst hat, die Mischung leicht abkühlen lassen, dann die Reinzuchthefe hinzufügen. Den Ballon lose verschließen. Diesen Ansatz mindestens eine Woche fermentieren lassen, dabei Tee zugeben, bis der Gärballon zu ca. zwei Dritteln gefüllt ist. Das Obst und den Ingwer herausfiltern und die Flüssigkeit wieder in den Ballon gießen. Restlichen Zucker zufügen und nach Bedarf mit Tee auffüllen. Eine weitere Woche fermentieren lassen, dann auf Flaschen ziehen. In diesem Wein wirken zwei Arzneien zusammen: Ingwer, der den Kreislauf anregt, eignet sich gut gegen Erkältungen, da er Entzündungen hemmt, antiseptisch ist und Husten stillt. Cayennepfeffer empfiehlt sich bei Halsentzündungen, außerdem ist er durchblutungsfördernd.

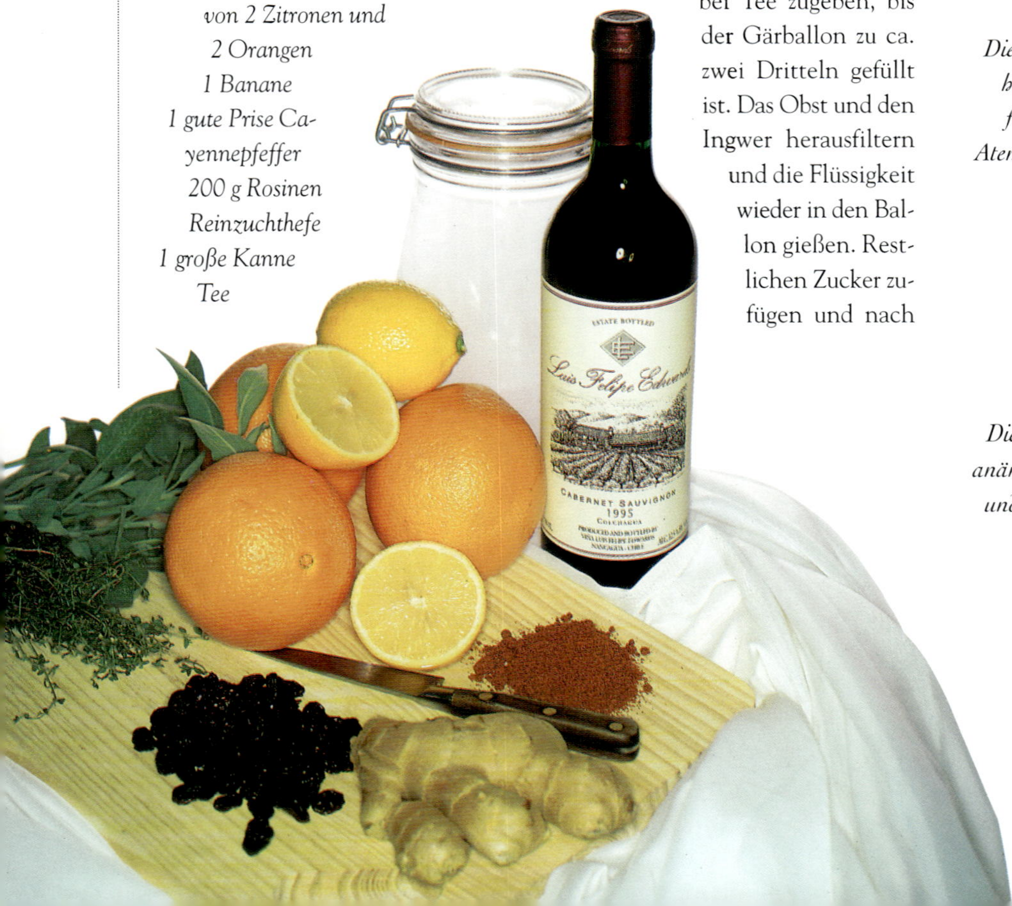

HUSTENARZNEI (ZUBEREITUNG 1)

100 g getrocknete (oder 200 g frische) Alantwurzel
1 l Weißwein
Dieser tonisierende Wein eignet sich hervorragend bei hartnäckigem, festsitzendem Husten, da er die Atemwege beruhigt und schleimlösend wirkt.

EISENTONIKUM (ZUBEREITUNG 1)

50 g getrocknete Brennesseln
50 g gehackte Aprikosen
1 l Rotwein
Dieser Wein kann als Tonikum für anämische Beschwerden mit Lethargie und Müdigkeit sowie gegen trockene Ekzeme angewendet werden.

Rotwein ist gut für das Herz, weiße Trauben sollen das Immunsystem stärken.

MUNDSPÜLUNGEN

Gurgellösungen und Mundspülungen werden aus Aufgüssen, Abkochungen oder verdünnten Tinkturen hergestellt und können bei einer Vielzahl von Beschwerden im Mund- und Rachenbereich wirksam helfen.

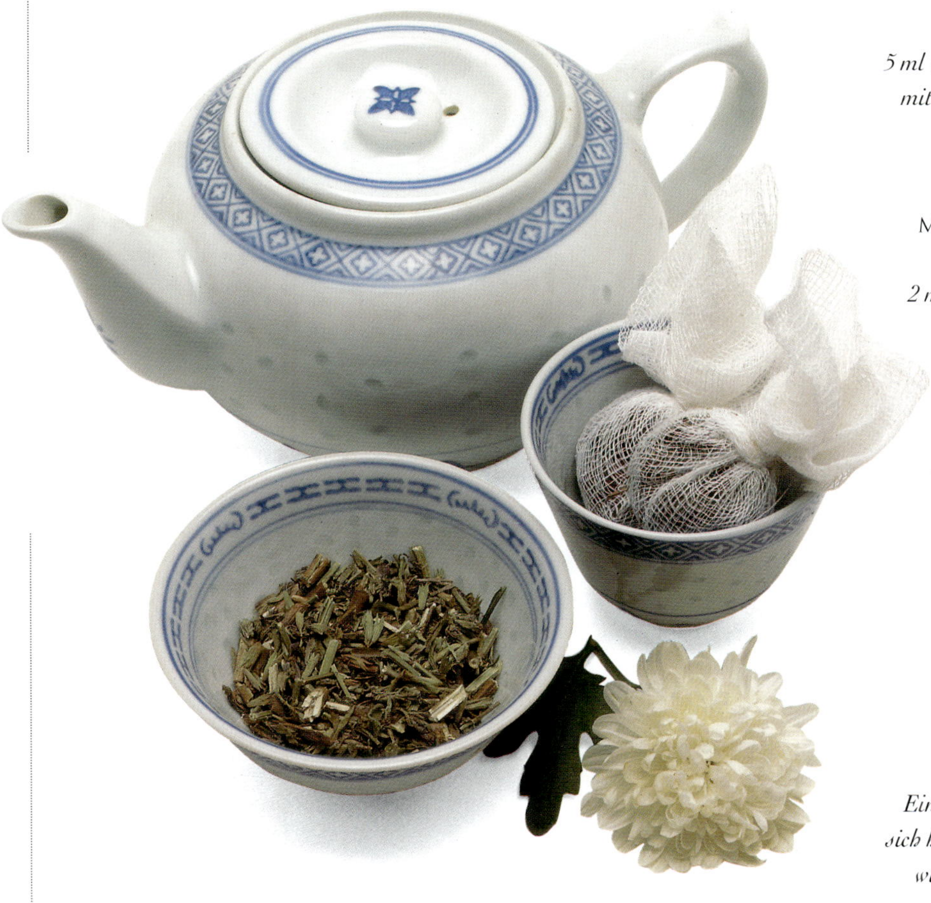

Eine Mundspülung oder Gurgellösung aus einem Aufguß, einer Abkochung oder einer verdünnten Tinktur sorgt für frischen Atem und kann angegriffenes Zahnfleisch oder lästige Geschwüre heilen.

ANTISEPTISCHE EIGENSCHAFTEN

Verwenden Sie antiseptisch wirkende Kräuter. Es schadet nicht, wenn man beim Gurgeln ein wenig Flüssigkeit schluckt, solange man sich an die empfohlene Tagesdosis des verwendeten Krauts und an die allgemeinen Vorsichtsmaßregeln hält (siehe Kräuterlexikon). Eine Gurgellösung kann vier- bis fünfmal täglich angewendet werden. Suchen Sie bei hartnäckigen Zahnfleischentzündungen Ihren Zahnarzt oder Hausarzt auf, um schwerwiegende Erkrankungen auszuschließen. Wiederkehrende Geschwüre im Mund können auf ein Problem hindeuten, das ärztliche Behandlung erfordert.

Zubereitungsarten

AUFGÜSSE/ ABKOCHUNGEN

Einen Kräutertee zubereiten, 10 Minuten stehen lassen, durch ein Teesieb gießen, abkühlen lassen und als Gurgellösung oder Mundspülung verwenden.

TINKTUREN

5 ml (1 TL) der gewünschten Tinktur mit 100 ml Wasser verdünnen und wie angegeben verwenden.

MITTEL GEGEN MUNDGESCHWÜRE

2 ml (1/2 TL) Salbeitinktur
2 ml (1/2 TL) Ringelblumentinktur
1 ml (1/5 TL) Myrrhetinktur

Diese Mischung kann verdünnt als Mundspülung verwendet oder pur als Lotion mit Wattestäbchen direkt auf die Geschwüre getupft werden. Sie wirkt antiseptisch und fördert die Wundheilung. Im unverdünnten Zustand kann die Tinktur etwas brennen.

FRISCHER ATEM

1 Tasse Salbeitee

Ein einfacher Salbeiaufguß eignet sich hervorragend zur Linderung eines wunden Halses oder einfach nur zur Erfrischung des Mundes. Die ätherischen Öle der Salbeipflanze wirken reinigend und schützen vor Bakterien, die Infektionen auslösen und Zähne und Zahnfleisch schädigen können.

AUGENSPÜLUNGEN

Die Augenspülung ist ein ausgezeichnetes Mittel, durch künstliches Licht oder Bildschirmarbeit ermüdete Augen zu erfrischen. Sie kann auch Reizungen durch Pollenflug oder Luftverschmutzung lindern.

HYGIENE

Damit keine Bakterien in die Augen gelangen, müssen alle Utensilien, wie z.B. die Augenschälchen, vor der Anwendung durch 10minütiges Kochen sterilisiert werden. Wenn Sie nur ein Augenschälchen haben, behandeln Sie zunächst ein Auge, und sterilisieren Sie dann das Schälchen erneut, bevor Sie das andere Auge spülen.

ZUBEREITUNG EINER AUGENSPÜLUNG

Eine Augenspülung wird wie ein Aufguß zubereitet, aber das Wasser sollte zum Sterilisieren 10 Minuten kochen, bevor es über die Kräuter gegossen wird. Die Flüssigkeit muß dann sehr gründlich gefiltert werden, damit keine Partikel in die Augen gelangen. Lassen Sie die Flüssigkeit vor der Anwendung abkühlen. Wenn Sie regelmäßig Augenspülungen vornehmen, geben Sie etwas Salz in die Spülung, um den Mineralhaushalt der Tränenflüssigkeit auszugleichen.

HANDHABUNG DES AUGENSCHÄLCHENS

Geben Sie die Spülung in das Schälchen, decken Sie es dann über das Auge, und lehnen Sie den Kopf zurück, um das Auge sanft mit der Lösung zu spülen. Sollten Irritationen auftreten, brechen Sie die Spülung sofort ab. Suchen Sie bei einer hartnäckigen Infektion einen Augenarzt auf!

Zubereitung 1

Ein Baumwolltuch als Kompresse in den Aufguß tauchen, abkühlen lassen und 10–15 Minuten auf die Augenlider legen.

Zubereitung 2

Einen Aufguß nach Anleitung zubereiten und abkühlen lassen, bis er lauwarm ist. Dann in ein Augenschälchen füllen, um die Augen damit zu spülen. Zwei Anwendungen pro Tag sollten ausreichen.

MÜDE AUGEN (ZUBEREITUNG 1)

1 Tasse Kamillentee

Diese lindernde Spülung erfrischt gereizte und müde Augen am Ende eines langen Tages. Kamille besitzt entzündungshemmende Eigenschaften, die die Augen beruhigen und revitalisieren.

BINDEHAUT-ENTZÜNDUNG (ZUBEREITUNG 2)

1/2 Tasse Augentrosttee

1/2 Tasse Ringelblumentee

Diese Arznei kombiniert den Augentrost zur Linderung von Entzündungen und die Ringelblume mit ihren antiseptischen Eigenschaften.

Geben Sie Ihren Augen Gelegenheit, sich von Streß und Anspannung zu erholen. Eine Augenspülung oder -kompresse entspannt und revitalisiert.

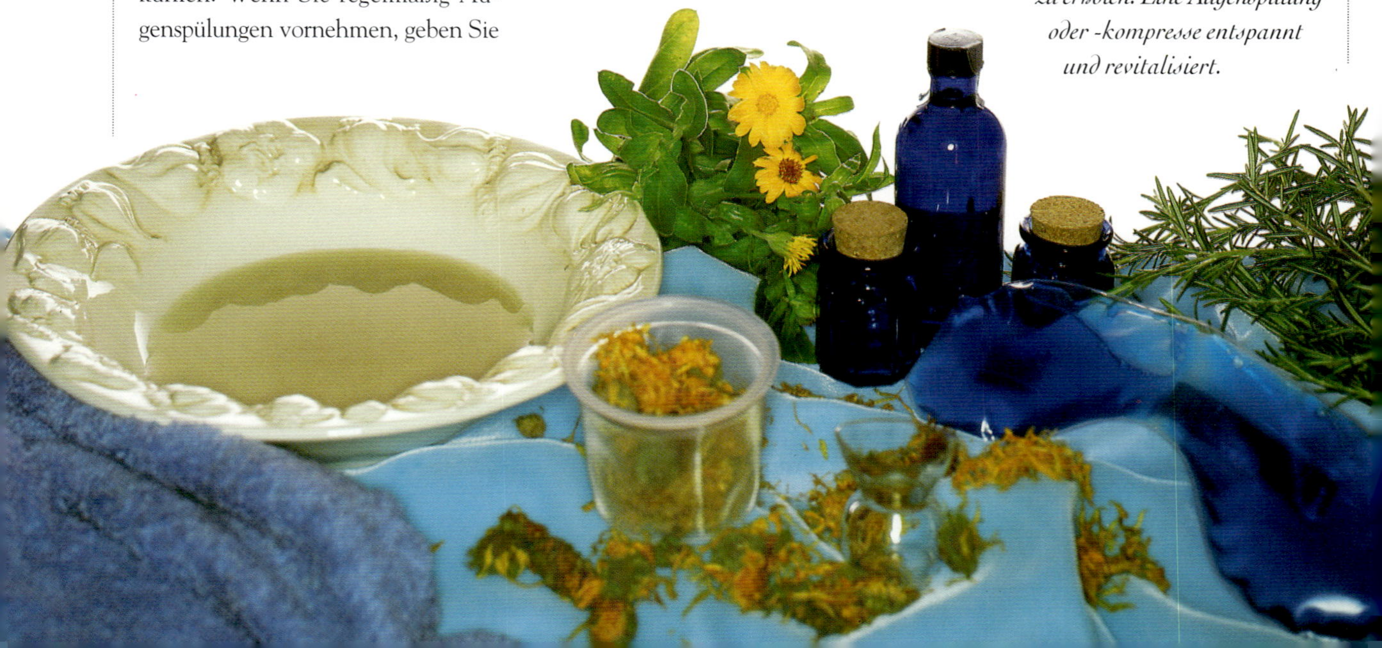

BÄDER

Bäder reinigen, entspannen oder revitalisieren. Indem Sie Kräuter in Ihr Badewasser geben, können Sie die Wohltat eines Bades noch erhöhen. Als Badezusatz eignen sich Aufgüsse, Abkochungen und vor allem ätherische Öle.

Wenn durch Krankheit oder Invalidität ein Ganzkörperbad nicht möglich ist, kann auch ein Hand- oder Fußbad Linderung bringen.

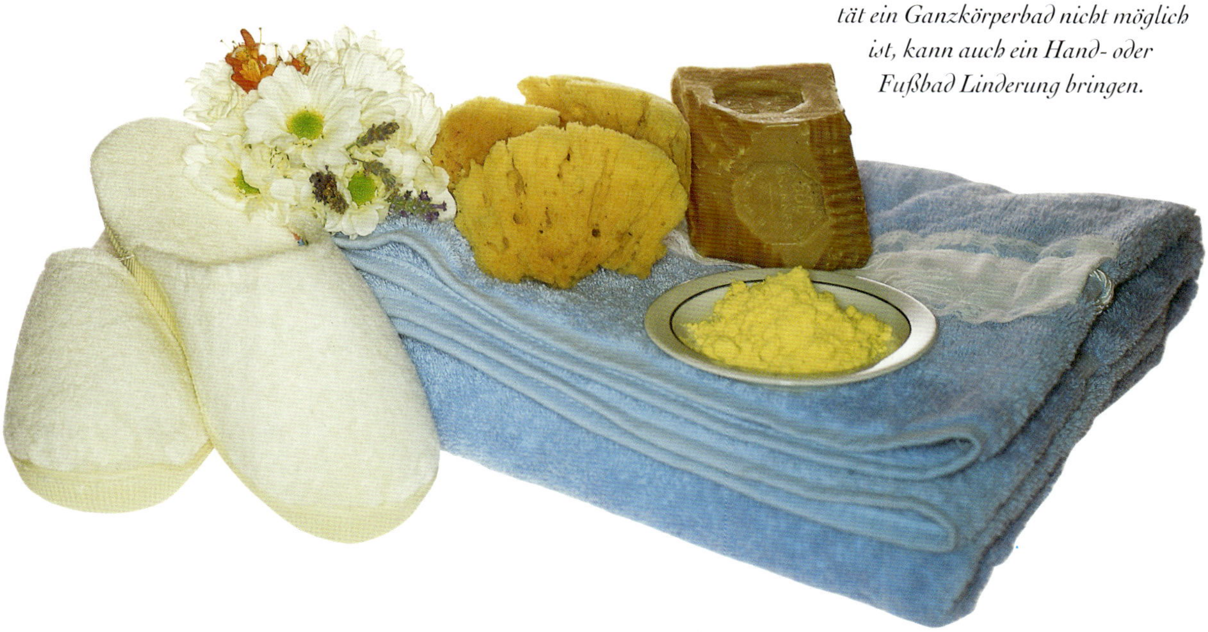

GANZKÖRPERBAD

Geben Sie ca. 600 ml gefilterten Kräuteraufguß ins Badewasser und verteilen Sie ihn gut. Alternativ können Sie auch etwa 5 Tropfen eines ätherischen Öls ins Wasser geben, während es noch einläuft. (Verwenden Sie keine ätherischen Öle in Babybädern!) Dies bringt schmerzenden Muskeln und Gliedern Linderung. Lassen Sie das Badewasser nicht zu kalt werden, weil es sonst die Heilwirkung verliert. Genießen Sie zur Entspannung am Abend einen Lavendelaufguß, Rosmarin zur Belebung am Morgen, und Thymian, um Muskelverspannungen zu lindern.

HANDBAD

Verwenden Sie eine ausreichend große Schüssel, und tauchen Sie die ganze Hand bis zum Gelenk in einen abgekühlten, gefilterten Kräuteraufguß. Nehmen Sie eine bequeme Haltung ein. Achten Sie darauf, daß Hand und Handgelenk nicht geknickt sind, sondern entspannt aufliegen können. Bei schmerzenden, arthritischen Gelenken empfiehlt sich ein kühlender Aufguß, z.B. Pfefferminze, während ein kaltes, schmerzendes Gelenk besser in einen wärmeren Aufguß aus Ingwer getaucht wird. Das Bad sollte 5 bis 10 Minuten dauern. Trocknen Sie sich die Hände anschließend gründlich ab.

FUSSBAD

Dies dient besonders zur Entspannung müder, schmerzender Füße. Eines der einfachsten Erkältungsmittel ist ein Fußbad mit relativ heißem Wasser, dem ein gehäufter Teelöffel Senfmehl zugegeben wird. Füße 10 Minuten lang baden, abtrocknen und warm einwickeln.

WASCHLÖSUNG

Bereiten Sie einen Kräuteraufguß zu, und waschen Sie die entsprechende Körperregion mit einem sauberen Lappen. Dafür eignet sich besonders handwarmes Wasser. Tupfen Sie den Bereich sanft trocken.

INHALATIONEN

Eine Dampfinhalation lindert Beschwerden bei Erkältungen, Grippe, Katarrhen und Nebenhöhlenentzündungen. Der Dampf trägt zur Beruhigung der Atemwege und zum Abschwellen der Schleimhäute bei.

Zubereitung

Man benötigt etwa 1 Liter Flüssigkeit. Aus Kräutern und frisch aufgekochtem Wasser einen Aufguß bereiten und sofort in eine bereitstehende Schüssel füllen. Bei der Verwendung von ätherischen Ölen zunächst kochendes Wasser in die Schüssel gießen, 3 bis 6 Tropfen Öl ins Wasser geben und umrühren. Bequem hinsetzen und ein großes Handtuch über Kopf und Schüssel decken, damit kein Dampf entweichen kann. Etwa 10 Minuten inhalieren, bis das Wasser abkühlt, gegebenenfalls zwischendurch Frischluft einatmen. Anschließend etwa eine halbe Stunde in einem geheizten Raum sitzen bleiben, damit sich die Atemwege wieder an die Zimmertemperatur gewöhnen können.

SCHLEIMLÖSENDES MITTEL

2 Tropfen ätherisches Thymianöl
2 Tropfen ätherisches Eukalyptusöl
1 l Wasser
Die Eigenschaften des Thymian machen ihn zu einem hervorragenden Heilmittel bei Verschleimungen in Nase oder Nebenhöhlen, z.B. bei Allergien. Eukalyptusöl enthält Substanzen, die angeschwollene Atemwege beruhigen und das Atmen erleichtern; es hat antiseptische Eigenschaften, die besonders bei Erkältungen und Grippe wirken.

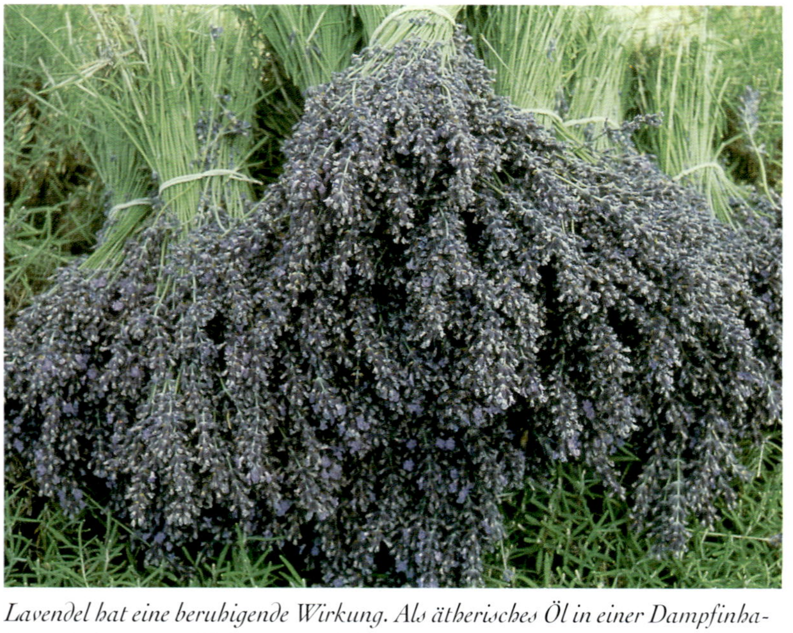

Lavendel hat eine beruhigende Wirkung. Als ätherisches Öl in einer Dampfinhalation lindert er streßbedingte Kopfschmerzen und bringt erholsamen Schlaf.

DUFTLAMPEN

Eine Duftlampe eignet sich besonders, wenn man eine weniger konzentrierte Form der Inhalation bevorzugt. Duftlampen gibt es heute in vielen Ausführungen. In der Regel bestehen sie aus einem Teelicht und einer Schale, in die Wasser und ätherisches Öl gegeben werden. Es ist wichtig, die Schale immer vollständig zu füllen, um ein Zerspringen der Schale zu vermeiden, wenn die Flüssigkeit bereits verdampft ist und das Teelicht noch brennt. Man gibt 1 bis 6 Tropfen ätherisches Öl ins Wasser. Falls keine Duftlampe zur Verfügung steht, kann man das Öl auch in einer Schüssel mit kochend heißem Wasser verteilen. Den gleichen Effekt erzielt man mit einem Tuch, auf das man einen oder zwei Tropfen Öl träufelt und dann über (nicht auf) einem Heizkörper befestigt.

MITTEL GEGEN STRESS

3–5 Tropfen ätherisches Lavendelöl
Schale mit heißem Wasser oder eine Duftlampe
Wenn man die Anspannung eines harten Tages nicht loswerden kann, gibt man das Öl in eine Schüssel mit Wasser oder in eine Duftlampe. Lavendel besitzt eine beruhigende, sedierende Wirkung.

KRÄUTERHEILUNG

Die Zugabe eines Kräuterheilmittels in eine Dampfinhalation hilft, Stauungen und Schleim zu lösen und die Atemwege zu beruhigen. Kleineren Kindern mit einer Erkältungskrankheit kann man das Atmen erleichtern, wenn man sie in den Dampfschwaden eines Badezimmers sitzen läßt.

KRÄUTERÖLE

Speiseöl-Kräuteraufgüsse können – im Gegensatz zu reinen ätherischen Ölen – leicht zu Hause hergestellt werden. Sie können zur Massage oder als Trägeröl dienen, dem man ätherische Öle beigibt.

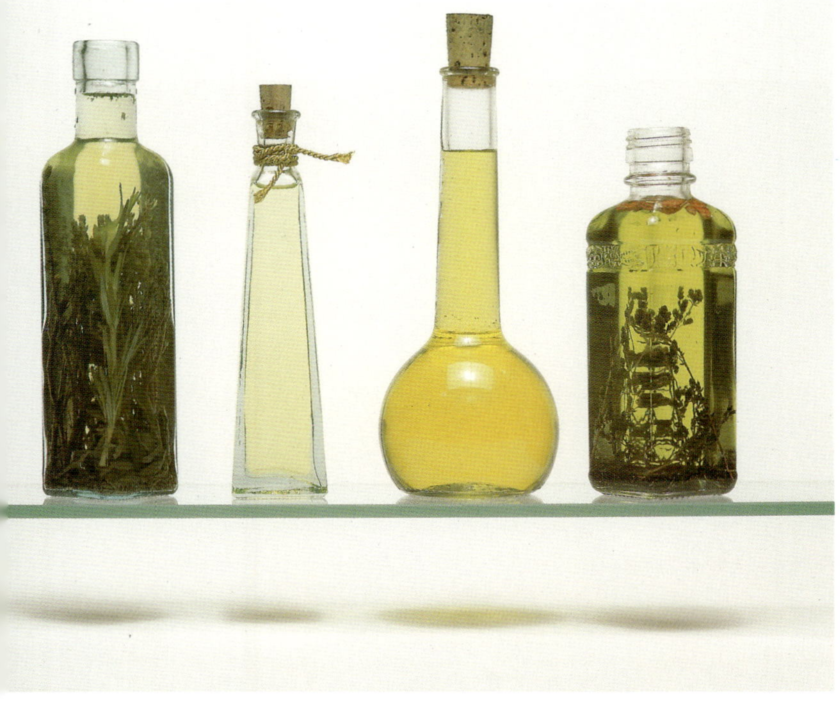

Heiße und kalte Kräuteröle können zur Massage verwendet werden und dienen als Grundlage für die Herstellung von Cremes und Salben.

WELCHE ÖLE SIND GEEIGNET?

Am besten nimmt man Pflanzenöle wie Sonnenblumen- oder Sojaöl. Verwenden Sie Olivenöl nur für kalte Auszüge. Öle halten etwa ein Jahr.

ACHTUNG!

Gehen Sie mit heißen Ölen vorsichtig um. Wenden Sie Kräuteröle niemals innerlich an, und vermeiden Sie Kontakt mit den Schleimhäuten und Augen.

KALTE UND HEISSE ÖLE

Es gibt zwei Zubereitungsarten: eine kalte, bei der das Öl nur durch die Sonne erwärmt wird, und eine heiße Zubereitung, bei der das Öl sanft über einem Stövchen erhitzt wird.

Zubereitung

KALTE ÖLE

Diese Methode ist ausgesprochen einfach, benötigt aber etwas Zeit: Ein sauberes, trockenes Einmachglas mit fest verschließbarem Deckel mit dem gewünschten Kraut füllen. Langsam das Öl hineingießen, bis die Kräuter ganz bedeckt sind; den Deckel schließen und das Glas für etwa zwei Wochen auf eine sonnige Fensterbank stellen. Das Glas täglich schütteln und wenden. Dann das Öl durch ein über eine Schüssel gespanntes Preß- oder Küchenhandtuch filtern. Die Kräuter gründlich auspressen. Das Öl, in dem keine Pflanzenteile mehr schwimmen dürfen, in einer dunklen Flasche und vor Sonnenlicht geschützt aufbewahren. Vergessen Sie nicht, die Flasche zu beschriften.

HEISSE ÖLE

100 g getrocknetes (oder 200 g frisches) Kraut
400 ml Pflanzenöl

Die Zubereitung im Wasserbad ist komplizierter, ergibt aber ein hochwertiges Öl. Man bringt Wasser in einem Topf zum Sieden, hängt einen etwas kleineren Topf oder eine Glasschüssel hinein und füllt das innere Gefäß mit Pflanzenöl und Kraut – so kann das Öl niemals direkt mit der Hitzequelle in Kontakt kommen. Der Topf oder die Schüssel mit Öl und Kraut sollte mit einem fest schließenden Deckel abgedeckt werden. Dann läßt man die Mischung mindestens zwei Stunden ziehen und abkühlen, bevor man das Öl durch ein Tuch in eine saubere Schüssel filtert. Der Vorgang wird mit frischem Kraut wiederholt, um ein Öl doppelter Stärke zu gewinnen. Auch dieses Öl wird gefiltert und das Kraut weggeworfen. Das Öl vor Sonnenlicht geschützt in einer dunklen Flasche aufbewahren.

NERVENTONIKUMÖL

Johanniskrautblüten
Pflanzenöl

Die Blüten des Johanniskrauts sind eigentlich gelb, aber wenn sich die Öle des Krauts mit dem Pflanzenöl mischen, verwandelt sich die Farbe in ein tiefes Rot. Dieses Öl eignet sich gut zur sanften Massage bei Nervenschmerzen, wie sie etwa bei Überbelastungen oder Neuralgien auftreten.

SALBEN

Salben sind Zubereitungen auf Ölbasis, die nicht nur den Heilungsprozeß fördern, sondern auch eine Schutzschicht auf der Haut bilden. Sie eignen sich daher auch gut zur Behandlung von rissigen Lippen und trockenen Ekzemen.

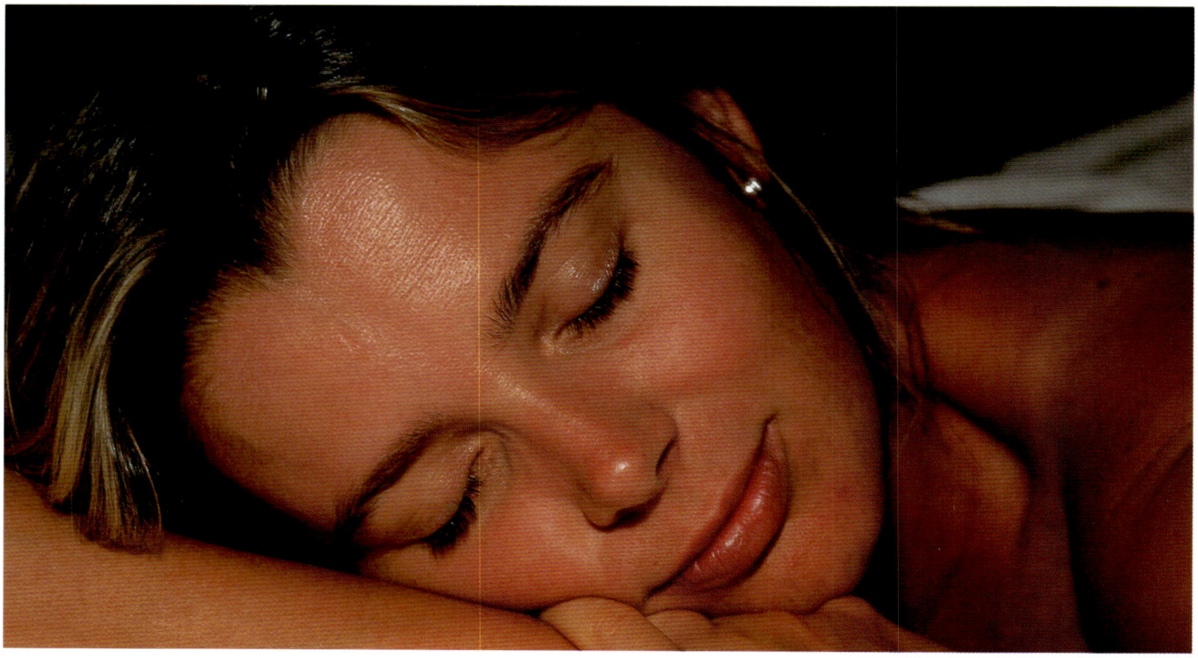

REIZPROBE BEI EMPFINDLICHER HAUT

Selbstgemachte Kräutercremes und -salben sind besonders gut für Menschen mit empfindlicher oder allergieanfälliger Haut, da man die Zutaten selbst bestimmen und die Verwendung von reizauslösenden Zusatz- und Konservierungsstoffen minimieren kann. Bevor man allerdings die Haut mit der Salbe behandelt, sollte man einen Reiztest durchführen. Geben Sie dazu etwas Salbe oder Creme auf die Haut, und belassen Sie sie dort 24 Stunden. Wenn eine Reaktion auftritt, sollten Sie die Salbe nicht verwenden. Suchen Sie am besten einen Arzt auf, wenn die Reizung anhält.

Zubereitung

200 ml Kräuteröl
25 g Bienenwachs
2–5 Tropfen ätherisches Öl

Wasser in einen Topf füllen, aufkochen und dann auf kleiner Flamme köcheln lassen. Einen zweiten Topf oder eine Glasschüssel über das siedende Wasser stellen und das Öl hineingeben. Das Bienenwachs reiben und nach und nach unter Rühren hinzugeben, bis es geschmolzen ist. Evtl. ätherische Öle hinzufügen. Schüssel herunternehmen und den Inhalt im noch warmen Zustand in ein Glas füllen und erkalten lassen. Das Glas verschließen und beschriften.

Selbstgemachte Salben und Cremes bieten eine sanfte Alternative zu kommerziellen Produkten.

SALBE FÜR SCHNITTE UND KRATZER

200 ml Ringelblumenaufgußöl
25 g Bienenwachs
2 Tropfen ätherisches Lavendelöl
Diese Salbe besitzt die antibakterielle Wirkung der Ringelblume und die adstringierende und entzündungshemmende des Lavendels.

CREMES

Hautcremes werden aus Öl und einer wässrigen Phase zubereitet und ergeben so eine pflegende Mischung. Cremes mit einer festeren Konsistenz dienen als Schutz, eher flüssige zum Reinigen und Befeuchten.

ZUBEREITUNG EINER CREME

Cremes sind etwas schwieriger zuzubereiten, da man Öl und Wasser sorgfältig miteinander mischen muß, damit sie sich nicht wieder voneinander trennen. Der wäßrige Anteil sollte ein Aufguß oder eine Abkochung aus den gewünschten Kräutern sein. Zusätzlich benötigt man ein Agens, das den Mischungsvorgang ermöglicht, in der Regel ein emulgierendes Wachs, etwa Lanolin.

MENGEN

Da eine Creme Wasser enthält, kann man sie nicht so lange aufbewahren wie eine Salbe; es ist daher ratsam, nur kleine Mengen zuzubereiten. Zur Konservierung der Creme kann man noch ein ätherisches Öl hinzufügen. Eine Creme sollte immer an einem kühlen Ort oder im Kühlschrank aufbewahrt werden.

Zubereitung

7 Teile Aufguß/Abkochung
2 Teile Öl
1 Teil emulgierendes Wachs

Dieses Mischungsverhältnis bleibt, unabhängig von den Mengen, immer gleich. Wenn man Teelöffel verwendet, besteht das Rezept aus 7 TL Aufguß, 2 TL Öl und 1 TL Emulgator. Pro 30 g Creme werden drei Tropfen ätherisches Öl beigemischt. Einen Topf mit Wasser füllen, zum Kochen bringen, dann köcheln lassen. Einen zweiten Topf oder eine Schüssel in den ersten Topf stellen und Öl und Aufguß hineingeben. Nach und nach das emulgierende Wachs hinzufügen und unter Rühren auflösen. Die Schüssel herausnehmen und in ein mit kaltem Wasser gefülltes Becken stellen. Es ist wichtig, daß die Mischung weiter umgerührt wird, da sich die Zutaten sonst wieder trennen; während sie abkühlt, nimmt die Creme eine dickere Konsistenz an. Das ätherische Öl zugeben und gut verrühren. Die Mischung in Glasgefäße füllen, verschließen und beschriften. Im Kühlschrank oder an einem anderen kühlen Ort lagern.

LINDERNDE CREME

7 TL Vogelmierenaufguß
2 TL Öl
1 TL emulgierendes Wachs
3 Tropfen ätherisches Kamillenöl

Die Vogelmiere wirkt kühlend und lindert Juckreiz. Das ätherische Kamillenöl besitzt antiallergene und entzündungshemmende sowie konservierende und aromaverstärkende Eigenschaften.

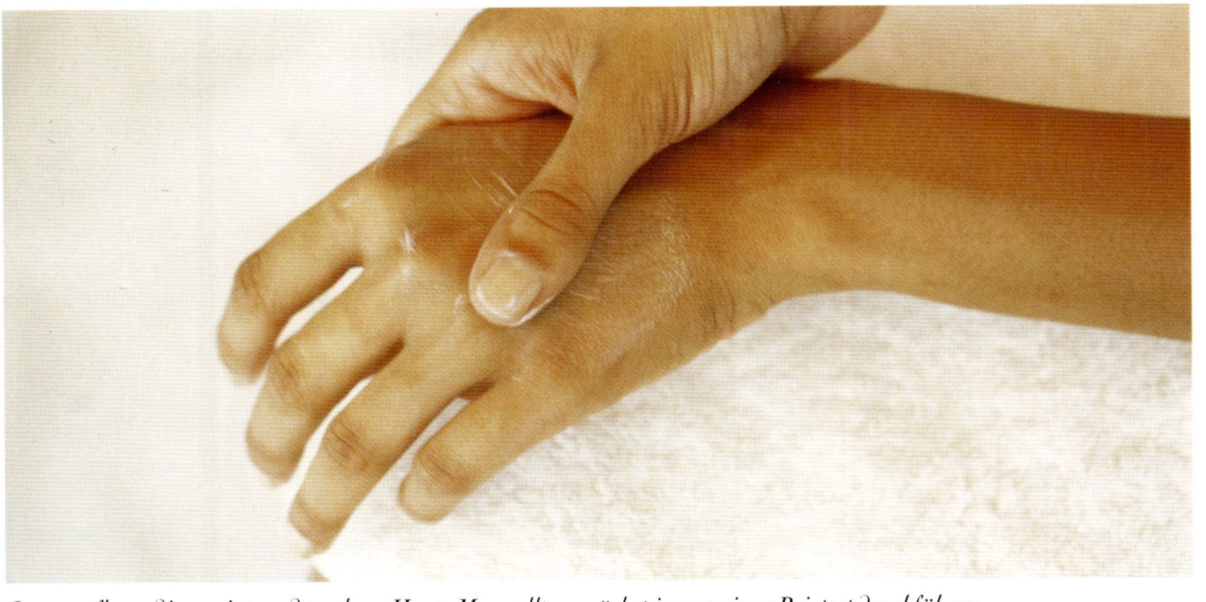

Cremes pflegen die gereizte und trockene Haut. Man sollte zunächst immer einen Reiztest durchführen.

SIRUPE

Sirupe sind aromatische Mischungen, die aus Aufgüssen, Abkochungen oder Tinkturen und Zucker oder Honig hergestellt werden. Auf diese Weise lassen sich auch weniger wohlschmeckende Kräuter genießen.

Zubereitung

SIRUP AUF AUFGUSSBASIS

200 ml Aufguß

200 g Zucker/Honig

Für diesen Sirup benötigen Sie Aufguß und Zucker zu gleichen Mengen. Der Aufguß wird auf die übliche Weise zubereitet, muß aber 15 Minuten ziehen. Den Tee wie gewohnt durchfiltern und möglichst viel Flüssigkeit herauspressen. Den Aufguß sanft in einem Topf erhitzen, ohne ihn kochen zu lassen; Zucker oder Honig unter ständigem Rühren hinzufügen, bis er vollständig aufgelöst ist. Sirup auskühlen lassen und dann in Flaschen füllen, verschließen und beschriften. An einem kühlen, dunklen Ort lagern. (Beim Verschließen sollten Sie darauf achten, daß der Verschluß locker sitzt, da fest verschlossene Flaschen auch explodieren können.)

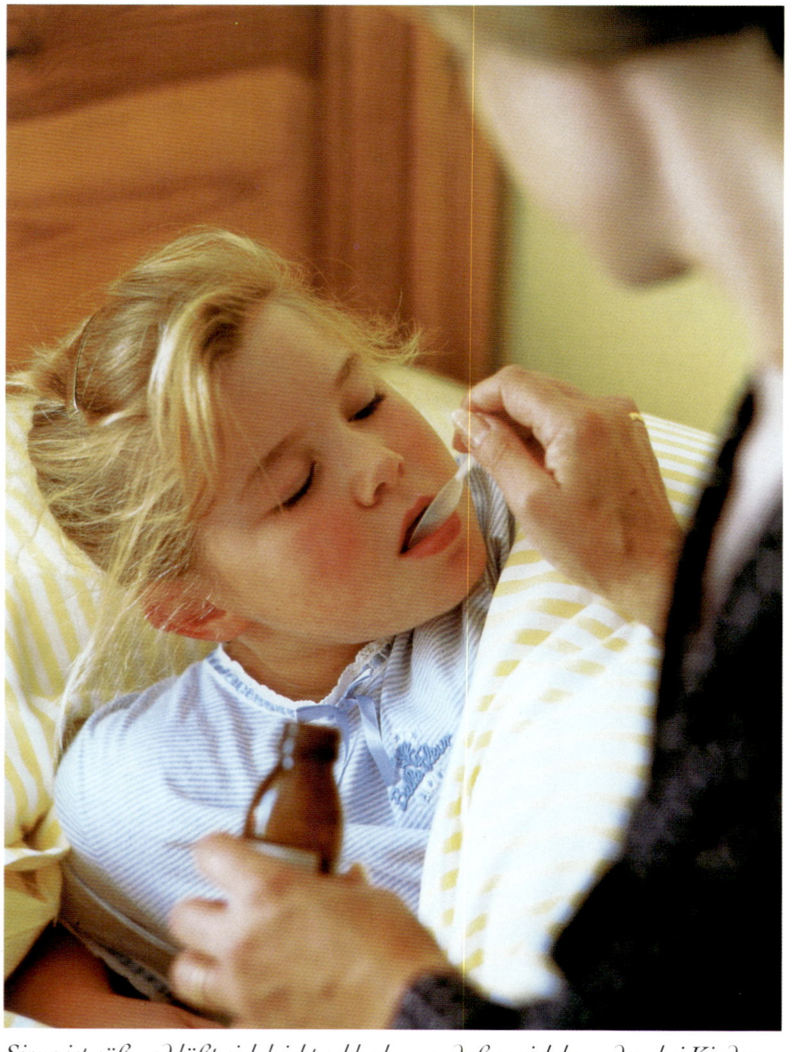

Sirup ist süß und läßt sich leicht schlucken, so daß er sich besonders bei Kindern zur Linderung von Husten und Halsschmerzen empfiehlt.

Zubereitung

SIRUP AUF ABKOCHUNGSBASIS

Diese Methode entspricht der für Sirup auf Aufgußbasis, nur daß die Abkochung 30 Minuten köcheln muß.

Zubereitung

SIRUP AUF TINKTURBASIS

100 ml Wasser

200 g Zucker/Honig

100 ml Tinktur

Zunächst den Sirup zubereiten, am Schluß die Tinktur hinzufügen. Das Wasser zum Kochen bringen, dann in einen anderen Topf mit Zucker oder Honig geben und rühren, bis er vollständig aufgelöst ist, schließlich den Topf vom Herd nehmen. Abkühlen lassen und die Tinktur einrühren. Anschließend abfüllen, verschließen und beschriften. Das Mischungsverhältnis bleibt immer gleich: 1 Teil Tinktur auf 3 Teile Sirup.

REZEPT FÜR HUSTENSIRUP (AUFGUSS)

200 ml Thymianaufguß

200 g Rohzucker

Die antiseptischen und schleimlösenden Eigenschaften des Thymian lindern Husten und Halsschmerzen. Dieser Sirup ist besonders für Kinder geeignet.

ESSIGE

Essige werden wie Tinkturen angewendet und bieten eine Alternative für diejenigen, denen weder die alkohol- noch die glyzerinhaltigen Zubereitungen zusagen. Essig enthält Essigsäure, die konserviert und wertvolle Substanzen der Kräuter extrahiert.

ZUBEREITUNG

Nehmen Sie ein Glas oder eine Flasche mit weiter Öffnung. Das gewählte Kraut muß trocken sein. Kraut ins Glas geben und mit Essig bedecken. Mindestens zwei Wochen an einem dunklen Ort lagern und täglich schütteln. Dann die Flüssigkeit filtern und in eine Flasche füllen. Der Essig sollte vor dem Verzehr zwei Wochen ruhen.

DOSIERUNG

Kräuteressige können auf die gleiche Weise eingenommen werden wie Tinkturen, also teelöffelweise, und in Salat oder Suppen gegeben oder beim Einlegen als Zutat verwendet werden. Zur äußerlichen Anwendung kann man sie ins Badewasser geben und als Lotion oder Haarspülung benutzen. Die folgenden Rezepte demonstrieren die Vielseitigkeit der Essige.

LOTION GEGEN JUCKREIZ

Holunderblüten

Apfelessig

Die Blüten des Holunderbaums wirken entzündungshemmend. Die besonders für die innerliche Anwendung bei Allergien geschätzten Blüten können auch äußerlich, in einer Essigspülung, zur Linderung von Juckreiz beitragen. Es empfiehlt sich, immer Holunder-Lotion als Erste-Hilfe-Medizin für brennende Insektenstiche zur Hand zu haben.

SPÜLUNG BEI TROCKENER KOPFHAUT

Brennesselspitzen

Weißweinessig

Die adstringierenden Eigenschaften der Brennessel und die aufweichende Wirkung des Essigs sind hier kombiniert, um stumpfem Haar Glanz zu verleihen und die Durchblutung trockener Kopfhaut anzuregen.

SALATDRESSING

2 Knoblauchzehen, geschält, gehackt

200 ml Weißweinessig

Knoblauch ist bekanntlich sehr gesund, aber sein Geruch kann zum Problem werden. Er läßt sich, mit Essig zu einer Salatsauce verarbeitet, auf angenehmere Art einnehmen. Zu den medizinischen Vorzügen zählen u.a. die antibiotische und cholesterinsenkende Wirkung. Es ist auch ein gutes Mittel bei Brust- und Atemwegsinfektionen.

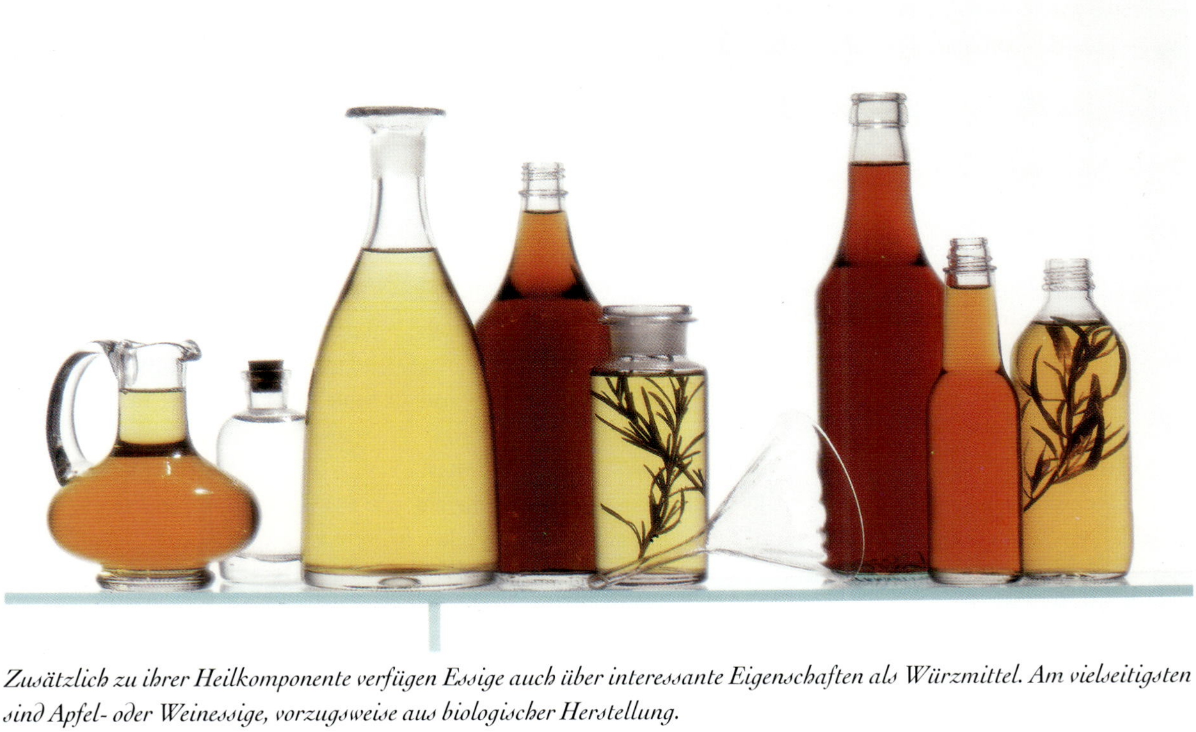

Zusätzlich zu ihrer Heilkomponente verfügen Essige auch über interessante Eigenschaften als Würzmittel. Am vielseitigsten sind Apfel- oder Weinessige, vorzugsweise aus biologischer Herstellung.

AUFLAGEN UND KOMPRESSEN

Auflagen dienen dazu, Gifte aus dem Körper zu ziehen und die Durchblutung anzuregen. Kompressen werden genauso eingesetzt, aber anders zubereitet. Beide verfügen über vielseitige Anwendungsmöglichkeiten.

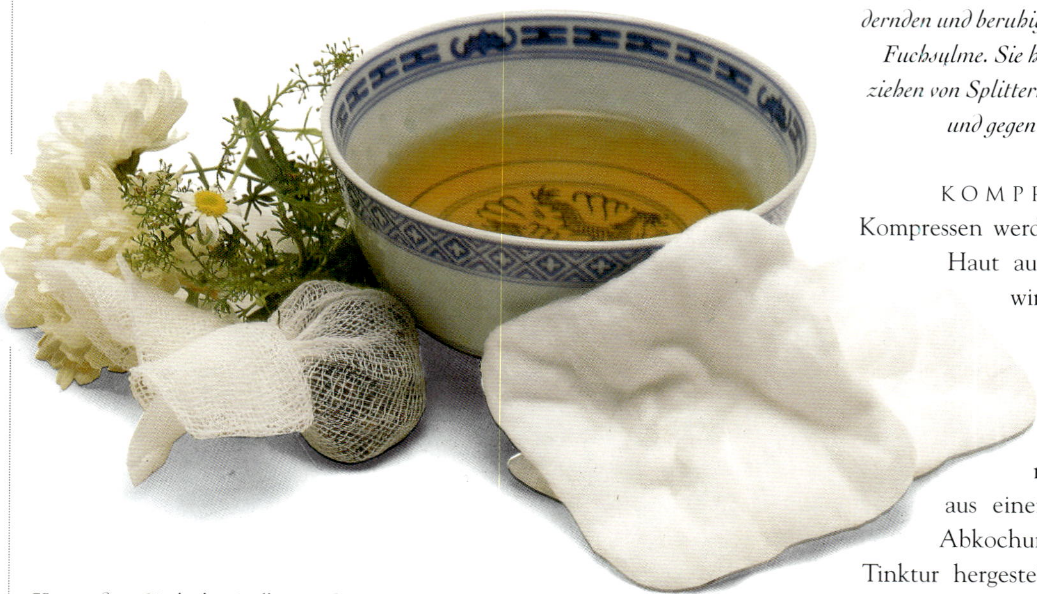

Verwenden Sie kalte Auflagen oder Kompressen bei heißen, entzündlichen Beschwerden und warme bei Spannungen und Schmerzen in kalten, schmerzempfindlichen Bereichen.

AUFLAGEN

Mit einer Auflage läßt sich ein Kraut gezielt auf einer bestimmten Körperregion anwenden. Man kann Kräuter in frischer, getrockneter oder pulverisierter Form einsetzen.

AUFLAGE AUS FRISCHEN KRÄUTERN

Zunächst etwas Sonnenblumen- oder Pflanzenöl auf die Haut auftragen, um ein Festkleben des Umschlags zu verhindern. Die Pflanze zerdrücken und direkt auf den betroffenen Bereich legen. Die Auflage mit einem Verband oder einer Bandage fixieren.

UMSCHLAG AUS TROCKENKRÄUTERN

Getrocknete Kräuter müssen erst abgekocht werden, indem man sie in einen Topf mit Wasser gibt und ca. 5 Minuten sieden läßt. Mischung abkühlen lassen, Flüssigkeit herausdrücken und pflanzliche Bestandteile zurückhalten. Weil diese Kräuter schwieriger direkt aufzubringen sind, sollte man sie zunächst gleichmäßig auf einem Verband verteilen.

BREIAUFLAGE AUS KRÄUTERPULVER

Zunächst das Pulver mit einer kalten Flüssigkeit (Wasser oder Tinktur) zu einer glatten Paste verrühren, dann wie oben beschrieben auf einem Verband verstreichen.

REZEPT FÜR EINE ZUGSALBE

Zu gleichen Teilen:
Eibischwurzelpulver
Fuchsulmenpulver
Wasser

Diese Salbe vereint die ziehenden Eigenschaften des Eibisch mit der reizlindernden und beruhigenden Wirkung der Fuchsulme. Sie hilft beim Herausziehen von Splittern, Insektenstacheln und gegen Furunkel.

KOMPRESSEN

Kompressen werden direkt auf die Haut aufgelegt, allerdings wird nur die Flüssigkeit der Mischung verwendet, nicht das Kraut selbst. Auch eine Kompresse wird aus einem Aufguß, einer Abkochung oder einer Tinktur hergestellt. Eine Tinktur sollte mit etwas Wasser verdünnt werden. Sobald die Flüssigkeit zubereitet ist, taucht man ein Tuch gründlich hinein und drückt es dann aus. Wie bei den Auflagen sollte man die Haut zunächst mit etwas Öl einreiben, um ein Festkleben zu verhindern, und dann erst die Kompresse auflegen. Die Kompresse mit Frischhaltefolie oder einer Plastiktüte umwickeln, damit sie nicht austrocknet, und mit einer Bandage fixieren. Kompresse nach Bedarf auswechseln.

KÜHLENDE KOMPRESSE

200 ml Lavendelaufguß

Eine Lavendelkompresse kann auf Stirn oder Nacken gelegt werden und hilft bei Verspannungen und Kopfschmerzen.

ZÄPFCHEN

Zäpfchen können bei Beschwerden wie vaginaler Candidose und Hämorrhoiden helfen. Durch sie können zum Beispiel Kräuter verabreicht werden, die erst im Verdauungstrakt ihre Wirkung entfalten sollen.

Zubereitung 1

9 g Bienenwachs
40 g geriebene Kakaobutter
100 ml Öl
7 Tropfen ätherisches Öl

Eine Zäpfchenform (im Fachhandel erhältlich) dünn mit einer weichen Seife ausreiben, um ein Festkleben zu verhindern. (Wird die Form zuvor in den Kühlschrank gelegt, verfestigt sich die Mischung schneller). In einem Wasserbad das Bienenwachs im Öl zerlassen, dann die Kakaobutter zugeben und rühren, bis sie sich aufgelöst hat. Vom Herd nehmen, das ätherische Öl hinzufügen und in die Form gießen. 5 bis 10 Minuten ins Tiefkühlfach legen, dann in den Kühlschrank. Die feste Mischung in 2,5 cm lange Stücke schneiden.

Zubereitung 2

10 Teile Gelatine
15 Teile Glyzerin
40 Teile Wasserbasis

Das Mischungsverhältnis dieser Formel ist immer gleich, z. B. 10 TL, 15 TL und 40 TL. Gelatine in Aufguß oder Abkochung einweichen, dann bei sehr niedriger Temperatur auflösen. Das Glyzerin hinzugeben und in ein Wasserbad stellen. Das Wasser langsam verdampfen lassen, bis die gewünschte Konsistenz erreicht ist. In eine Form gießen und den Anweisungen oben folgen.

HÄMORRHOIDEN-ZÄPFCHEN

10 Teile Gelatine
15 Teile Glyzerin
40 Teile Zaubernußaufguß
Die adstringierenden Eigenschaften der Zaubernuß helfen dabei, schmerzhafte Hämorrhoidenknoten zu veröden und zu beruhigen.

Zäpfchen gewährleisten, daß die Wirkstoffe der Kräuter direkt vom Blut aufgenommen werden und so vom Körper genutzt werden können. Bewahren Sie sie im Kühlschrank auf, da sie bei Zimmertemperatur schmelzen.

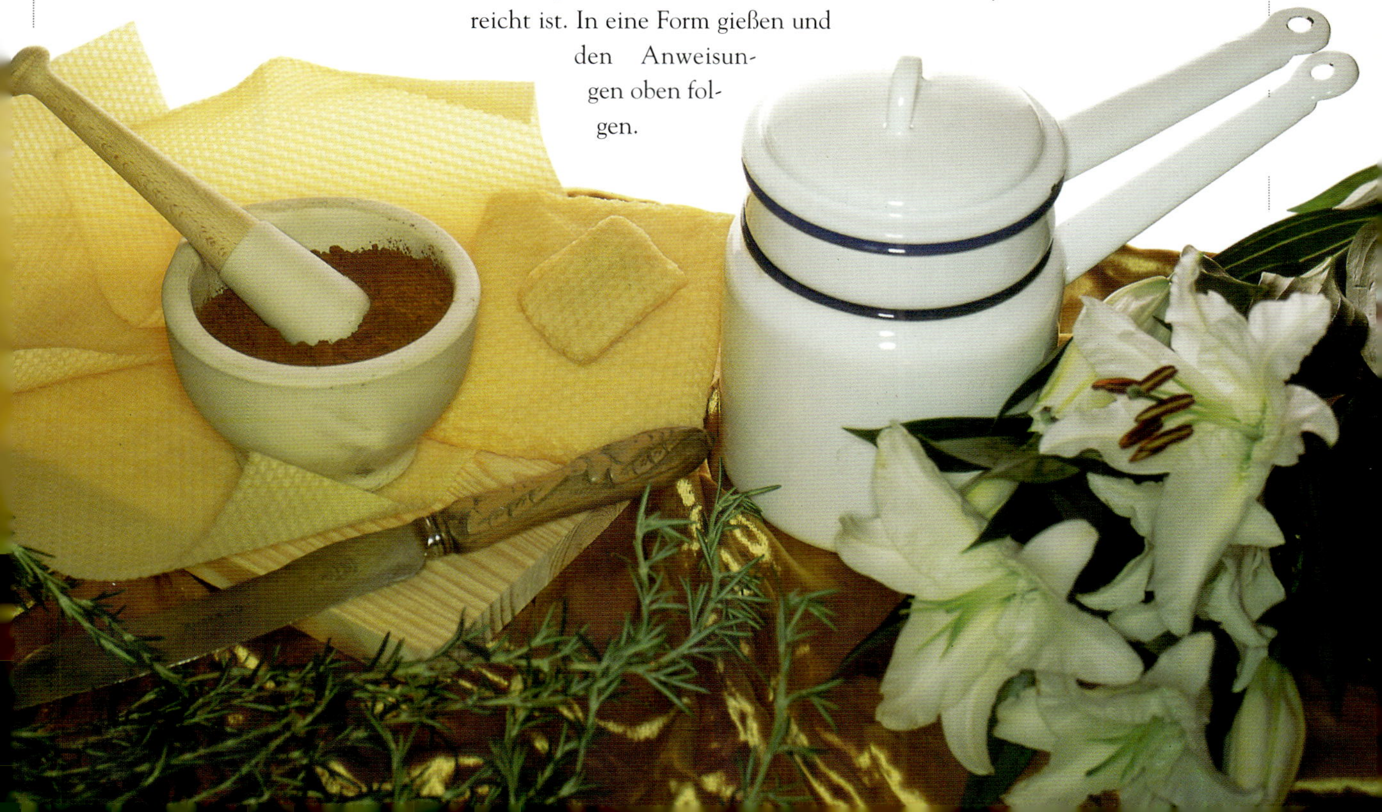

CHINESISCHE KRÄUTERABKOCHUNGEN

Tang *bedeutet »Suppe« und entspricht einer Abkochung. Dies ist eine der gebräuchlichsten Zubereitungsmethoden für traditionelle chinesische Kräuterheilmittel. Mit einer Abkochung kann man eine Mixtur aus acht bis zehn Kräutern herstellen, die in ihren Eigenschaften ausgewogen ist und direkt auf einen bestimmten Bereich des Körpers zielt.*

Chinesische Kräuterabkochungen enthalten in der Regel mehr Kräuter als westliche Mischungen. Da die Zubereitung einige Zeit dauert und die Gerüche das ganze Haus erfüllen, ziehen viele Menschen Kräutertabletten vor. Wenn Sie dennoch vorhaben, Ihre eigenen Abkochungen herzustellen, können die folgenden Richtlinien dabei hilfreich sein.

MENGEN

Man gibt 40 g Kräuter auf etwa 750 ml Wasser. Auf diese Weise kann man mehrere Kräuter in einer Abkochung verwenden. Die übliche Dosis beträgt 3–9 g Kräuter pro Tag, falls im Kräuterlexikon keine andere Dosierung empfohlen wird. Kinder, ältere Menschen, Schwangere und Menschen mit schwacher Verdauung sollten kleinere Dosen einnehmen. Wenn ein chinesischer Kräuterheilkundiger viele Kräuter in einer Verschreibung zusammenmischt, kann sich die Tagesdosis auf 80–120 g erhöhen.

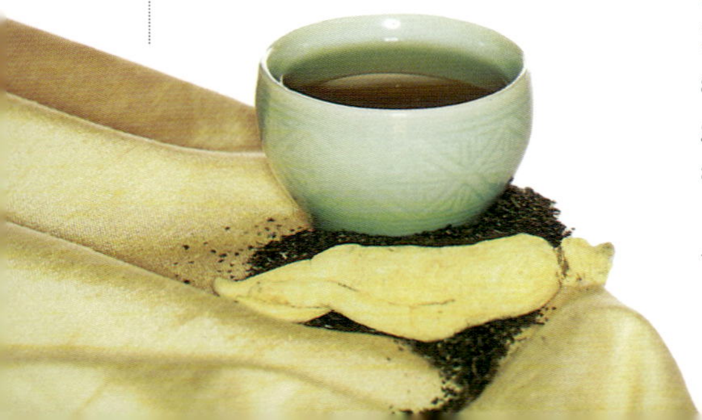

ZUBEREITUNG

Es gibt eine Vielzahl von Zubereitungsmethoden für eine Abkochung, abhängig von den verwendeten Kräutern und dem behandelnden Therapeuten. Bei der Zubereitung keinen Aluminiumtopf verwenden! Die Kräuter zwei Stunden mit Wasser bedeckt einweichen. Belebende Kräuter wie Tragant (*huang qi*), chinesische Engelwurz (*dang gui*) und Süßholz (*gan cao*), die das Immunsystem stärken sollen, abgedeckt eine Stunde leicht köcheln lassen. Kräuter für akute Beschwerden wie Chrysantheme (*ju hua*), Klette (*niu bang zi*), Löwenzahn (*pu gong ying*) und Geißblatt (*jin yin hua*) sollten 20–30 Minuten köcheln. Die Flüssigkeit filtern und warm in der gleichen Dosierung morgens und abends trinken.

Mehrere der in diesem Buch vorgestellten chinesischen Kräuter müssen jedoch anders zubereitet werden. Die ätherischen Öle, die diesen Kräutern ihren Duft verleihen, enthalten einen Teil der Wirkstoffe. Da sie sich durch zu langes Kochen leicht verflüchtigen, dürfen Pfefferminze (*bo he*) und Perilla (*zi su ye*) erst in den letzten 5 Minuten der Zubereitung hinzugefügt werden.

GINSENG

Ginseng wird wegen seines hohen Preises oft separat zubereitet. Ein Stück gute Ginsengwurzel ist teuer und wird in China wegen seiner lebensverlängernden Eigenschaften hoch geschätzt. 1–9 g Ginseng und etwas Wasser in ein Wasserbad geben. Eine Stunde köcheln lassen, dann die Flüssigkeit filtern und zu anderen Abkochungen hinzufügen oder separat trinken. Die Ginsengwurzel kann mehrfach gekocht werden, um ihr alle Wirkstoffe zu entziehen und sie ökonomisch zu verwerten.

CHINESISCHE REZEPTUREN

Chinesische Rezepturen sind klassische Kräuterzubereitungen in Form von Pillen oder Tinkturen. Auf diese Weise sind sie leichter anzuwenden als Abkochungen und erfreuen sich zunehmender Beliebtheit. Diese traditionellen Rezepturen bieten eine wirksame Behandlungsmöglichkeit für eine Vielzahl von Beschwerden.

Noch heute werden chinesische Rezepturen aus China importiert. Auf den Packungen westlicher Adaptionen, z.B. der »chinesischen schwarzen Pille«, werden häufig die traditionellen Rezepturen, auf denen sie basieren, aufgeführt, so daß man einen Hinweis auf gängigere Zubereitungen erhält. Meiden Sie Präparate, die außer Kräutern starke Pharmazeutika wie Barbiturate oder Kortisone enthalten!

DER CHINESISCHE HOF

Die seit Jahrhunderten verwendeten klassischen chinesischen Rezepturen werden häufig nach Angehörigen des chinesischen Kaiserhofs benannt. Sie bestehen aus vielen Kräutern, die ausgewogen zusammenwirken. Der Vier-Herren-Absud (*si jun zi tang*) entstand aus dem konfuzianischen Begriff für eine herausragende Persönlichkeit und der Zahl Vier, der harmonische Eigenschaften zugeschrieben werden. Das Gebieterkraut (das *jun*-Kraut) ist Ginseng, das das *Qi*, die Energie des Körpers, stärkt. Das Minister- oder *chen*-Kraut, das Rhizom der Atractylodes-Distel (*bai zhu*), spielt die Rolle des Beraters und wirkt synergetisch. Das Helfer- oder *zuo*-Kraut ist der Pilz *Poria cocos* (*fu ling*), der die übersättigende Wirkung der stärkenden Kräuter ausgleicht, um sie besser verdaulich zu machen. Das Botschafter- oder *shi*-Kraut, das in Honig gebratene Süßholz (*zhi gan cao*), führt die gesamte Zubereitung in den Verdauungstrakt und in die zwölf Hauptkanäle des Körpers.

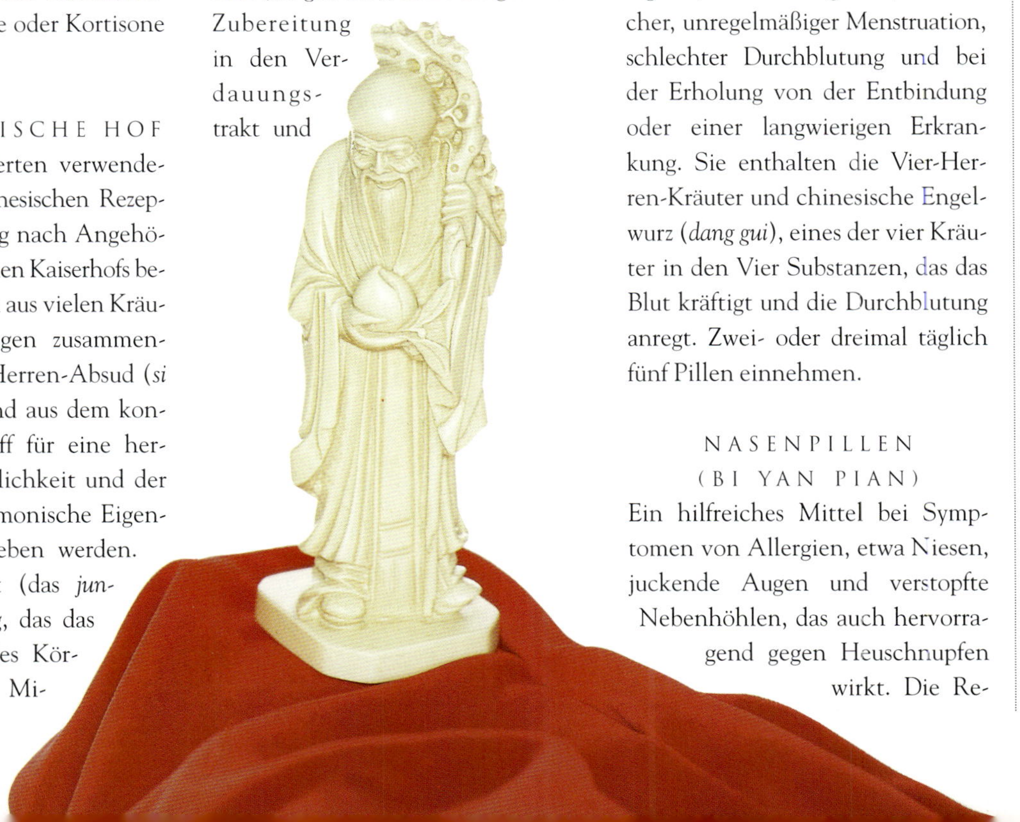

FRAUENTONIKUM (BA ZHEN WAN)

Ein hervorragendes Tonikum, das zwei klassische Rezepturen kombiniert: Vier Herren, die das *Qi* stärkt, und Vier Substanzen, die das Blut nährt. Die Pillen helfen bei Müdigkeit, Schwindelgefühl, schwacher, unregelmäßiger Menstruation, schlechter Durchblutung und bei der Erholung von der Entbindung oder einer langwierigen Erkrankung. Sie enthalten die Vier-Herren-Kräuter und chinesische Engelwurz (*dang gui*), eines der vier Kräuter in den Vier Substanzen, das das Blut kräftigt und die Durchblutung anregt. Zwei- oder dreimal täglich fünf Pillen einnehmen.

NASENPILLEN (BI YAN PIAN)

Ein hilfreiches Mittel bei Symptomen von Allergien, etwa Niesen, juckende Augen und verstopfte Nebenhöhlen, das auch hervorragend gegen Heuschnupfen wirkt. Die Rezeptur enthält Chrysanthemenblüten (*ju hua*) und Forsythie (*lian qiao*), die die ersten Anzeichen einer Erkältung beseitigen helfen. Dreimal täglich eine halbe Stunde nach der Mahlzeit vier Pillen einnehmen.

PILLEN FÜR DAS ZENTRALE QI (BU ZHONG YI QI WAN)

Diese Rezeptur zur Förderung und Anregung der Verdauung hilft bei der Beseitigung von Blähungen, Leibschmerzen, Flatulenz, Verstopfung und Durchfall. Sie kräftigt auch das *yang*, hebt Gebärmutter- und Mastdarmvorfälle und hilft bei der Behandlung von Hämorrhoiden und Krampfadern. Sie enthält Codonopsis oder Glockenwindenwurzel (*dang shen*) – ein preiswerter Ersatz für Ginseng –, Tragant (*huang qi*), Engelwurz (*dang gui*) und Süßholz (*gan cao*), die alle das Immunsystem stärken und die Verdauung kräftigen. Dabei werden sie durch Apfelsinenschale (*chen pi*) und Ingwer (*sheng jiang*) unterstützt, die den Transport von Speisen durch den Körper fördern. Zwei- bis dreimal täglich fünf Pillen einnehmen.

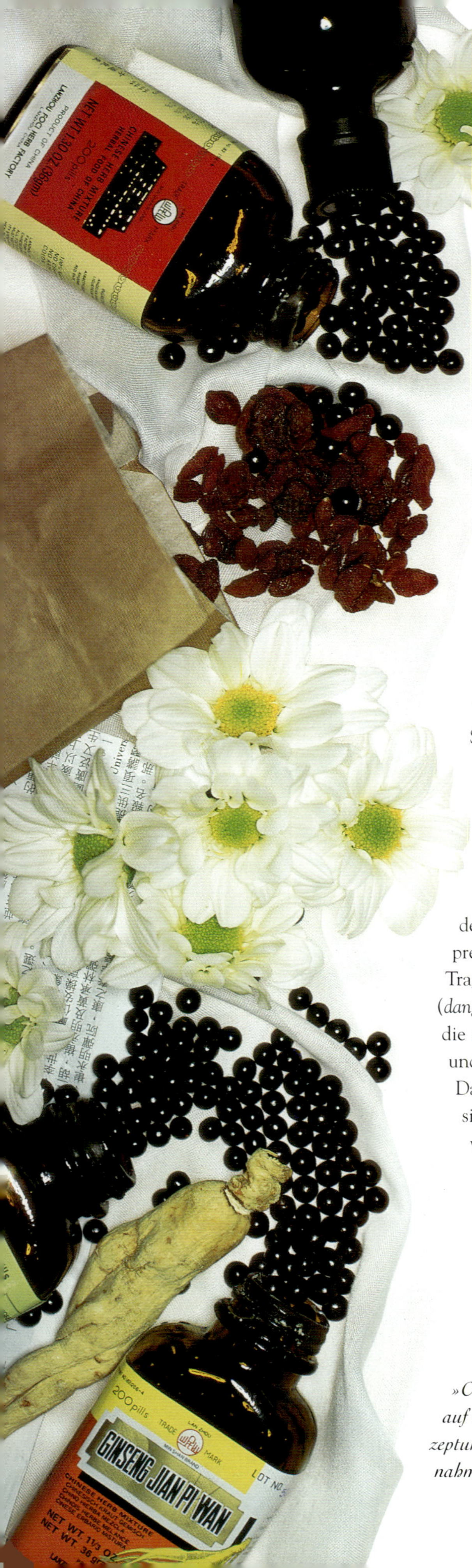

»Chinesische schwarze Pillen«, die auf traditionellen chinesischen Rezepturen basieren, erleichtern die Einnahme von mehreren Heilkräutern.

ABKOCHUNG GEGEN KALTE HÄNDE UND FÜSSE (DANG GUI SI NI TANG)

Dieses Heilmittel soll Hände und Füße erwärmen und das Blut nähren. Es wird oftmals als Tinktur eingenommen, da der Alkohol wärmt und die Wirkstoffe schnell ins Blut gelangen läßt, und eignet sich besonders bei Beschwerden wie Durchblutungsstörungen, rheumatischer Arthritis mit Kältesymptomen, Raynaud-Syndrom und Erfrierungen. Es enthält chinesische Engelwurz (*dang gui*), die das Blut kräftigt und die Durchblutung fördert, sowie wärmenden Zimt (*gui zhi*). Bei sommerlichen Temperaturen sowie bei Fieber oder Schwitzen sollte es mit Vorsicht angewendet werden. Dreimal täglich einen Teelöffel in warmem Wasser aufgelöst einnehmen.

ENGELWURZ-LORANTHUS-PILLEN (DU HUO JI SHENG WAN)

Diese Rezeptur kräftigt Rücken und Beine und behebt Steifigkeiten. Sie hilft bei Kreuz- und Ischiasschmerzen sowie bei Arthritis, insbesondere, wenn Wärme als Linderung empfunden wird. Sie enthält chinesische Engelwurz (*dang gui*), die den Kreislauf anregt, sowie als wärmende Kräuter Ingwer (*sheng jiang*) und die innere Rinde des Zimtbaums (*rou gui*). Zwei- bis dreimal täglich fünf Pillen einnehmen.

TINNITUS-PILLEN (ER MING ZUO CI WAN)

Diese Variante von *liu wei di huang wan* (siehe unten) hilft bei Tinnitus, Kopfschmerzen, Bluthochdruck, Schlaflosigkeit, Durst, hohem Augendruck und Reizbarkeit. Nehmen Sie dreimal täglich fünf Pillen ein; sie können auch bei einer Langzeittherapie verwendet werden.

SECHS-AROMEN-REHMANNIA-PILLEN (LIU WEI DI HUANG WAN)

Dieses klassische chinesische Rezept dient auch als Basis für andere Zubereitungen. Es nährt *yin*, indem es Leber, Nieren und Milz kräftigt. Es hilft gegen Rückenbeschwerden, schmerzende Füße, leichten Nachtschweiß, Schwindel, Tinnitus und Halsschmerzen und kann auch bei hohem Blutdruck und Diabetes Linderung verschaffen, wobei aber ein Arzt konsultiert werden sollte. Man nimmt dreimal täglich fünf Pillen ein. Diese Behandlung kann über einen längeren Zeitraum fortgeführt werden, kann aber Katarrhe verstärken.

STRAHLENDE-AUGEN-REHMANNIA-PILLEN (MING MU DI HUANG WAN)

Eine Variante von *liu wei di huang wan*, die bei vielen Augenleiden, insbesondere bei älteren Menschen, hilft. Diese Rezeptur enthält chinesische Engelwurz (*dang gui*), die das Blut nährt und den Kreislauf kräftigt. Chrysanthemenblüte (*ju hua*) und chinesischer Bocksdorn (*gou qi zi*) sind eine Wohltat für die Augen. Dreimal täglich fünf Pillen einnehmen.

BOCKSDORN-CHRYSANTHEMEN-REHMANNIA-PILLEN (QI JU DI HUANG WAN)

Diese weitere Variante von *liu wei di huang wan* hilft bei Sehstörungen, Nachtblindheit und trockenen, schmerzenden Augen. Sie unterscheidet sich von *ming mu di huang wan* (siehe oben) dahingehend, daß sie auch bei Kopfschmerzen, Schwindelgefühl, Reizbarkeit, innerer Unruhe und Schlaflosigkeit eingesetzt werden kann. Auch bei Beschwerden in der Menopause kann sie Abhilfe schaffen. Wie der Name schon andeutet, enthält diese Rezeptur chinesischen Bocksdorn (*gou qi zi*) und Chrysanthemenblüten (*ju hua*). Nehmen Sie dreimal täglich fünf Pillen ein.

SAUBERE-LUFT-TEE (QING QI HUA TAN WAN)

Durch seine stark schleimlösende Wirkung ist dieses Heilmittel hilfreich bei der Behandlung von Asthma, chronischer Bronchitis und Nebenhöhleninfektionen. Dreimal täglich fünf Pillen einnehmen.

MAULBEER-CHRYSANTHEMEN-PILLEN (SANG JU YIN PIAN)

Bei den ersten Anzeichen von Husten, insbesondere, wenn er trocken ist, und von einem trockenen, wunden Hals, Niesen, laufender Nase und tränenden Augen begleitet wird, sollte dieses Mittel eingesetzt werden. Es enthält Forsythienfrucht (*lian qiao*), Chrysanthemenblüte (*ju hua*) und Pfefferminze (*bo he*), die gemeinsam gegen die Symptome von Erkältung und Grippe wirken. Zwei- bis dreimal täglich drei Pillen.

CODONOPSIS-PORIA-ATRACTYLODES-REZEPTUR (SHEN LING BAI ZHU PIAN)

Das wirksame Mittel zur Förderung der Verdauung hilft bei Symptomen wie Blähungen, Verdauungsstörungen und Durchfall. Es ist ein gutes Tonikum für Kinder mit wenig Appetit und langsamem Wachstum. Erwachsene nehmen dreimal täglich fünf Pillen ein, Kindern verabreicht man zwei- bis dreimal täglich drei Pillen.

JUJUBESAMENSUPPE-PILLEN (SUAN ZAO REN TANG PIAN)

Eine Zubereitung zur Beruhigung des *shen* (»Geist des Herzens«), die bei Schlaflosigkeit, Nervosität, Herzrhythmusstörungen und Unruhe hilft. Dreimal täglich zwei Pillen einnehmen.

HERZPILLE (TIAN WANG BU XIN WAN)

Beruhigt das *shen*, wenn chronische Müdigkeit vorliegt. Hilft bei Schlaflosigkeit, Beklemmung, Herzrhythmusstörungen und schweren Träumen. Wird auch zur Behandlung von Schilddrüsenüberfunktion eingesetzt. Dreimal täglich fünf Pillen einnehmen.

UNBESCHWERTER WANDERER-PILLEN (XIAO YAO WAN)

Eine Basisrezeptur, die das Blut nährt, das *Qi* bewegt und die Verdauung fördert. Sie hilft bei einer Vielzahl von Symptomen wie Blähungen, Völlegefühl und Spannungskopfschmerz. Sie enthält chinesische Engelwurz (*dang gui*), die bei Menstruationsbeschwerden hilft. Dreimal täglich fünf Pillen einnehmen.

GEISSBLATT-FORSYTHIE-FIEBERPILLE (YIN QIAO JIE DU PIAN)

Ein gutes Erkältungsmittel, wenn es bei den ersten Anzeichen wie Fieber eingenommen wird. Es enthält Pfefferminze (*bo he*), Forsythienfrucht (*lian qiao*), Geißblatt (*jin yin hua*) und Klettensamen (*nui bang zi*). In den ersten neun Stunden alle drei Stunden fünf Pillen einnehmen, dann alle fünf Stunden nach Bedarf. Nach drei Tagen absetzen.

UNSER KÖRPER

Dieses Kapitel stellt die verschiedenen Körperfunktionen des Menschen vor und zeigt, welche Kräuterheilmittel bei bestimmten Erkrankungen eingesetzt werden können, um eine sanfte und wirkungsvolle Heilung zu erzielen.

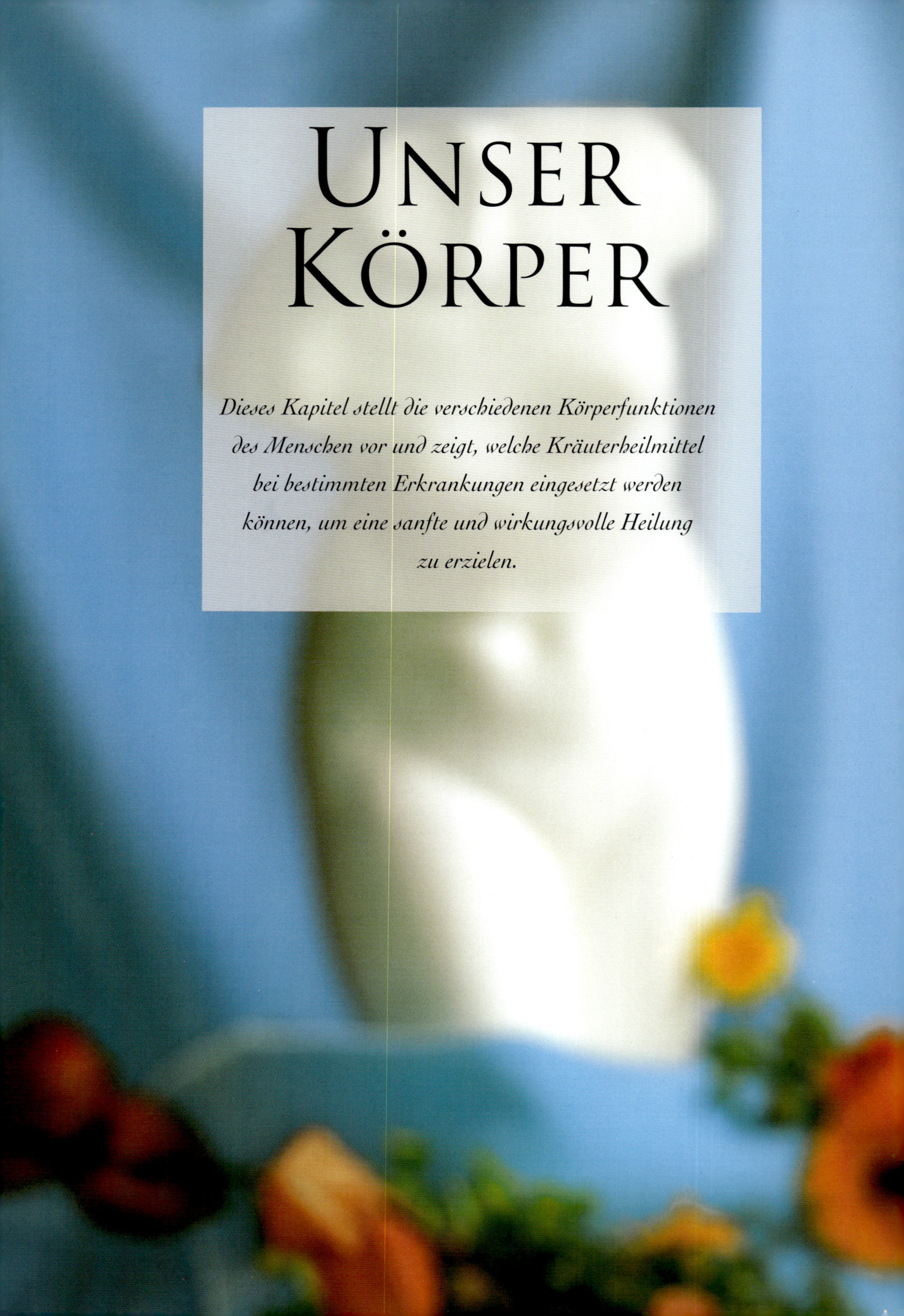

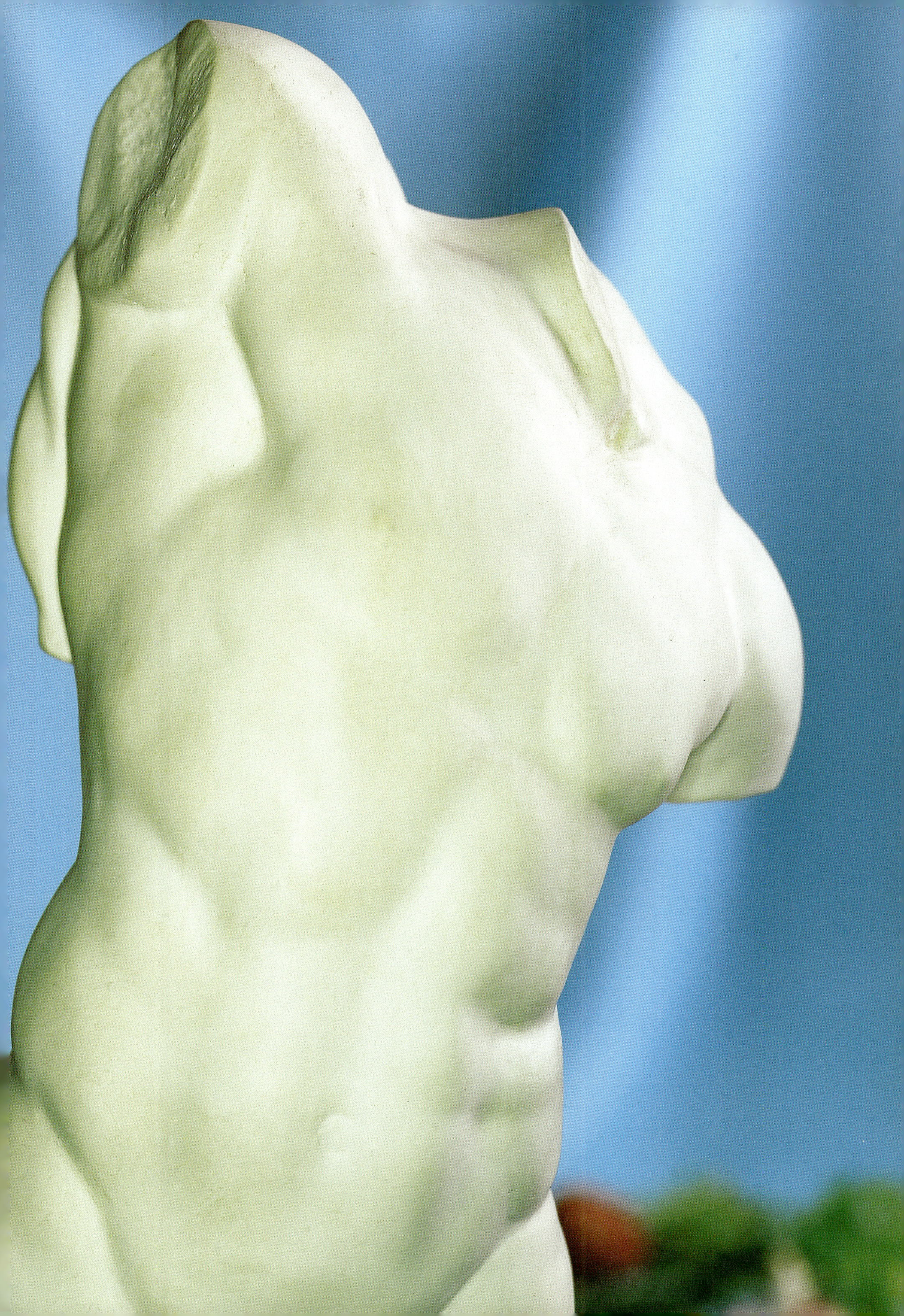

HEILENDE KRÄUTER

Alle Menschen besitzen die Fähigkeit, sich selbst zu heilen und die Lebenskraft, das Qi*, zu regenerieren. Pflanzen bieten sich als einfache Arzneien an, um den Selbstheilungsprozeß zu unterstützen. Das Wissen um die Funktionsweise des Körpers hilft dabei. Wir müssen* mit *unserem Körper arbeiten, nicht* gegen *ihn.*

ÜBER DIESES KAPITEL

Im Mittelpunkt der folgenden Ausführungen stehen die verschiedenen Körperfunktionen und ihre möglichen Beschwerden. Zu jeder Funktion gibt es eine kurze Beschreibung ihrer Wechselwirkung mit dem übrigen Körper und der Sichtweise der chinesischen Medizin. Sie finden darüber hinaus Ratschläge zur Vorbeugung von Erkrankungen sowie Hinweise zur Ernährung und zu einer gesünderen Lebensweise. Ein klares Verständnis vom Gesamtbild Ihrer Beschwerden wird die Wirkung der Kräuter unterstützen.

DIE RICHTIGEN KRÄUTER FÜR DIE BEHANDLUNG

Zur Behandlung der meisten Beschwerden werden Sie mehrere Alternativen finden. Dazu zählen europäische und chinesische Kräuterkombinationen sowie äußerliche Anwendungen. Schlagen Sie vor jeder Anwendung eines Heilkrauts im Kräuterlexikon nach, um mehr über das Mittel herauszufinden, und beachten Sie alle Vorsichtshinweise, Gegenanzeigen und Dosierungsanleitungen. Lesen Sie anschließend im Kapitel über die Zubereitungsmethoden nach, welche die nützlichste ist. Falls im Kräuterlexikon keine spezifischen Dosierungen angegeben sind, halten Sie sich an die Angaben auf den Seiten 16 bis 35. Achten Sie auch auf die unterschiedlichen Dosierungen für Kinder und ältere Menschen.

VORSICHTSHINWEISE UND GEGENANZEIGEN

Kräuter sind in der Anwendung unbedenklich, wenn man die richtigen Mengen

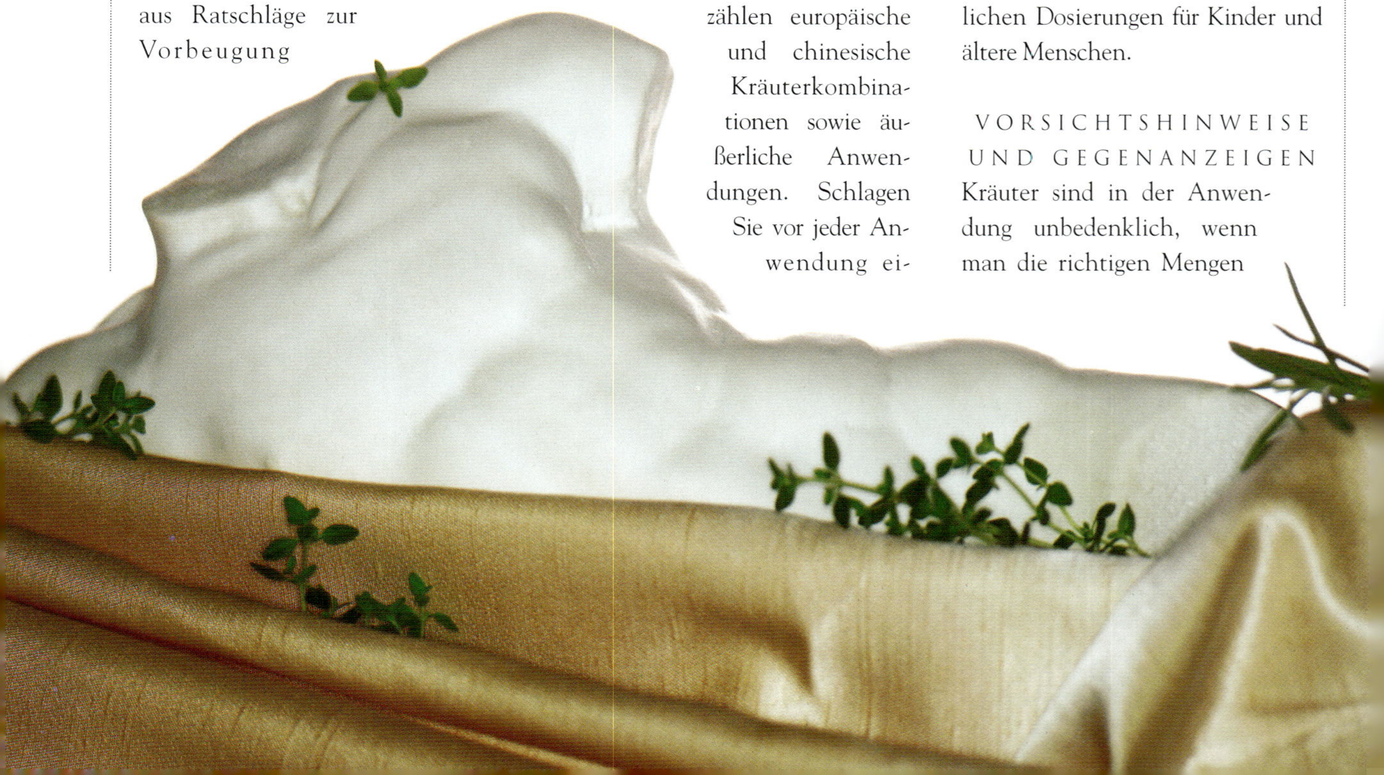

verwendet und alle Vorsichtshinweise und Gegenanzeigen beachtet. Wir haben uns bemüht, alle wichtigen Vorsichtsmaßnahmen aufzulisten. So sollte man z.B. während der Schwangerschaft vorsichtig mit Kräutern umgehen. Verdauungsstörungen, Hauterkrankungen und Bluthochdruck können durch die Einnahme bestimmter Kräuter verstärkt werden; studieren Sie also zuvor das Kräuterlexikon. Vorsicht muß man auch beim Umgang mit ätherischen Ölen walten lassen – sie sollten niemals eingenommen oder bei Säuglingen angewendet werden.

KOMBINATION VON KRÄUTERN UND MEDIKAMENTEN

Wenn Sie wegen einer ernsthaften Erkrankung Medikamente einnehmen, sollten Sie am besten einen professionellen Kräuterheilkundigen und Ihren Arzt konsultieren. Kräuter können zwar neben den meisten Medikationen verabreicht werden, aber man muß die richtigen wählen. **Setzen Sie Ihre Medikamente nicht ab, ohne Ihren Arzt konsultiert zu haben.** Bedenken Sie, daß die Einnahme von Kräutern Ihren Bedarf an Medikamenten verändern kann und daß dies regelmäßig überprüft werden muß. So darf man z.B. keine Weißdornbeeren einnehmen, wenn man auf bestimmte Herz-Kreislauf-Medikamente angewiesen ist.

WENN KRÄUTER NICHT WIRKEN

Die Art der Kräuterbehandlung hängt von der Beschwerde ab. Akute Infektionen wie Erkältungen und Grippe benötigen eine Behandlung, die sofort greift, während chronische Beschwerden wie Arthritis eine Langzeitbehandlung erfordern. Meist werden Sie innerhalb weniger Tage wissen, ob eine akute Infektion abklingt. Falls Kräuter aber gar nicht zu wirken scheinen, ist es Zeit, den Arzt aufzusuchen, da die Symptome einer akuten Infektion wie Fieber, Erbrechen oder Durchfall gefährlich werden können, wenn sie über längere Zeit andauern. Bei chronischen Beschwerden ist es manchmal schwer herauszufinden, ob die Kräuter helfen, da sich die Symptome von Tag zu Tag ändern können. Evtl. ist eine Kräuterbehandlung über einen Zeitraum von mehreren Wochen nötig, und es können zusätzlich auch Veränderungen der allgemeinen Lebensweise erforderlich sein. Wenn sich die Beschwerden nach mehreren Wochen nicht gebessert haben, suchen Sie am besten einen Experten auf, der Ihnen die richtigen Kräuter empfehlen kann.

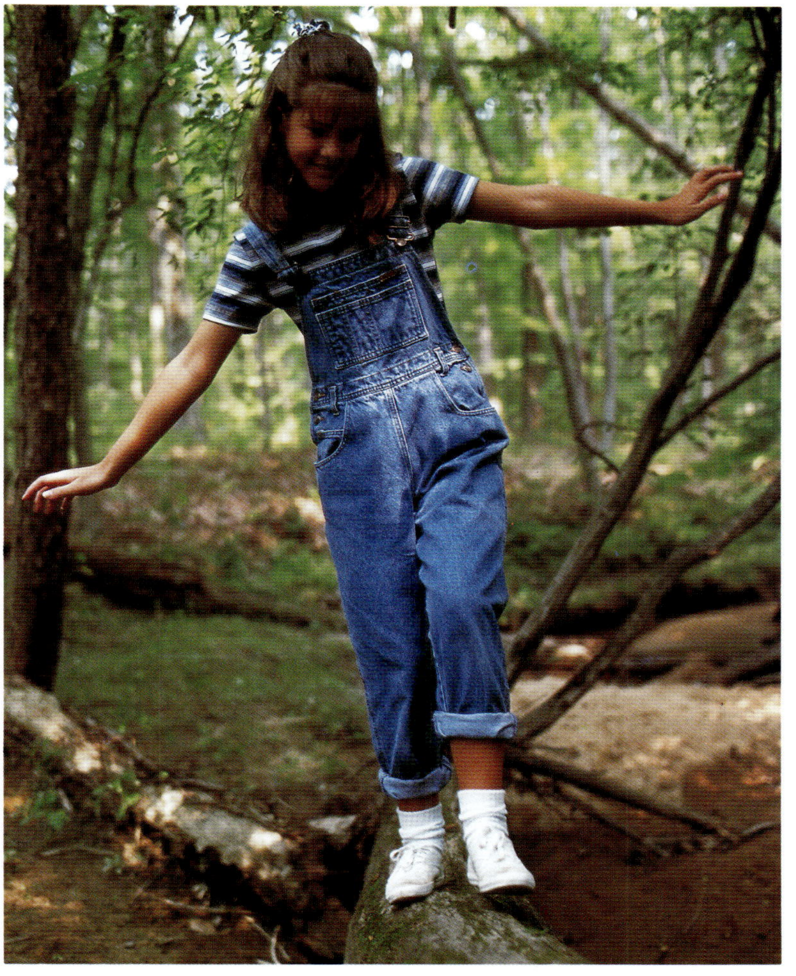

Eine ausgewogene Ernährung, regelmäßige Bewegung und eine positive Lebenseinstellung sind wichtig für Ihre Gesundheit. Kräutermittel fördern die Heilung, indem sie unsere Energien stärken und ausbalancieren.

PROFESSIONELLE KRÄUTERHEILKUNDE

Kräuterbäder, -tees und Duftlampen können täglich verwendet werden; sie verhelfen uns zu einer stabilen Gesundheit und zu Wohlbefinden. Es mag aber vorkommen, daß Sie auf professionellen Rat zurückgreifen müssen. Befragen Sie nur wirkliche Kenner, die bei einem anerkannten Verband oder Institut registriert sind. Der Fachkundige wird eine Fallgeschichte erstellen und die richtigen Kräuter verschreiben.

ATEMWEGE

Ohne zu atmen, können wir bekanntlich nur wenige Minuten überleben. Die Luft versorgt uns mit einem lebenswichtigen Element, dem Sauerstoff. Unsere Atemwege müssen in guter Verfassung sein, um den lebenspendenden Sauerstoff aufzunehmen und die Giftstoffe auszufiltern, die leider zu einem Teil unserer Umwelt geworden sind.

Unser erster Kontakt mit der Luft geschieht durch Nase und Mund. Die Nase informiert uns über den Geruch der Luft – ist sie frisch und süß oder voller giftiger Dämpfe? Manchmal können wir die giftigen Gase sogar schmecken und darauf reagieren, indem wir einige Sekunden lang die Luft anhalten. Ansteckende Bakterien bewegen sich ebenfalls durch die Luft und werden mit den ersten Abwehrmechanismen des Körpers – Nase, Mund und Hals – konfrontiert. Sie werden von winzigen Flimmerhärchen aufgehalten und dann mit Schleim und Speichel in den Magen befördert, wo sie abgetötet werden. Schleim und Speichel schützen die empfindlichen Membranen von Mund und Nase, indem sie bakterielle Fremdkörper binden.

DER ATMUNGSVORGANG

Die Luft erreicht die Lunge durch die Bronchien. Schleim und Flimmerhärchen in Bronchien und Lunge halten die Lunge sauber, indem sie Fremdkörper ausfiltern. In der Lunge wird der Sauerstoff an den Blutkreislauf abgegeben und vom Kreislaufsystem in jede Zelle des Körpers transportiert, wo er zum Abbau energiereicher chemischer Verbindungen genutzt wird. Das Abfallprodukt dieses Vorgangs ist das Kohlendioxid, das wieder in die Lunge zurücktransportiert und dann ausgeatmet wird. Wir atmen etwa zehn bis fünfzehn Mal pro Minute ein und aus, ohne uns bewußt anstrengen zu müssen. Diese Luftmenge reicht aus, um jeden Tag mehrere tausend Luftballons zu füllen.

RAUCHEN UND LUFTVERSCHMUTZUNG

Zigarettenrauch und Autoabgase sind Reizstoffe, die Menschen mit Atembeschwerden wie Asthma oder Heuschnupfen zusätzlich belasten. Das Rauchen trägt auch zu vielen Erkrankungen

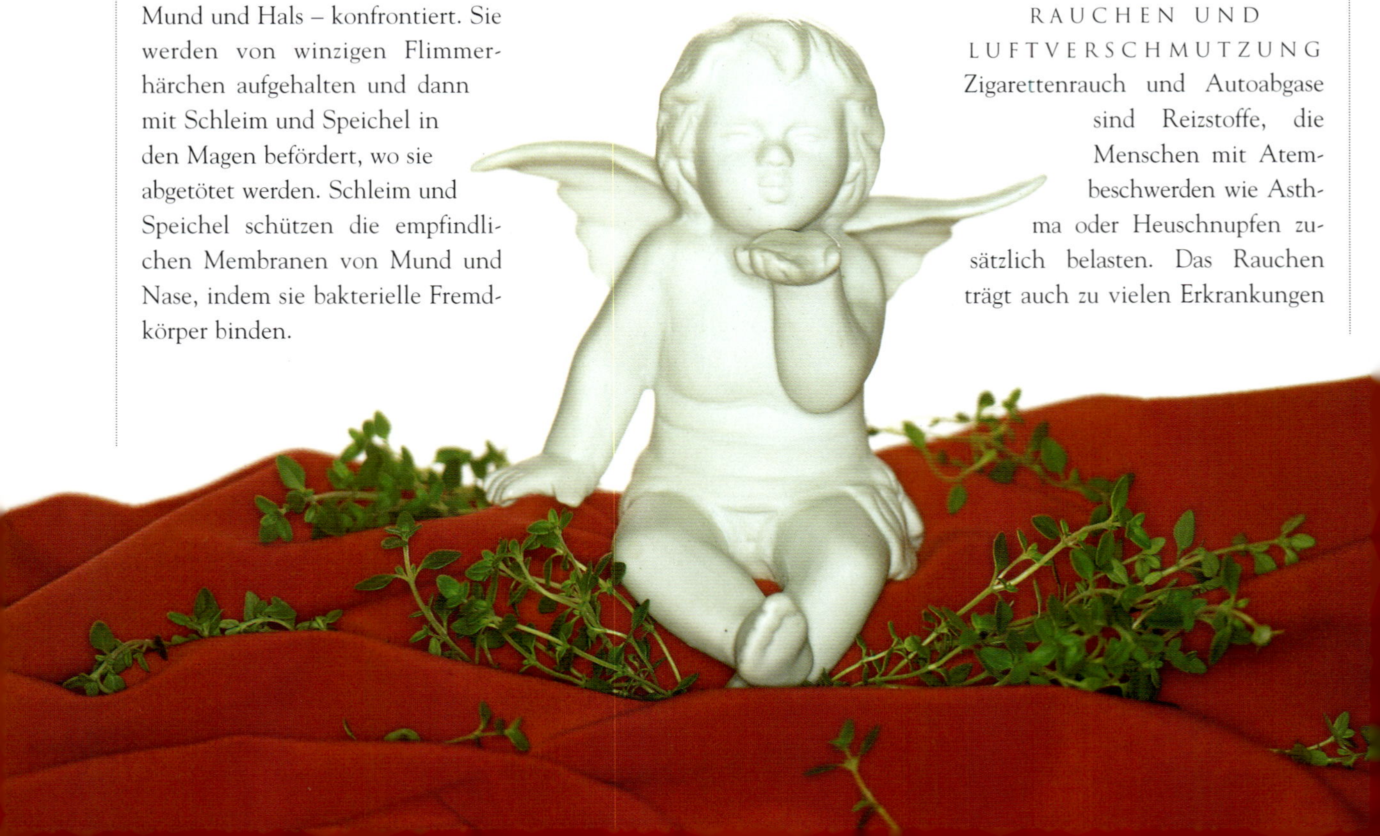

Die Atmung

Das Atmungssystem ist verantwortlich für den Transport von Sauerstoff ins Blut sowie für den Abtransport von Kohlendioxid aus dem Blut.

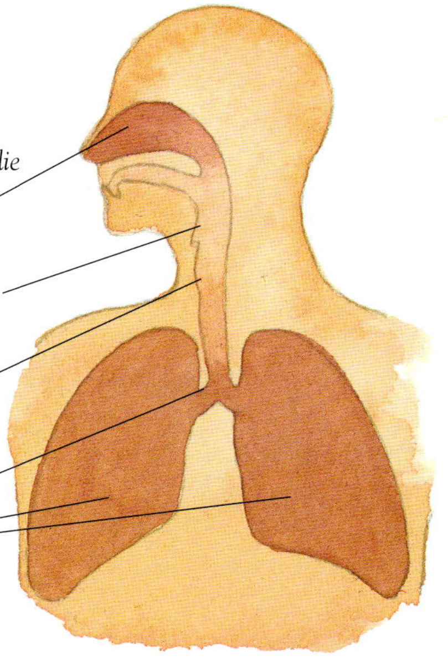

wie Lungenkrebs und Emphysemen bei. Hohe Schadstoffwerte in den Städten und das Rauchen zu Hause fördern auch die Entstehung von Atemwegserkrankungen bei Kindern, bei denen ein alarmierender Anstieg von Asthma nachzuzeichnen ist.

PRÄVENTION VON ATEMWEGSERKRANKUNGEN

Viele von uns bewegen sich zu wenig. Besonders Kinder müssen sich für eine gesunde Entwicklung in frischer Luft aufhalten können, was wegen der zunehmenden Luftverschmutzung immer schwieriger wird. Bewegung kann aber auch dazu beitragen, unsere Lunge zu kräftigen, da der Sauerstoffbedarf des Körpers stark ansteigt, und wir gezwungen sind, tiefer zu atmen. Yoga und Meditation beschäftigen sich in besonderem Maße mit der Atmung und helfen, daß wir uns der Ausdehnung und Entspannung unserer Brustmuskulatur bewußt werden und dadurch unsere Atmung freier und entspannter wird.

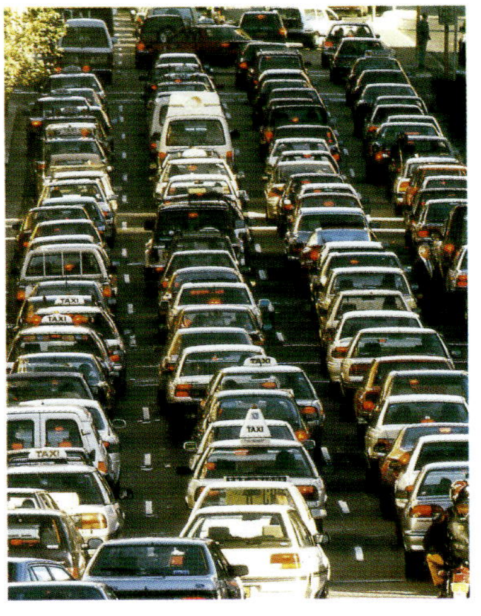

DER CHINESISCHE ANSATZ

In der chinesischen Medizin steht eine kräftige, gesunde Lunge in direkter Verbindung mit einem starken, schützenden *Qi*. Unsere Lunge hilft uns, Viren und Bakterien zu bekämpfen, bevor sie sich im Körper »festbeißen« können. Die chinesische Philosophie besagt, daß wir durch die Atemluft Inspiration erhalten. Die Lunge steht danach in Verbindung mit dem Element Metall, der Jahreszeit Herbst, der Farbe Weiß und den Gefühlen der Trauer. Einem alten chinesischen Sprichwort zufolge entsteht ein Katarrh aus unvergossenen Tränen.

BESCHWERDEN

Stärkere Beschwerden des Atmungssystems werden meist mit Antibiotika bekämpft. Hier können Kräuterarzneien manchmal eine wirksame Alternative bieten, besonders, wenn sie bei den ersten Anzeichen

Die Lunge filtert die Atemluft, führt dem Blutkreislauf frischen Sauerstoff zu und schützt uns vor Schadstoffen. Die Zunahme von Asthma und anderen Lungenerkrankungen kann auf Zigarettenrauch und Autoabgase zurückgeführt werden.

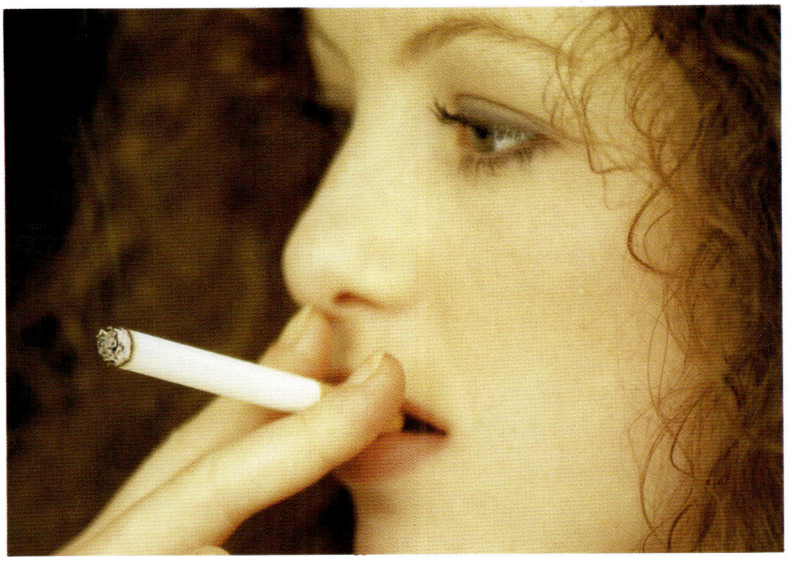

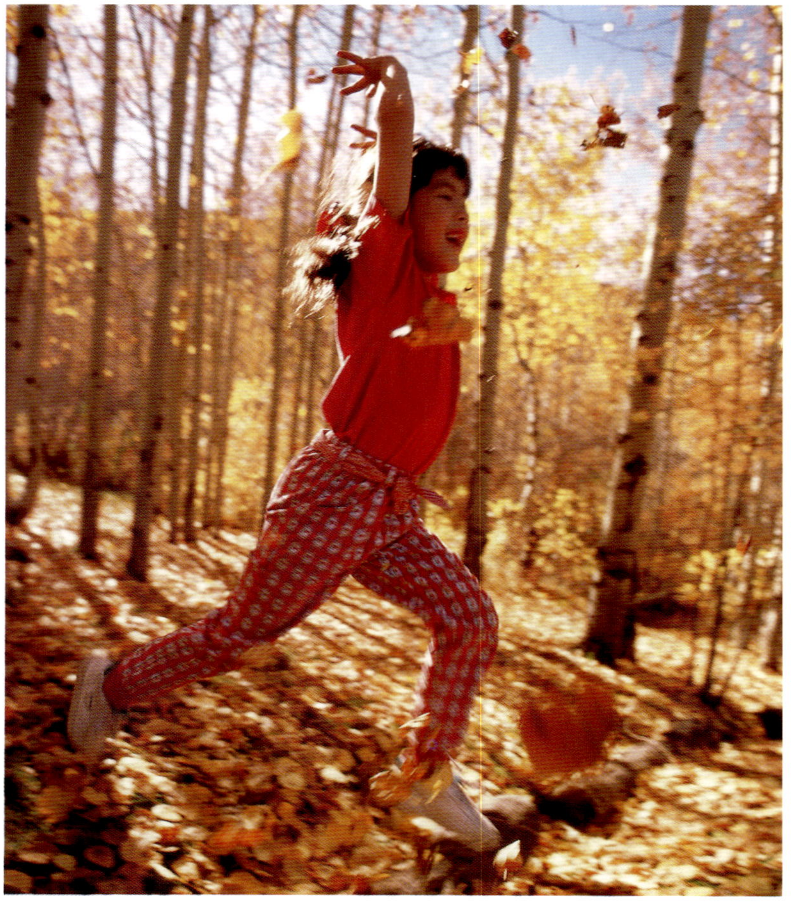

Sportliche Übungen helfen, den Körper zu kräftigen, indem sie die Lungen zum tiefen Atmen zwingen und den Kreislauf anregen. Vor allem Kinder brauchen viel Bewegung.

einer Erkrankung eingesetzt werden. Im folgenden finden Sie Arzneien gegen grippale Infekte, Hals- und Nebenhöhlenentzündungen, Fieber, Angina und Husten sowie gegen Asthma und Heuschnupfen.

ERKÄLTUNGEN

Die Symptome sind Niesen, leichter Schüttelfrost mit Fieber, ein rauher Hals und Schnupfen. Für die meisten von uns ist eine Erkältung einfach nur unangenehm; bei älteren Menschen, Säuglingen und Asthmatikern aber ist Vorsicht geboten, da eine Erkältung auch zu einer ernsthafteren Atemwegsinfektion führen kann. Wir können uns erkälten, wenn wir unter Streß stehen oder uns erschöpft fühlen und unsere Widerstandskraft geschwächt ist. Eine Erkältung kann ein Hinweis darauf sein, daß wir einen Gang zurückschalten und uns ausruhen sollten. Einige Tage fern von der Arbeit und verschiedene Kräutertees können hier schon ausreichen.

KRÄUTERBEHANDLUNG

Es gibt viele Kräuter zur Linderung von Erkältungssymptomen. Ein Aufguß aus Pfefferminze, Holunder und Schafgarbe hilft oft (siehe das Kapitel Zubereitung). Pfefferminze hat eine anregende, schleimlösende Wirkung, Holunder wirkt schnupfenhemmend, Schafgarbe ist schweißtreibend und trägt dazu bei, Viren auszuschwemmen.

CHINESISCHER ANSATZ

Nach der chinesischen Lehre wird eine Erkältung durch Eindringen von Wind, Kälte oder Hitze verursacht. Ist unsere Abwehr schwach, können Fieber, ein wunder Hals und Schnupfen folgen. Wenn diese Symptome auftreten, ist unser Körper erobert. Die Rezeptur *Yin Qiao Jie Du Pian* ist berühmt für die Bekämpfung von Erkältungen. Die beiden Hauptkräuter sind *jin yin hua* (Geißblatt) und *lian qiao* (Forsythie). Sie helfen, leichten Schüttelfrost mit Fieber, Durst, Kopfschmerzen und Husten zu lindern. Das Mittel muß bei den ersten Anzeichen einer Erkältung eingenommen werden. Geben Sie einen Teelöffel von jedem Kraut (es müssen auf jeden Fall chinesische Kräuter sein) mit einer Tasse kochendem Wasser in eine Kanne. Lassen Sie die Kräuter 10 Minuten ziehen, und trinken Sie den Tee, nach Wunsch mit Honig gesüßt, dreimal täglich.

FIEBER

Fieber ist die natürliche Reaktion des Körpers auf eine Infektion. Die zur Infektionsbekämpfung nötigen chemischen Reaktionen im Körper laufen nämlich bei einer erhöhten Temperatur rascher ab. Wenn die Viren oder Bakterien von den Abwehrzellen des Immunsystems zerlegt werden, entstehen Giftstoffe, »Pyrogene«, die einen Anstieg des Stoffwechsels und der Körpertemperatur verursachen. Sie werden schließlich durch die Haut ausgeschwitzt. Die normale Körpertemperatur beträgt 36–37° C. Zu Fieber kommt es, wenn die Temperatur über 37,8° C ansteigt. Falls die Temperatur über 39° C steigt und Krampfanfälle oder Nackensteife auftreten, rufen Sie sofort einen Arzt!

KRÄUTERBEHANDLUNG

Bei Fieber ist es wichtig, viel zu trinken, um den Körper beim »Ausschwitzen« der Infektion zu unterstützen. Versuchen Sie einen Aufguß aus Kamille oder Lindenblüten, die sowohl entspannend als auch schweißtreibend wirken und zu einem guten Schlaf verhelfen. Ein weiterer wohlschmeckender Tee kann aus einem Teelöffel geriebenem Ingwer und einer Zimtstange bereitet werden, die mit einer Tasse kochendem Wasser aufgegossen und nach Wunsch mit Zitrone und Honig gewürzt werden. Dieser Tee fördert das Schwitzen und ist reich an Vitamin C.

GRIPPE

Wenn Erkältung und Fieber über mehrere Tage anhalten und dabei von Kopf- und Gliederschmerzen begleitet werden, hat sich eine Grippe entwickelt. Hier hilft Wasserdost, der sowohl Schmerzen schnell lindert als auch den Körper bei der Fieberbekämpfung unterstützt. Er hilft auch bei der Beseitigung von Schleim in den oberen Atemwegen sowie gegen Verstopfung. Verwenden Sie ihn getrocknet oder frisch als Aufguß und trinken Sie pro Stunde eine Tasse Tee. Abhängig von den Symptomen können Sie den Wasserdost mit Holunder, Schafgarbe oder Ingwer kombinieren. Geben Sie nach Wunsch noch Zitrone und Honig dazu.

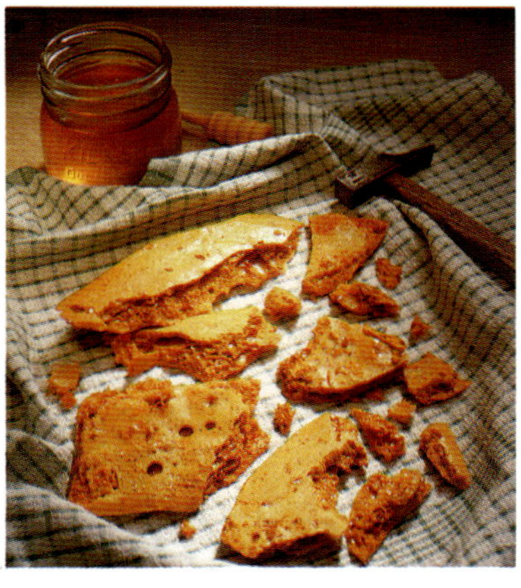

Honig ist ein natürliches Heilmittel und Antiseptikum. Geben Sie ihn bei wundem Hals in Ihren Kräutertee.

GRIPPE UND VERSTIMMUNGEN

Bei Anzeichen von Niedergeschlagenheit, die manchmal eine Grippe begleitet, können Sie dem Wasserdost zu gleichen Teilen Helmkraut hinzufügen.

HALSENTZÜNDUNG

Ein entzündeter Hals kann das erste Anzeichen für eine ernstere Infektion sein. Ist er von einer Erkältung begleitet, können Sie die gegen grippale Infekte empfohlenen Kräuter verwenden. Zusätzlich kann man eine Gurgellösung aus einem Tee aus Salbei, Thymian oder Gelbwurzel zubereiten. All diese Kräuter haben antiseptische Eigenschaften. Gurgeln Sie damit drei- bis sechsmal täglich. Vorsicht: Gelbwurzel sollte nur in kleinen Mengen verwendet und in der Schwangerschaft vermieden werden.

DIE MANDELN ALS SCHUTZ

Die Mandeln sind Teil des Lymphsystems und spielen eine schützende Rolle gegen Infektionen und Schadstoffe. Sie fungieren auch als Filter für Gifte im Blut und für solche, die von der Nase und den Nebenhöhlen her eindringen. Eine Mandelentzündung zeigt einen verstärkten Kampf des Körpers gegen Giftstoffe und Infektionen an. Die Kräuterbehandlung besitzt hier eine stärkende Wirkung.

AKUTE MANDELENTZÜNDUNG

Eine akute Mandelentzündung führt zu einem schmerzhaft geröteten Hals. In der Regel ist sie eine Reaktion auf eine bakterielle Infektion. Verwenden Sie die für einen wunden Hals empfohlenen Kräuter, um auch die evtl. entzündeten Nebenhöhlen abzuschwellen. Eine Gurgellösung aus Eibischtee beruhigt den schmerzhaft entzündeten Hals. Sie sollten außerdem einen Tee gegen Infektionen trinken: Verwenden Sie eine Mischung aus Sonnenhut, Ringelblume, Labkraut und Kamille. Sonnenhut stärkt das Immunsystem, Ringelblume und Labkraut unterstützen das Lymphgewebe bei seiner Reinigungsarbeit.

NEBENHÖHLENENTZÜNDUNG

Sinusitis ist eine Infektion der Nebenhöhlen und zeigt als Symptome Kopfschmerzen und eine verstopfte oder laufende Nase.

KRÄUTERBEHANDLUNG

Greifen Sie zu einer Kombination aus Sonnenhut, Gelbwurzel gegen den Schnupfen und Eibischblättern, um die entzündeten Schleimhäute der Nebenhöhlen zu heilen. Meiden Sie Gelbwurzel in der Schwangerschaft, und ersetzen Sie sie durch einen Teelöffel Holunder. Geben Sie bei Fieber Schafgarbe zum Aufguß.

INHALATION

Eine Inhalation aus aromatischen Kräutern wie Eukalyptus oder Fichtennadeln kann die Nebenhöhlen befreien. Geben Sie drei Teelöffel der Blätter in eine Schüssel, und

Eine Inhalation mit aromatischen Kräutern wie Fichtennadeln oder Eukalyptus hilft, verstopfte Nebenhöhlen zu öffnen.

übergießen Sie sie mit zwei Litern kochendem Wasser. Atmen Sie den Dampf etwa 10 Minuten durch die Nase ein (siehe Kapitel Zubereitung). Gehen Sie nach der Inhalation nicht sofort ins Freie.

ERNÄHRUNG UND KRÄUTERBEHANDLUNG

Nehmen Sie über mehrere Wochen eine Tinktur aus Labkraut und Ringelblume ein, um die Nebenhöhlen zu befreien. In Fällen chronischer Sinusitis muß man einen Blick auf die Ernährung werfen. Eine Allergie gegen Milchprodukte kann zu einer Überproduktion von Schleim führen, die die Schleimhäute chronisch entzündet.

HUSTEN

Husten ist der Versuch des Körpers, ein Hindernis aus Hals oder Brust auszuwerfen. Schlagen Sie im Kräuterlexikon nach, und bereiten Sie einen Tee aus einer Mischung von Kräutern, die bei Ihrer Art von Husten hilfreich ist.

TROCKENER HUSTEN

Verwenden Sie Eibisch, Huflattich und Ysop.

HUSTEN MIT AUSWURF

Wenn viel Schleim produziert wird, versuchen Sie eine Mischung aus Kräutern wie Ysop, Alant und Thymian. Bei klarem, flüssigem Sekret verwenden Sie Ingwer und Zimt, um den Katarrh zu wärmen und auszutrocknen.

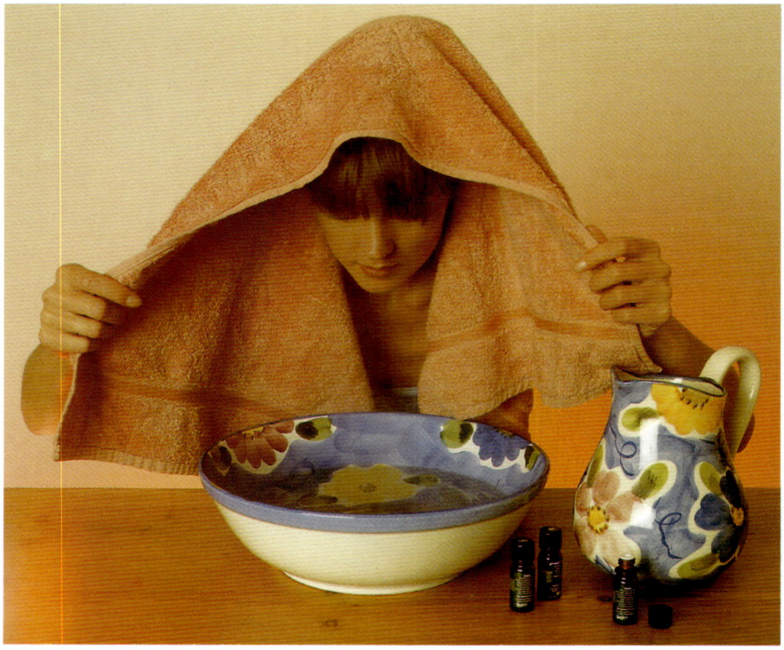

BRONCHITIS UND LUNGENENTZÜNDUNG

Bei Anzeichen einer Infektion der unteren Atemwege wie Fieber, schmerzhaftem Husten und grünlichem Auswurf nehmen Sie eine Kombination aus Sonnenhut und Holunder, Schafgarbe oder Lindenblüten. Bleibt das Fieber hoch oder die Atmung erschwert, suchen Sie einen Arzt auf!

ASTHMA

In den letzten zehn Jahren gab es einen drastischen Anstieg der diagnostizierten Fälle von Asthma. Viele Betroffene behandeln ihr Asthma erfolgreich mit Steroidinhalationen. Parallel zu einer konventionellen Medikation kann man eine Kräuterbehandlung durchführen, um dem Ausbruch von Erkältungen und Husten vorzubeugen, die das Asthma verschlimmern können. Die Kräuterbehandlung muß über mehrere Monate durchgeführt werden, um eine Wirkung zu erzielen.

DER FAKTOR ERNÄHRUNG

Asthmaanfälle können durch allergische Reaktionen auf Nahrungsmittel ausgelöst werden. Die verbreitetsten Nahrungsmittelallergene sind Milchprodukte, Weizen, Orangen, Eier, künstliche Speisefarben und Konservierungsstoffe (besonders Schwefel). Meiden Sie diese Nahrungsmittel über mehrere Wochen, und achten Sie darauf, ob Veränderungen in der Häufigkeit der Anfälle oder in der allgemeinen Vitalität eintreten.

UMWELTFAKTOREN

Ein weiterer Auslöser für Asthma ist die Hausstaubmilbe. Auch Haus- und Nutztiere können Atemnot sowie Asthmaanfälle verursachen.

KRÄUTERBEHANDLUNG

Es eignet sich eine ganze Reihe von Kräuterheilmitteln gegen Asthma, und sie sollten einen professionellen Kräuterheilkundigen um Rat fragen. In leichten Fällen helfen Sonnenhut, Borretsch und Süßholz, vor allem, wenn sie über mehrere Monate eingenommen werden. Sie unterstützen das Immunsystem und die Funktion der Nebennieren. Kombinieren Sie jedes dieser Kräuter mit Huflattich, Ysop, Alant und Thymian. Diese vier Kräuter zusammen helfen, den Schleim zu lösen und die Lunge zu kräftigen. Bei Streß und Anspannung fügen Sie Helmkraut, Eisenkraut oder Kamille hinzu. Sie wirken entspannend und lassen die Atmung tiefer und ruhiger werden.

CHINESISCHE KRÄUTERBEHANDLUNG

Die chinesische Kräutermedizin hat bei der Behandlung von Asthma viel zu bieten. Alle getrockneten Kräuter können hier nicht aufgeführt werden, aber *ma huang* (Meerträubel, *Ephedra spec.*) ist bei der Behandlung von Anfällen besonders wirksam. Dieses Kraut sollte aber nur unter Aufsicht eines Kräuterheilkundigen verwendet werden. Die Rezeptur *Qing Qi Hua Tan Wan* (Saubere-Luft-Tee) kommt zur Anwendung bei hartnäckiger Verschleimung.

HEUSCHNUPFEN

Heuschnupfen ist eine allergische Reaktion auf verschiedene Pflanzenpollen. Man beginnt mit der Behandlung am besten einige Zeit vor dem Pollenflug. Eine tägliche Abkochung aus Sonnenhut oder Ginseng kann zur Stärkung des Immunsystems beitragen und allergischen Reaktionen vorbeugen. Ebenfalls hilfreich ist es, einen Monat vor der Pollensaison zu jeder Mahlzeit einen Teelöffel voll Honig mit der Wabe zu sich zu nehmen. Führen Sie diese Behandlung im Frühjahr und Sommer durch.

BEHANDLUNG DER SYMPTOME

Sobald die allergischen Reaktionen einsetzen, kann die Behandlung um eine Kombination aus Holunder, Augentrost und Kamille erweitert werden. Holunder hilft, den Schnupfen auszutrocknen, der Augentrost kräftigt die Augen, und die Kamille lindert die Entzündungen.

CHINESISCHE KRÄUTERBEHANDLUNG

Ein erstklassiges chinesisches Kräutermittel ist die Rezeptur *Bi Yan Pian*. Sie befreit die Nase, stoppt den Niesreiz und nimmt das Hitzegefühl, das durch die Entzündung der Schleimhäute verursacht wird.

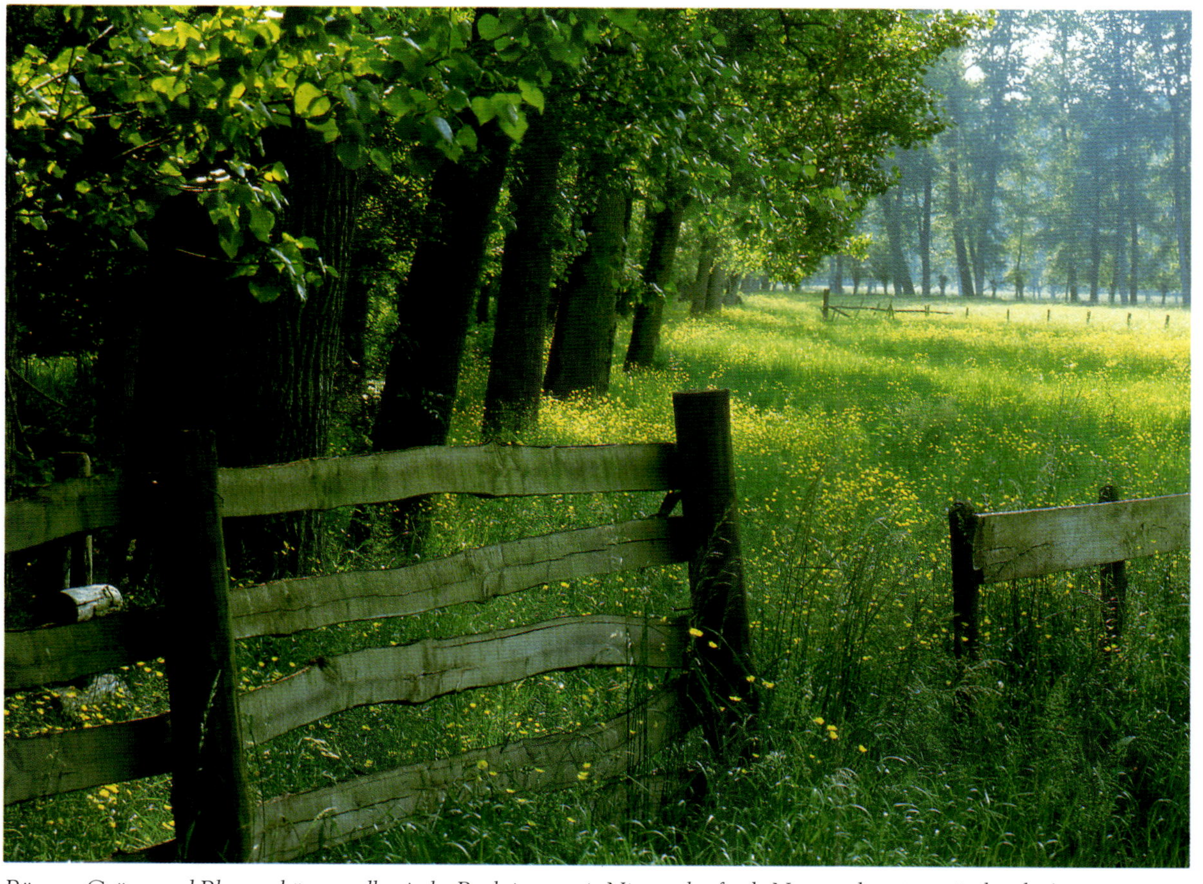

Bäume, Gräser und Blumen können allergische Reaktionen wie Niesen, laufende Nase und gerötete, juckende Augen auslösen. Eine Kräuterbehandlung kann bei diesen Heuschnupfensymptomen sehr wirkungsvoll sein.

AUGEN UND OHREN

Augen und Ohren helfen uns, zusammen mit Geschmacks-, Tast- und Geruchssinn die Welt um uns wahrzunehmen, zu verstehen – und in ihr zu überleben.

AUGEN- UND OHRENLEIDEN

Vielen Augen- und Ohrenleiden kann mit Kräuterbehandlungen abgeholfen werden, insbesondere wenn sie rechtzeitig erkannt werden. Eine Kräuterbehandlung hilft bei Beschwerden wie Bindehautentzündung, Gerstenkorn und Ohrenschmerzen. Chronische Augenbeschwerden, Mittelohrentzündungen und Tinnitus erfordern dagegen eine langfristige Behandlung.

BINDEHAUT- UND LIDENTZÜNDUNG

Bei einer Bindehautentzündung wird das Auge durch eine Infektion oder eine Allergie wie Heuschnupfen o.ä. gereizt. Die Lidentzündung ist eine ernstere Erkrankung, bei der die Augenlider rot und entzündet sind. Verwenden Sie eine Mischung aus Sonnenhut und Augentrost als Tee, den Sie dreimal täglich trinken. Wenn die Bindehautentzündung allergisch bedingt ist, trinken Sie dreimal täglich einen Tee aus Augentrost, Kamille und Schafgarbe. Legen Sie zur Linderung der Entzündung jeweils 10 Minuten feuchte Kamillenteebeutel auf die geschlossenen Augen.

KRÄUTERSPÜLUNG

Spülen Sie die Augen regelmäßig mit Augentrosttee. Verwenden Sie für jedes Auge ein erneut sterilisiertes Augenschälchen und eine frische Spülung sowie ein frisches Tuch, da diese Infektionen sehr ansteckend sind.

CHINESISCHER KRÄUTERTEE

Das chinesische Kraut *ju hua* (Chrysantheme) lindert trockene, gerötete Augen bei gleichzeitiger Lichtempfindlichkeit. *Ju hua* oder Chrysanthementee kann regelmäßig getrunken werden, um bei gereizten Augen sowie einigen Formen von Kopfschmerzen zu helfen.

GERSTENKÖRNER

Gerstenkörner werden durch Infektionen der Liddrüsen (Talg- und Schweißdrüsen) verursacht. Sie sind sehr ansteckend, so daß Sie Ihr Handtuch von anderen getrennt aufhängen sollten. Legen Sie regelmäßig über den Tag verteilt warme Kompressen aus Augentrost-, Kletten- oder Ringelblumentee auf die Augen, bis das Gerstenkorn aufbricht oder vom Körper wieder resorbiert wird. Verwenden Sie Sonnenhut, Gelbwurzel oder Knoblauch, um die Infektion zu bekämpfen.

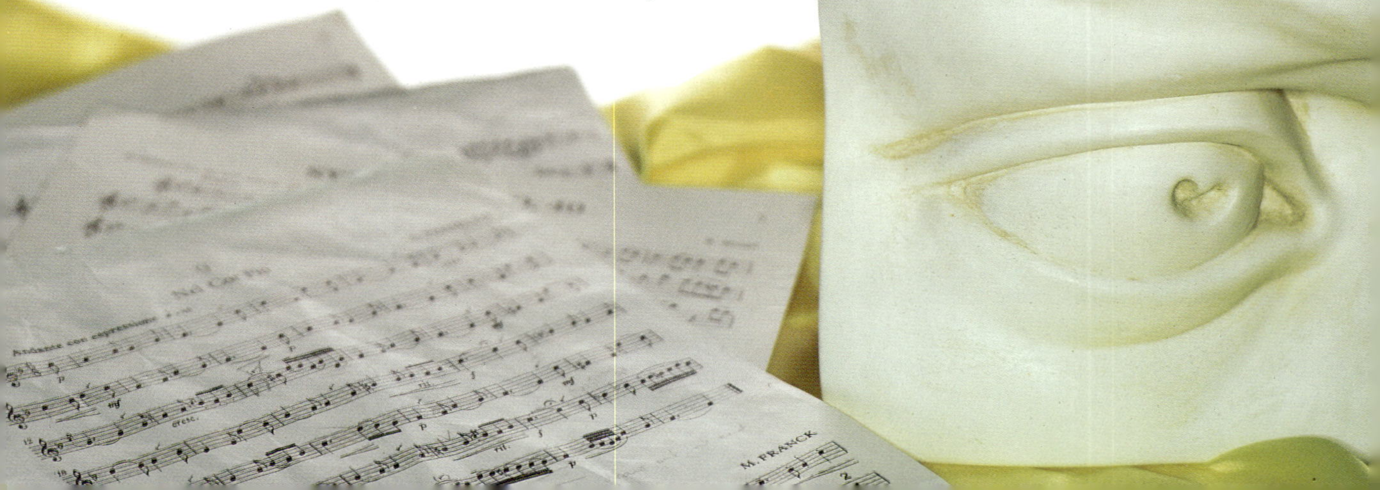

Augen und Ohren

Sehsinn und Gehör helfen uns zusammen mit Geschmacks-, Tast- und Geruchssinn, die Welt um uns wahrzunehmen und zu verstehen.

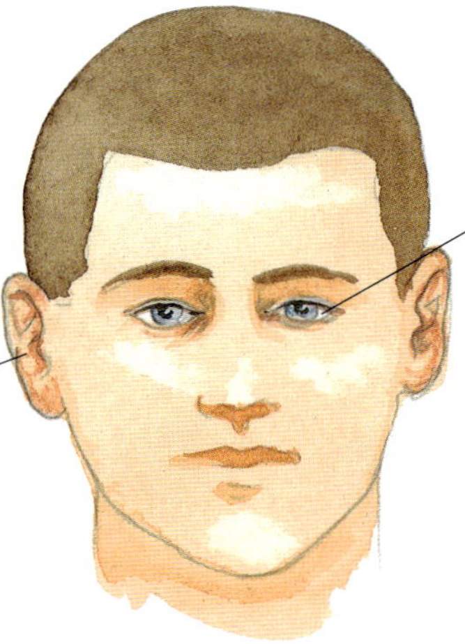

CHRONISCHE AUGENBESCHWERDEN
Chronische Beschwerden wie grüner Star, grauer Star und Makuladegeneration erfordern eine Langzeitbehandlung unter ärztlicher Aufsicht. Eine Kräuterbehandlung sowie die Verabreichung bestimmter Vitamine und Mineralien können den Verfall verlangsamen. Antioxidantien und Heidelbeeren helfen dabei, eine Makuladegeneration zu verzögern.

CHINESISCHE KRÄUTERBEHANDLUNG
Zwei wohlbekannte Rezepturen sind *Qi Ju Di Huang Wan* und *Ming Mu Di Huang Wan*. Sie sind die erste Wahl bei chronischen Beschwerden (siehe Chinesische Rezepturen). Setzen Sie Ihre ärztlich verordneten Medikamente nicht ohne Konsultation Ihres Arztes ab. Kräuter dienen nur als Ergänzung einer Behandlung!

OHRENINFEKTIONEN
Infektionen des Ohrs beginnen oft im Rachen und breiten sich dann über die Eustachische Röhre aus. Antimikrobielle und katarrhhemmende Kräuterheilmittel wie Gelbwurzel und Sonnenhut sollten als Tablette, Tee oder Tinktur eingenommen werden. Auch Knoblauch ist wirksam. Zur äußerlichen Anwendung eine Knoblauchkapsel in den Händen anwärmen und dann einige Tropfen Knoblauchöl ins Ohr geben, vorausgesetzt, daß keine Hautirritation des Gehörgangs vorliegt. Verschließen Sie das Ohr mit einem Wattepfropfen.

OHRENSCHMERZEN
Lindern Sie den Schmerz mit warmen Wollblumen- (Königskerzen-) oder Mandelöltropfen oder mit einigen Tropfen eines kräftigen Aufgusses aus Kamille, Schafgarbe oder Ysop. Bei starken Schmerzen, hohem Fieber oder dickflüssigem Ausfluß rufen Sie unverzüglich einen Arzt!

MITTELOHRENTZÜNDUNG
Hier müssen Lymphtonika wie Labkraut und Ringelblume mit Kräutern wie Holunder, Gelbwurzel und Ysop verwendet werden, um den Katarrh zu beseitigen. Evtl. ist eine Behandlung über mehrere Monate notwendig. Bei Kindern ist es oft einfacher, Tinkturen zu geben.

TINNITUS (OHRENSAUSEN)
Eine regelmäßige längere Anwendung von Gelbwurzel oder Wanzenkraut bringt hier Abhilfe. Insbesondere bei älteren Menschen kann die chinesische Rezeptur *Liu Wei Di Huang Wan* Wirkung zeigen. Sie können auch die Variation *Er Ming Zuo Ci Wan* versuchen, wenn Tinnitus mit Bluthochdruck einhergeht.

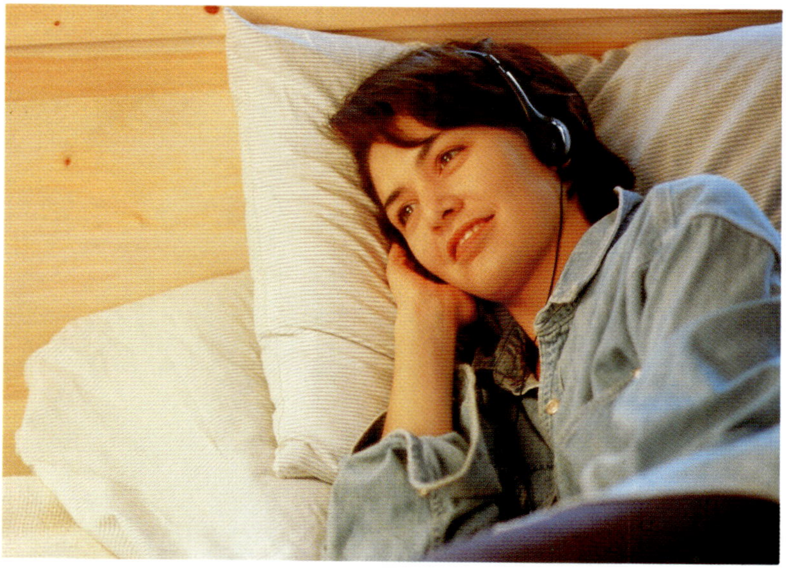

Tinnitus und chronische Ohreninfektionen können im schlimmsten Fall zu Taubheit führen. Bei der Behandlung dieser Beschwerden helfen auch Kräuterheilmittel.

DER VERDAUUNGS-APPARAT

Unsere Gesundheit hängt von einer ausgewogenen Ernährung und einer guten Verdauung ab. Essentielle Nährstoffe liefern dem Körper die nötigen Bausteine.

Das Verdauungssystem beginnt im Mund, wo die Nahrung zerkleinert und mit Enzymen des Speichels vermischt wird. Die Nahrung wandert dann durch die Speiseröhre in den Magen. Dort wird sie mit weiteren Enzymen und starken Säuren teilweise verdaut, alle schädlichen Bakterien werden abgetötet. Im Dünndarm wird die Nahrung mit enzymhaltigen Sekreten aus der Bauchspeicheldrüse und der Darmwand sowie mit Galle vermischt. Die Nährstoffe werden in den Blutkreislauf aufgenommen und zur Leber transportiert. Im Dickdarm werden die Flüssigkeiten vom Blut aufgenommen und die Abfallstoffe ausgeschieden.

DIE ROLLE DER VERDAUUNG

Ein funktionierender Verdauungsapparat ist der Schlüssel zu Gesundheit und Wohlbefinden. Ist das Verdauungssystem schwach oder gestört, fühlen wir uns u. U. müde und sind nicht in der Lage, uns zu konzentrieren oder zu schlafen. Wenn die Absorption im Darm gestört ist, z.B. bei Zwölffingerdarmgeschwüren oder chronischem Durchfall, können wertvolle Nährstoffe verlorengehen. Eine Verstopfung kann wegen der nicht ausgeschiedenen Giftstoffe viele andere Beschwerden auslösen.

DER CHINESISCHE ANSATZ

Auch in der chinesischen Medizin spielt die Verdauung eine wichtige Rolle. Magen und Milz gelten dort als Hauptorgane des Verdauungssystems. Sie sind unerläßlich bei der Produktion von *Qi*, der Energie. Das schützende *Qi* (*wei qi*), das die Basis unseres Immunsystems und unserer Gesundheit bildet, hängt von einer gesunden Verdauung ab.

PRÄVENTION VON VERDAUUNGS-STÖRUNGEN

Viele Störungen des Verdauungssystems können durch eine sinnvolle Ernährung abgestellt werden. Die Mahlzeiten sollten regelmäßig eingenommen werden, wobei das Frühstück eine genauso wichtige Rolle spielt wie die anderen Mahlzeiten. Man sollte sich zum Essen immer Ruhe und Zeit nehmen. Die Ernährung sollte frisches Obst, Gemüse und Cerealien enthalten, so daß der Körper ausreichend Nähr- und Ballaststoffe erhält. Zucker, Stärken und raffiniertes Mehl sollten dabei auf ein Minimum reduziert und künstliche Zusatzstoffe gänzlich gemieden werden. Der Konsum von Kaffee, Tee, Alkohol und Nikotin sollte ebenfalls eingeschränkt werden, da sie das Verdauungssystem beeinträchtigen.

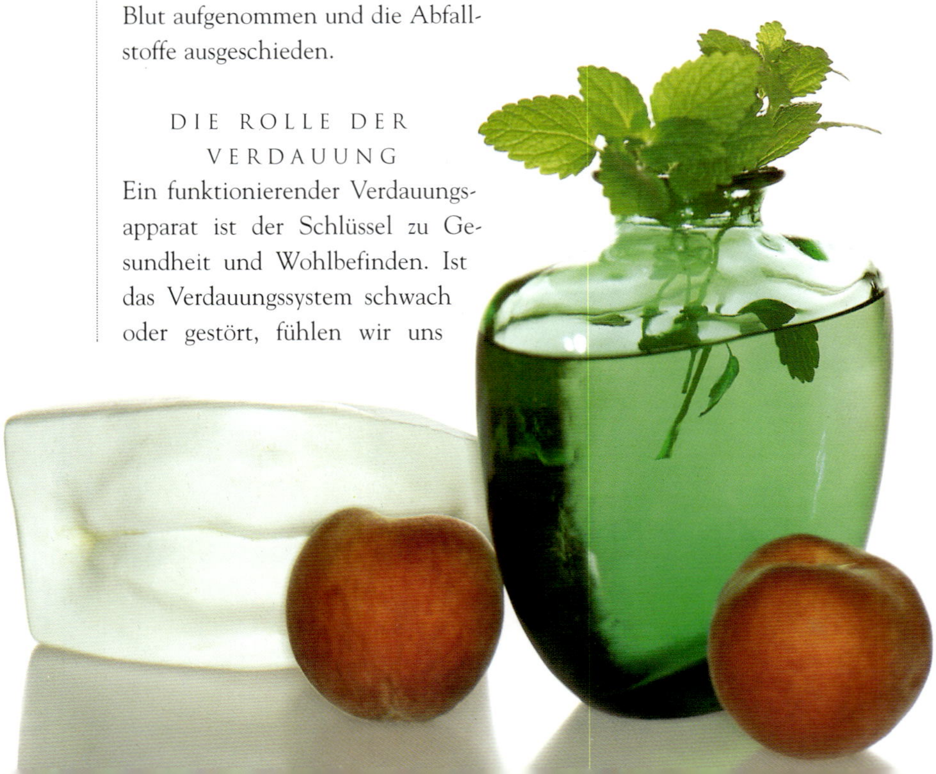

Der Verdauungsapparat

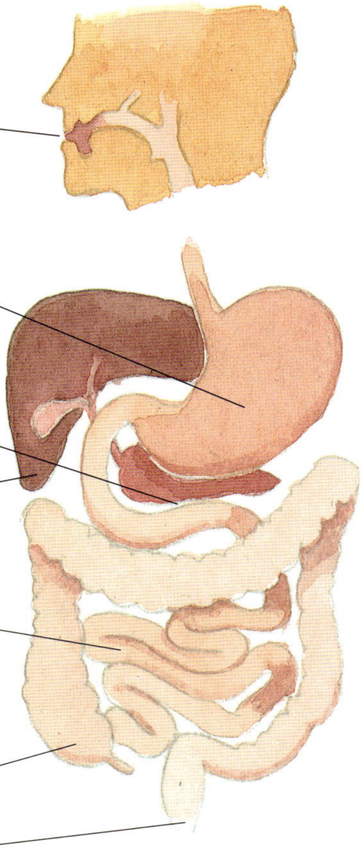

Die Nahrung wird aufgespalten, damit der Körper die Rohstoffe und Energielieferanten für seine Zellaktivität verwerten kann.

Die Nahrung wird im Mund zu einem Nahrungsbrei zerkleinert.

Die Nahrung wird im Magen gesammelt. Eine Grütze aus Fuchsulmenpulver vermindert Übersäuerung.

Die Nahrung wird von den Verdauungssäften von Darm, Bauchspeicheldrüse und Leber in einfache Elemente aufgespalten.

Löwenzahn ist hervorragend zur Tonisierung und Reinigung der Leber geeignet.

Die aufgespaltene Nahrung wird im Dünndarm vom Blut aufgenommen.

Im Dickdarm wird den Rückständen überschüssiges Wasser entzogen. Die chinesische Rezeptur Shen Ling Bai Zhu Pian *hilft gegen Durchfall.*

Der Stuhl wird durch den After ausgeschieden.

DIE AUSWIRKUNGEN VON STRESS

Das Verdauungssystem ist von vielen Nervenbahnen durchzogen und wird so anfällig für die Auswirkungen von Streß und Anspannung. Das vegetative Nervensystem regelt den Blutkreislauf im Verdauungsapparat wie auch die Produktion der Magensäfte. Unsere Verdauung ist für unsere Emotionen empfänglich: Nicht umsonst sprechen wir von einem »Gefühl im Bauch«.

BESCHWERDEN

In diesem Abschnitt werden Beschwerden untersucht, die das ganze Verdauungssystem betreffen, etwa Verstopfung, Durchfall, Übelkeit, Erbrechen und Magenschmerzen. Dann werden wir die einzelnen Teile des Verdauungsapparats betrachten. Sie finden zudem Vorschläge zu Kräuterbehandlungen und richtiger Ernährung.

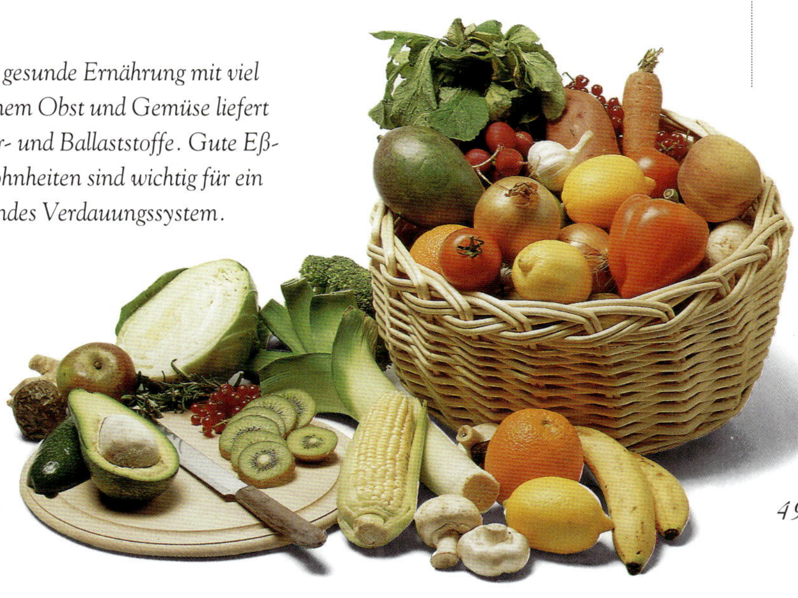

Eine gesunde Ernährung mit viel frischem Obst und Gemüse liefert Nähr- und Ballaststoffe. Gute Eßgewohnheiten sind wichtig für ein gesundes Verdauungssystem.

VERSTOPFUNG

Der Hauptgrund für Verstopfungen liegt im Verzehr von zu viel denaturierter Nahrung und von zu wenig Obst, Gemüse und Vollkornprodukten, die wertvolle Ballaststoffe liefern. Mangelnde Bewegung, Streß und Nahrungsmittelallergien können ebenfalls zu Verstopfungen führen. Wird die Erkrankung chronisch, müssen die Muskeln des Darms stimuliert werden. Eine langfristige Verwendung von Abführmitteln kann diese natürliche Bewegung (Peristaltik) unterbinden. Mit dem Alter kann der Darm schwach und schlaff werden, so daß er mehr Ballaststoffe und Flüssigkeit benötigt.

KRÄUTERBEHANDLUNG

Sanfte Heilmittel wie Leinsamen und Flohsamen (Samen des Strauchwegerich oder des Sandwegerich) können Volumen und Ballaststoffe liefern. Weichen Sie 1 oder 2 Teelöffel dieser Samen 2 Stunden lang in 200 ml heißem Wasser ein. Geben Sie Zitrone und Honig hinzu, und trinken Sie die Mischung vor dem Schlafengehen. Bei Bedarf kann man nach dem Aufwachen eine weitere Tasse trinken. Sie können auch zum Frühstück Leinsamen in eine Schüssel mit Vollkornflocken geben. Bis zu zwei Wochen lang kann man eine Abkochung aus stimulierenden, abführenden Kräutern trinken. Kombinieren Sie dazu Süßholz, Löwenzahnwurzel, Krausen Ampfer, Klette und Ingwer. Wenn Streß und Anspannung eine Rolle spielen, geben Sie noch Kamille oder Schneeball hinzu. Wenn die Verstopfung anhält, suchen Sie einen Arzt auf.

DURCHFALL

Mit akutem Durchfall versucht der Körper, Giftstoffe loszuwerden. Er kann als Ergebnis einer Lebensmittelvergiftung oder einer Mageninfektion auftreten. Trinken Sie bei leichtem Durchfall einen Tee aus Mädesüß. Wenn der Durchfall mit einer Infektion zusammenhängt, trinken Sie Tees aus Kamille, Thymian, Ingwer oder Fenchel, um so auch die Schmerzen zu lindern.

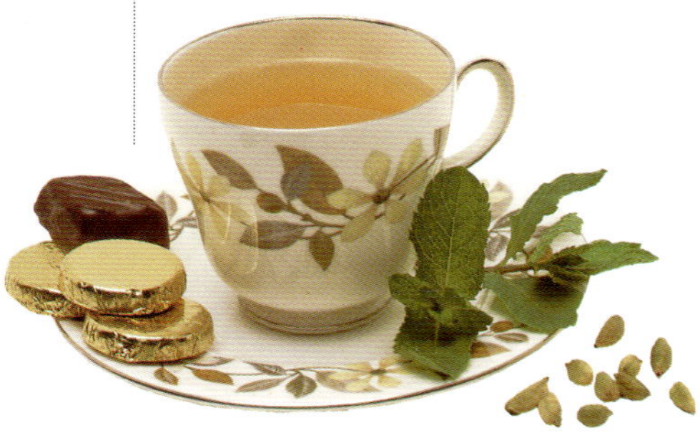

Tees und Tinkturen aus Kräuterkombinationen lindern sanft, aber äußerst wirkungsvoll Verdauungsstörungen.

Manchmal kann auch Streß Durchfall auslösen. Trinken Sie in diesem Fall Tees aus Kamille oder Melisse in Kombination mit Mädesüß. Falls der Durchfall anhält oder Sie Blut im Stuhl feststellen, suchen Sie unbedingt einen Arzt auf!

CHINESISCHE KRÄUTERBEHANDLUNG

Die chinesische Rezeptur *Shen Ling Bai Zhu Pian* wirkt hervorragend gegen Durchfall. Sie kann auch bei Kindern angewendet werden und eignet sich besonders für nervöse Esser und Nahrungsmittelallergiker. Sie kann über einen längeren Zeitraum hinweg eingenommen werden.

ÜBELKEIT UND ERBRECHEN

Übelkeit und Erbrechen können Symptome von Lebensmittelvergiftungen, Mageninfektionen, einer Schwangerschaft, Migräne oder Nervosität sein. Trinken Sie zur Beruhigung des Magens Tees aus Ingwer, Pfefferminze oder Kamille. Geben Sie Honig nach Belieben hinzu. Wenn eine Infektion vorliegt, kombinieren Sie Sonnenhut- oder Gelbwurzeltinkturen mit Lavendel-, Thymian- oder Melissentee. Trinken Sie bei Streß Tees aus Kamille, Melisse oder Passionsblume, um sich zu entspannen. Konsultieren Sie bei anhaltendem Erbrechen unverzüglich einen Arzt.

LEIBSCHMERZEN

Starke oder anhaltende Schmerzen sollten von einem Arzt untersucht werden. Koliken werden meist durch Muskelspasmen im Darm verursacht. Kräuter wie Pfefferminze, Ingwer, Fenchel, Melisse und Kamille, die vor allem zur Blähungsminderung eingesetzt werden, können nach der Mahlzeit als Tee oder Tinktur, in Wasser gelöst, eingenommen werden. Fügen Sie den Speisen wärmende Gewürze wie Zimt, Ingwer und Kardamom hinzu. Massieren Sie Ihren Bauch kreisend mit einigen Tropfen Zimt-, Ingwer-, Nelken- oder Pfefferminzöl, das mit einem Trägeröl verdünnt wurde.

DER MUND

Das Verdauungssystem beginnt schon im Mund, und Zahn- oder Zahnfleischprobleme können das Kauen erschweren. Die folgenden Heilmittel gegen Zahnschmerzen, Zahnfleischentzündung, Abszesse und Mundgeschwüre können dem gesamten Verdauungsprozeß zu größerer Effizienz verhelfen.

ZAHNSCHMERZEN

Wenn Probleme auftreten, müssen die Zähne von einem Zahnarzt behandelt werden. Eine erste Maßnahme gegen Zahnschmerzen ist das Kauen von Gewürznelken, die ein schmerzstillendes Öl namens Eugenol enthalten. Als Alternative können Sie ein Stück Watte mit Nelkenöl tränken und in der Nähe des schmerzenden Zahns plazieren. Pfefferminzöl kann ebenso verwendet werden, ist aber nicht so wirksam.

ZAHNFLEISCHENTZÜNDUNG (GINGIVITIS)

Bei einer Gingivitis handelt es sich um eine Infektion des Oberflächengewebes des Zahnfleischs. Sie kann dazu führen, daß das Zahnfleisch gerötet ist und leicht blutet. Viele Zahnfleischerkrankungen können durch ausreichende Mundhygiene und Vermeidung von Zucker und raffinierten, denaturierten Lebensmitteln verhindert werden. Nehmen Sie gegen Infektionen Knoblauch oder Sonnenhut. Spülen Sie den Mund mit einer Mischung von Sonnenhut- und Myrrhetinktur in etwas Wasser aus. Auch wenn es nicht schmackhaft ist – es ist sehr wirksam.

Gesundes Zahnfleisch und schöne weiße Zähne sind ein wichtiger Teil unserer Ausstrahlung. Eine gute Zahnhygiene ist daher unerläßlich.

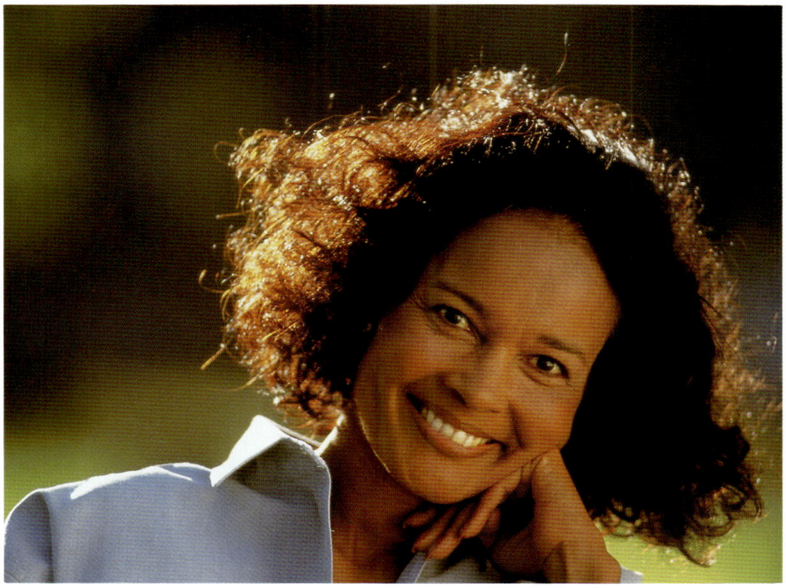

ABSZESSE

Ein Zahnabszeß ist eine sehr schmerzhafte Erkrankung, die von einem Zahnarzt behandelt werden muß. Die Gabe eines Antibiotikums ist hier die konventionelle Behandlungsform und gewöhnlich recht effektiv. Als Kräuterarznei empfiehlt sich eine Abkochung aus Sonnenhut, Labkraut und Kermesbeere, die die Infektion bekämpft und das Lymphsystem reinigt. Ebenfalls hilfreich sind Knoblauchkapseln und hohe Dosen an Vitamin C.

MUNDGESCHWÜRE

Sie können darauf hindeuten, daß der Körper erschöpft ist oder unter Streß steht. Auch Rekonvaleszenz von Erkältungen oder Grippe sowie Antibiotika können Mundgeschwüre verursachen. Dem gesamten Körper sollte mit stärkenden und beruhigenden Tees aus Ginseng, Melisse, Eisenkraut und Süßholz geholfen werden. Man sollte Kaffee, Tee und Nikotin meiden. Behandeln Sie die Geschwüre mit einer Mundspülung aus Salbei und Myrrhe.

DER MAGEN

Die Hauptfunktion des Magens besteht darin, die Nahrung mit Verdauungsenzymen zu vermengen und dadurch aufzuschließen.

MAGENVERSTIMMUNG

Die Symptome einer Magenverstimmung können von Schmerzen und Sodbrennen bis zu Brechreiz und Blähungen reichen. Sie wird oft durch Streß, unregelmäßige Mahlzeiten und Völlerei ausgelöst. Schwere, fettreiche oder scharf gewürzte Speisen sollten ebenso gemieden werden wie Kaffee, Tee, Nikotin und Alkohol. Auch eine Nahrungsmittelallergie kann eine Magenverstimmung auslösen. Zur Heilung ist evtl. eine Ernährungsumstellung und eine Veränderung der Lebensweise notwendig.

KRÄUTERBEHANDLUNG

Nehmen Sie bei den ersten Anzeichen von Unwohlsein Fuchsulmenpulver oder -tabletten ein, um die entzündete Magenschleimhaut zu beruhigen. Tees aus einer Mischung von Mädesüß, Eibisch und Süßholz reduzieren die Magensäure und bekämpfen die Entzündung. Trinken Sie nach den Mahlzeiten Tees aus Kamille, Rosmarin, Pfefferminze und Fenchel, um den Magen zu beruhigen und die Verdauung zu unterstützen. Bei Streß und Anspannung wirken Tees aus Kamille, Melisse und Eisenkraut entspannend.

GASTRITIS

Eine Gastritis ist eine durch eine Infektion oder eine Reaktion auf Speisen verursachte Entzündung der Magenschleimhaut. Sie kann durch eine akute Lebensmittelvergiftung oder Bakterien ausgelöst werden und einige Zeit anhalten. Die Behandlung erfolgt durch strenge Diät und Einnahme von Kräutern. Getränke wie Kaffee, Tee und Alkohol sowie reichhaltige, fette und scharf gewürzte Speisen sollten gemieden werden. Essen Sie bei einer akuten Entzündung keine ballaststoffhaltigen oder säurereichen Speisen wie Kleie, Nüsse, Samenkörner, Tomaten, Essig oder sauer Eingelegtes. Rauchen Sie auf keinen Fall, da dies die Magensäureproduktion anregt.

KRÄUTERBEHANDLUNG

Eine Abkochung aus folgenden Kräutern hilft, die Magenschleimhaut zu beruhigen und zu heilen: Verwenden Sie eine Mischung aus 1 Teil Eibischwurzel und Mädesüß und einem halben Teil Gelbwurzel. Die Gelbwurzel besitzt eine starke Heilkraft für die Magenschleimhaut, sollte aber in der Schwangerschaft gemieden werden, da sie auch die Muskulatur der Gebärmutter stimuliert. Trinken Sie diesen Tee nach jeder Mahlzeit.

MAGENGESCHWÜR

Ein Magengeschwür entsteht, wenn die Magenschleimhaut geschädigt ist und die Magensäure die Magenwände angreift. Die Kräuterbehandlung entspricht der für Gastritis. Nehmen Sie eine Abkochung aus Eibischwurzel, Mädesüß und Gelbwurzel. Die Eibischwurzel wirkt lindernd und heilend auf die Magenschleimhaut. Mädesüß beruhigt den Magen und hemmt die Magensäureproduktion. Auch Gelbwurzel heilt die Magenschleimhaut, sollte aber in der Schwangerschaft gemieden werden. Nehmen Sie morgens und abends Fuchsulme als Pulver oder Tablette ein, um den Magen vor der Säure zu schützen.

ERNÄHRUNGSWEISE

Wenn sich ein Magengeschwür ausbildet, ist dies ein Signal, daß Veränderungen in Ernährung und Lebensweise notwendig sind. Bei akuten Schmerzzuständen sollte die Ernährung faser- und eiweißarm sein. Nehmen Sie regelmäßige, kleine und gründlich gekochte Mahlzeiten aus leichtverdaulichen Speisen zu sich. Meiden Sie Alkohol, Tee, Kaffee und Nikotin sowie saure, scharfe und fette Speisen. Achten Sie, während das Geschwür abheilt, auf eine ausgewogene Ernährung, die den Magen allmählich wieder an Ballaststoffe und Eiweiß gewöhnt. Es empfiehlt sich, einen Arzt hinzuzuziehen.

CHINESISCHE KRÄUTERBEHANDLUNG

Bu Zhong Yi Qi Wan ist eine chinesische Rezeptur, die das Verdauungssystem stärkt. Sie sollte weniger bei akuten Zuständen als eher bei chronischen Beschwerden wie Blähungen, Schmerz, Flatulenz und unregelmäßigem Stuhlgang verwendet werden. Sie enthält Kräuter, die die Verdauung fördern, so Tragant (*huang qi*), Süßholz (*gan cao*) und Ingwer (*sheng jiang*) und solche, die den Fluß des Verdauungs-*Qi* unterstützen, so daß Völlegefühl und Blähungen gelindert werden.

DER DARM

Der Dünndarm ist der längste Abschnitt des Verdauungstrakts – er mißt bis zu 6 m. Seine Hauptfunktion besteht darin, Nährstoffe ans Blut abzugeben. Der Dickdarm absorbiert Wasser und Mineralien. Bakterien im Darm (die Darmflora) helfen bei der Synthese von Vitaminen und beseitigen zudem schädliche Bakterien.

ZWÖLFFINGERDARM-GESCHWÜRE

Der Zwölffingerdarm ist der vorderste Abschnitt des Dünndarms. Er liegt hinter dem Magenpförtner (Pylorus), einem Muskelring. Wenn er nicht richtig funktioniert, gelangt Magensäure in die alkalische Umgebung des Dünndarms und kann ein Geschwür verursachen.

KRÄUTERBEHANDLUNG

Bereiten Sie eine Abkochung aus Eibisch- und Süßholzwurzel mit Mädesüß und Gelbwurzel, um die angegriffenen Darmwände zu beruhigen; trinken Sie sie vor den Mahlzeiten. Beachten Sie unbedingt die Gegenanzeigen im Kräuterlexikon. Eine Grütze aus Fuchsulmenpulver schützt die Darmwände. Nehmen Sie sie morgens auf nüchternen Magen und abends als letzte Mahlzeit. Essen Sie mehrmals täglich kleine Portionen, und meiden Sie scharf gewürzte oder fette Speisen, Essig, Kaffee, Tee, Alkohol und Nikotin. Es empfiehlt sich, einen Arzt zu konsultieren.

STRESS UND ANSPANNUNG

Bei diesen Symptomen, die ein Geschwür oft begleiten, stärken Beruhigungstees aus Kamille, Melisse, Eisenkraut und Helmkraut die Nerven. Nehmen Sie ein Kräuterbad mit Öl oder starken Aufgüssen aus Lavendel, Kamille und Melisse.

REIZDARM

Die Funktion des Darms hängt eng mit unseren Emotionen zusammen. Streß sowie schlechte Eßgewohnheiten und Lebensmittelallergien können jede Entzündung und Reizung der Darmwände noch verschlimmern. Symptome eines Reizdarms sind u.a. abwech-

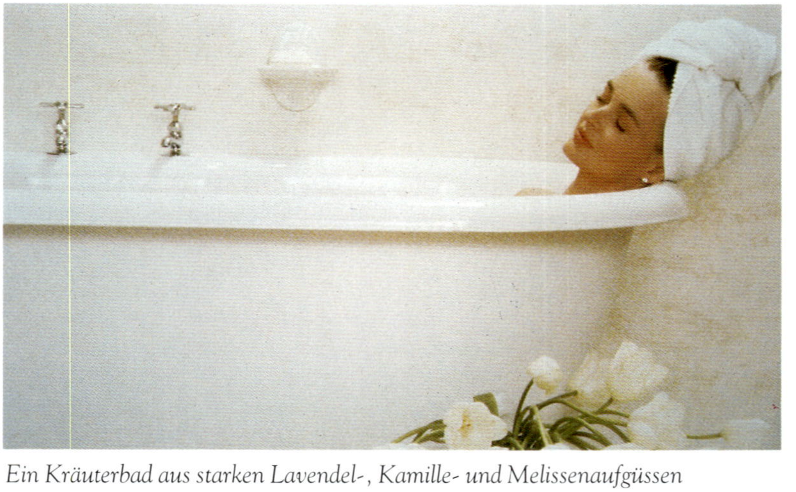

Ein Kräuterbad aus starken Lavendel-, Kamille- und Melissenaufgüssen mindert Streß, Sorgen und Anspannung, die oft Auslöser von Verdauungsbeschwerden sind.

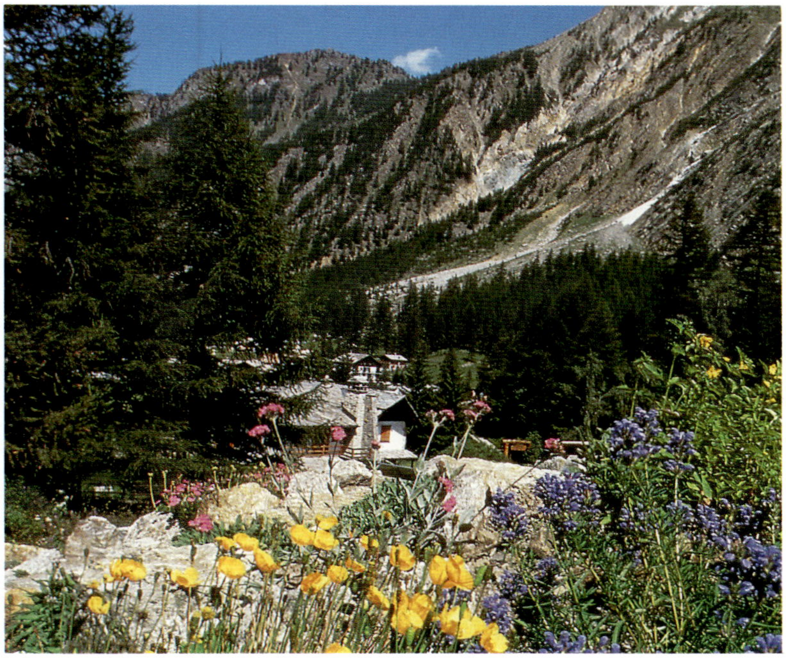

selnd Durchfall und Verstopfung, Blähungen und Bauchschmerzen, begleitet von Unwohlsein bis hin zu starken Schmerzen. Zur Linderung der Symptome kann schon das Ausschließen möglicher Lebensmittelallergien beitragen. Am häufigsten rufen Tee, Kaffee, Milch, Eier und Getreidekleber (Gluten) Allergien hervor. Starke Schmerzen oder anhaltender Durchfall oder Verstopfung erfordern eine ärztliche Untersuchung.

KRÄUTERBEHANDLUNG

Trinken Sie einen Tee aus einer Kombination von Yamswurzel, Kamille, Pfefferminze, Eibisch und Gelbwurzel. Yamswurzel lindert die Krämpfe, Eibisch die Entzündung, Kamille und Pfefferminze fördern die Verdauung und Gelbwurzel unterstützt die Heilung der Darmwände (man sollte sie nicht in der Schwangerschaft verwenden). Trinken Sie diesen Tee über einen längeren Zeitraum hinweg dreimal täglich. Statt Kaffee und Tee sollten Sie einfache Kräutertees aus Kamille, Melisse und Fenchel trinken, um die Anspannungen zu lösen.

CHINESISCHE KRÄUTERBEHANDLUNG

Die chinesische Rezeptur *Xiao Yao Wan* (Unbeschwerter Wanderer) hilft bei Reizdarm, insbesondere, wenn er sich in Zeiten von Streß verschlimmert oder zusammen mit dem Prämenstruellen Syndrom auftritt. Sie hilft, das *Qi* (die Energie) zu entspannen, regt die Verdauung an und eignet sich zur Behandlung von Symptomen wie Blähungen, Völlegefühl und Appetitlosigkeit.

HÄMORRHOIDEN

Hämorrhoiden sind eine schmerzhafte Erkrankung der Blutgefäße in Mastdarm und After. Häufigste Ursache ist chronische Verstopfung, deren Behebung meist auch die Hämorrhoiden beseitigt. Ein Aufguß aus Scharbockskraut kann die Gefäße straffen und die Entzündung lindern. Die adstringierenden Eigenschaften der Zaubernuß, die zu einem Zäpfchen verarbeitet werden kann (siehe Zubereitung, Seite 31), lassen die Hämorrhoiden schrumpfen und lindern den Schmerz.

Ein Frühjahrstonikum aus Kräutern entschlackt den Körper nach einem langen Winter mit wenig Bewegung. Dieses Tonikum enthält häufig auch Kräuter, die die Leber kräftigen.

LEBER UND GALLENBLASE

Die Leber ist das größte innere Organ des Körpers und spielt eine wichtige Rolle beim Verdauungsprozeß. Sie ist an der Verarbeitung von Kohlenhydraten beteiligt und steuert den Blutzuckerspiegel. Sie hilft, Eiweiße und Fette aufzuspalten und speichert die Vitamine A, D, K und B_{12}. Die Leber aktiviert die Bauchspeicheldrüse und produziert Galle, die in der Gallenblase gesammelt wird. Fettlösliche Vitamine brauchen Galle, um absorbiert zu werden. Die Leber reguliert ferner den Hormonhaushalt und entgiftet den Körper, z.B. nach Alkoholkonsum.

KRÄUTERBEHANDLUNG FÜR DIE LEBER

Sogenannte Frühjahrstonika, die die Leber reinigen und stärken sollen, sind Teil der traditionellen Volksmedizin und heilsam gegen Streß: Luftverschmutzung, Zusatzstoffe im Essen, fettiges Fast Food und Drogen- und Alkoholmißbrauch belasten die Leber. Ein hilfreiches Tonikum läßt sich aus Löwenzahn, Mädesüß und Gelbwurzel herstellen. Wurzeln und Blätter des Löwenzahn ergeben ein gutes Tonikum und ein Reinigungsmittel für Leber und Nieren, Mädesüß hilft dem Magen. Gelbwurzel (nicht in der Schwangerschaft!) tonisiert und stimuliert die Verdauung. Auch die Mariendistel ist geeignet. Trinken Sie 2 Liter Wasser pro Tag, um den Körper zu reinigen, und meiden Sie gebratene oder fettreiche Speisen.

DAS HARNSYSTEM

Nieren, Harnleiter und Harnblase erfüllen die wichtige Aufgabe, die Wassermenge im Körper zu regulieren und mit dem Urin Abfallstoffe auszuscheiden. Ihr Funktionieren ist für die Gesundheit unerläßlich, denn sie schützen den Körper vor Flüssigkeitsverlust und vor toxischen Substanzen.

Nieren und Harnblase sind die Hauptorgane des Harnsystems. Die Nieren regulieren die Wassermenge im Körper und reinigen das Blut. Abfallstoffe werden mit dem Urin ausgeschieden, der von den Nieren über die Harnleiter in die Harnblase fließt.

BESCHWERDEN

Im folgenden befassen wir uns mit der Kräuterbehandlung von Erkrankungen wie Blasen- und Harnleiterentzündung sowie den damit verbundenen Beschwerden wie Wasserretention und Inkontinenz. Ernsthaftere Erkrankungen wie Prostata- und Nierenleiden müssen von einem Arzt untersucht werden, aber auch dafür schlagen wir unterstützende Kräuterbehandlungen vor.

DIE NIEREN

Das zirkulierende Blut wird durch die Nierenarterie in die Nieren geleitet, wo es gefiltert wird – ein komplexer Vorgang, der die Absorption wichtiger Nährstoffe, die Reinigung von Abfallstoffen und die Resorption in den Körper umfaßt. Die Nieren helfen auch, das Säure-Basen-Gleichgewicht im Blut aufrecht zu erhalten, und regulieren den Salzhaushalt des Körpers. Die Adrenalin produzierenden Nebennieren sitzen auf der Oberseite der Nieren. Sie beeinflussen die Natriumausscheidung ins Blut sowie die Produktion des Hormons Renin in den Nieren.

DER CHINESISCHE ANSATZ

Nieren und Harnblase stehen in der chinesischen Medizin in Beziehung zu unseren Energiereserven. Die Jahreszeit, die mit dem Element Wasser assoziiert wird, das seinerseits mit Nieren und Harnblase in Verbindung steht, ist der Winter. Dies ist die Zeit der Ruhe und des Kraftschöpfens. Schwaches Nieren- und Blasen-*Qi* kann mit zahlreichen Beschwerden wie Kreuzschmerzen und Erschöpfung sowie mit den hier besprochenen Erkrankungen in Relation gebracht werden.

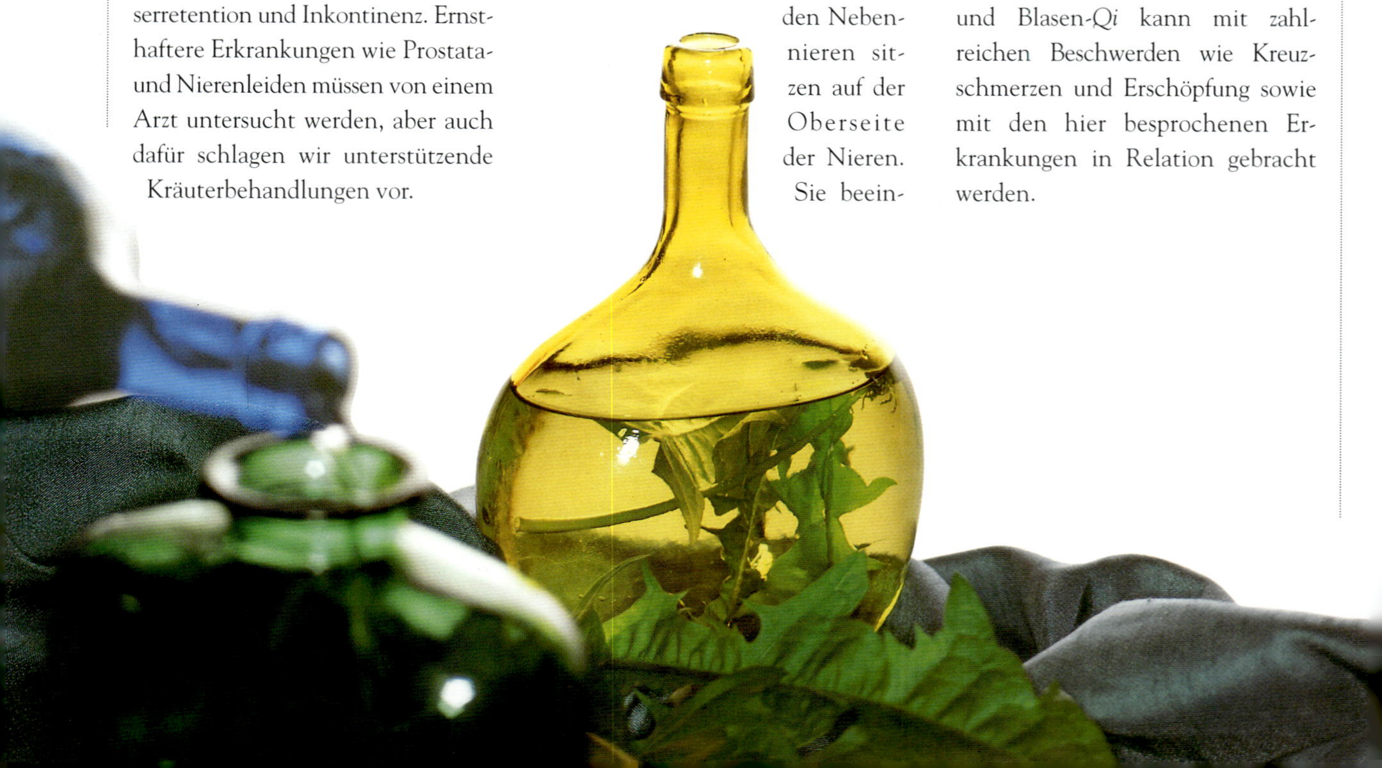

Die Nieren entziehen dem Blut stickstoffhaltige Abfallstoffe (meist in Form von einfachem Harnstoff) und Säuren.

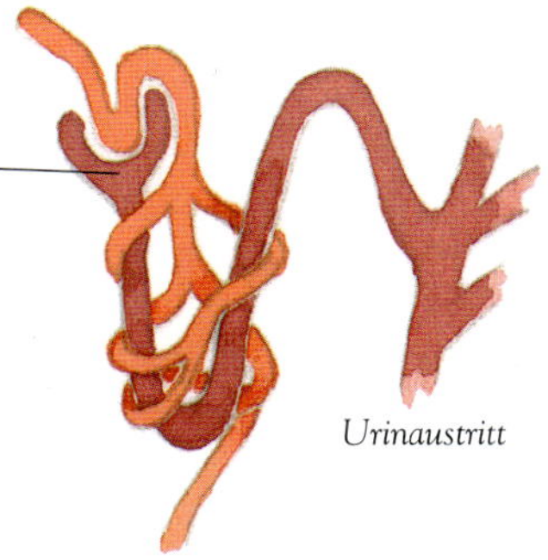

Bownan-Kapsel und Nierenröhrchen
Der flüssige Teil des Bluts (ohne Zellen und Eiweiße) wird unter Druck in die langen Nierenröhrchen gepreßt. Die Röhrchen sind selektiv durchlässig, und der größte Teil der Flüssigkeit und die wichtigen Bestandteile werden ins Blut zurückgeführt. Trinken Sie bei Niereninfektionen einen Kräutertee aus Sonnenhut, Selleriesamen, Quecke und Schafgarbe.

Urin
Ein kleiner Teil der Flüssigkeit, der Abfallstoffe enthält, bleibt in den Nierenröhrchen und bildet den Urin.

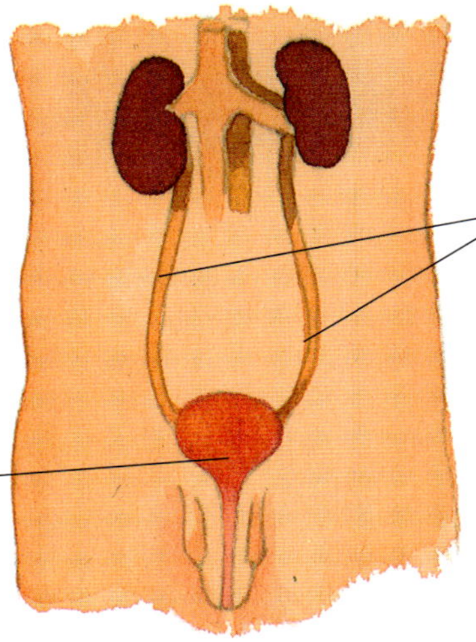

Die Harnleiter
Der Urin fließt durch die Harnleiter. Ein Gerstenauszug hilft, den Urin zu alkalisieren und lindert brennende Schmerzen bei Blasen- und Harnleiterentzündungen.

Die Harnblase
Der Urin fließt durch die Harnleiter in die Blase und wird in Intervallen ausgeschieden. Trinken Sie im Falle einer Blasenentzündung einen Tee aus Eibisch, Quecke und Schafgarbe.

VORBEUGUNG

Die gesunde Funktion aller Körperorgane beruht auf der Fähigkeit der Nieren, Abfall- und Giftstoffe zu eliminieren. Unsere Nahrung enthält oftmals chemische Zusätze, die die Nierenfunktion beeinträchtigen. Deshalb ist es wichtig, viel Flüssigkeit zu sich zu nehmen, um die Nieren beim Ausspülen zu unterstützen und Krankheiten vorzubeugen. Meiden Sie übermäßigen Genuß von Alkohol, Kaffee und Tee. Um eine Überbelastung der Harnblase zu vermeiden, geben Sie dem Harndrang nach, sobald er sich bemerkbar macht, statt längere Zeit zu warten.

BLASEN- UND HARNLEITER-ENTZÜNDUNG

Eine Infektion der Blase oder des Harnleiters kann eine akute oder chronische Form annehmen. Symptome sind u.a. brennender Schmerz beim Wasserlassen, der oft von Schmerzen in der Leistengegend begleitet wird. Ein weiteres Symptom ist Harndrang, obwohl die Blase entleert ist. Trinken Sie reichlich Wasser, um die Infektion zu bekämpfen. Preiselbeerensaft oder -extrakt löst die Bakterien von der Blasenwand. Ein Tee aus Eibisch, Quecke und Schafgarbe lindert die Entzündung. Im Frühstadium einer Blasenentzündung kann ein Aufguß aus Schafgarbe, dreimal täglich getrunken, wirksam sein. Bei gleichzeitig auftretenden Beklemmungsgefühlen können Sie Kamille hinzufügen. Wenn das Brennen sehr stark ist, kann eine Zugabe von Maishaar helfen. Suchen Sie bei starken Schmerzen oder Fieber einen Arzt auf.

EIN LINDERNDES GETRÄNK

Trinken Sie über den Tag verteilt Gerstenauszug mit Honig und Zitronensaft, um den Urin zu alkali-

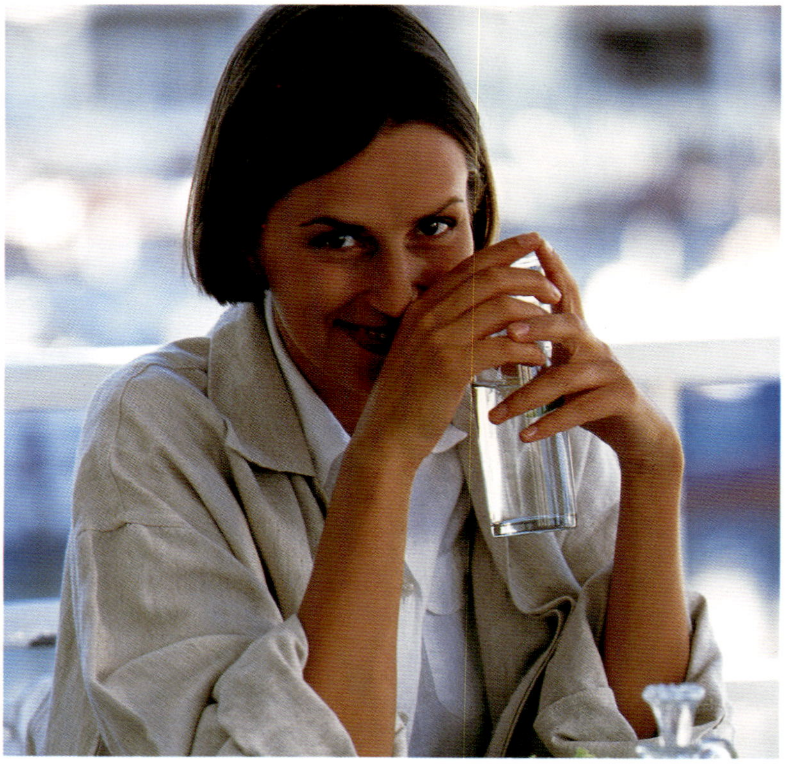

Trinken Sie jeden Tag reichlich Flüssigkeit, um die Nieren bei der Entgiftung des Körpers zu unterstützen.

sieren und das Brennen zu mildern. Kochen Sie 100 g gewaschene Gerste mit 600 ml Wasser in einem abgedeckten Topf (kein Aluminium), bis die Gerste weich ist. Filtern Sie die Flüssigkeit durch, und geben Sie etwas Honig und Zitrone hinzu. Das Getränk sollte warm getrunken werden.

PRÄVENTION

Jede Störung im Körper kann eine Blasen- oder Harnleiterentzündung auslösen. Streß, Überarbeitung und Antibiotika schwächen die Abwehrkraft gegen Infektionen. In diesem Fall ist es wichtig, mindestens 1 Liter Wasser täglich zu trinken und regelmäßig Wasser zu lassen. Meiden Sie Kaffee, Zukker und saure Speisen wie Tomaten und Zitrusfrüchte. Bei manchen Menschen kann Koffein eine vollständige Blasenentleerung verhindern. Parfümiertes Duschgel und Baden in seifigem Wasser kann zu Blasenreizungen führen.

CHINESISCHE KRÄUTERBEHANDLUNG

Bu Zhong Yi Qi Wan ist eine Rezeptur, die bei chronischen Infektionen hilft. Zu den Symptomen zählen Probleme beim Wasserlassen, ein leicht aufgetriebener Leib und allgemeine Müdigkeit. Diese Arznei ist ein Tonikum, das das *Qi*, die Energie, stärkt.

PROSTATA-ENTZÜNDUNG

Eine Infektion der Prostata erfordert eine umfassendere Herangehensweise. Sonnenhut stimuliert die unspezifische Immunabwehr und sollte mit Quecke, Selleriesamen und Ackerschachtelhalm kombiniert werden. Geben Sie als Tonikum für die männlichen Hormone Sägepalmenfrucht hinzu, die die Vorsteherdrüse schrumpfen läßt. Nehmen Sie die Abkochung oder die Tinktur dreimal täglich ein (siehe Kapitel Zubereitung). Bei geschwollener Prostata wirkt ein Zinkpräparat oder täglich eine Handvoll Kürbiskerne. Ein Teelöffel Färberdistelöl oder kaltgepreßtes Leinsamenöl täglich liefert essentielle Fettsäuren. Trinken Sie dreimal täglich eine Abkochung aus Helonias, Löwenzahn, Sägepalmenfrucht, Quecke und Zahnwehholz. Bewegen Sie sich viel. Jede Schwellung oder Beschwerde der Prostata sollte von einem Arzt untersucht werden.

HARN-VERHALTUNG

Erschwertes Wasserlassen kann ein Symptom für viele Beschwerden sein, von Kreislauf- und Nierenbeschwerden bis zu hormonellen Störungen. Trinken Sie zur Behandlung leichter Fälle Kräutertees mit harntreibender Wirkung, am besten aus Löwenzahnblättern und Schafgarbe. (Weitere Informationen zu den harntreibenden Eigenschaften des Löwenzahn finden Sie auf Seite 142). Suchen Sie einen Arzt auf, wenn innerhalb von 10 Tagen keine Besserung eintritt. Ist die Harnverhaltung Teil des Prämenstruellen Syndroms, geben Sie Mönchspfeffer hinzu.

INKONTINENZ

Inkontinenz kann sowohl organische als auch psychische Ursachen haben. Wenn keine ernste organische Störung vorliegt, kann eine Kräuterbehandlung hilfreich sein. Der Versuch lohnt sich, wenn die Inkontinenz auf einer Schwäche des Schließmuskels bzw. des Beckenbodens oder auf Nervenschwäche beruht. Bereiten Sie eine Abkochung aus 2 Teilen Ackerschachtelhalm und 1 Teil Odermennig, und trinken Sie ihn dreimal täglich (siehe Kapitel Zubereitung).

BETTNÄSSEN

Ein Kind, das älter als sechs Jahre ist und immer noch ins Bett näßt, benötigt eine ärztliche Untersuchung, ob ein organisches Problem vorliegt. Bettnässen kann auch durch Streß, Angst und Lebensmittelallergien ausgelöst werden. Geben Sie dem Kind keine Getränke vor dem Schlafengehen; bringen Sie es nachts zur Toilette, und versuchen Sie, trockene Nächte zu belohnen. Ein Tee aus Johanniskraut, Ackerschachtelhalm und Maishaar, mit Honig gesüßt, beruhigt Reizungen der Harnblase. Geben Sie Kamille, Helmkraut oder Melisse hinzu, wenn das Kind Streßsymptome zeigt.

EIN CHINESISCHES HEILMITTEL

Die chinesische Heilkunde verwendet hauptsächlich Pflanzen, sie greift aber auch auf einige tierische Bestandteile und sogar auf Steine und Mineralien zurück. So gilt z.B. das chinesische Heilmittel Hühnerleber (*ji nei jin*) als sehr hilfreich für bettnässende Kinder. Es ist äußerst wirkungsvoll und leicht zu verabreichen. Die Hühnerlebern gibt es als Pulver, das mit Saft oder Wasser vermischt werden kann. Verwenden Sie über mehrere Wochen hinweg täglich 2 g (1 TL) Pulver. Die Arznei soll auch gegen Inkontinenz bei Erwachsenen und Harnsteine helfen – aber in beiden Fällen empfiehlt sich ein Besuch beim Arzt.

NIERENSTEINE

Die Bildung von Nierensteinen oder Mineralablagerungen ist mit Kräuterheilmitteln gut zu behandeln. Es empfiehlt sich eine säurearme Diät, um die Bildung der Steine zu unterbinden; dies bedeutet eine vollständige Abstinenz von oxalsäurereichen Speisen wie Rhabarber und Spinat. Trinken Sie täglich 3 Liter Wasser, vorzugsweise mit niedrigem Mineralgehalt. Eine Mischung aus Quecke, Löwenzahnblättern, Labkraut und Eibisch als Tee oder Tinktur hilft, die Steine aufzulösen und auszuspülen. Vitamin B_6 und Magnesium verhindern die Neubildung von Steinen.

NIEREN-INFEKTIONEN

Bei einer Nierenentzündung handelt es sich um eine ernste und schmerzhafte Erkrankung, die eine ärztliche Behandlung dringend erfordert. Die hier vorgeschlagene Kräuterbehandlung kann begleitend eingesetzt werden. Trinken Sie reichlich Flüssigkeit, und meiden Sie Kaffee, Tee und Alkohol. Trinken Sie täglich 600 ml Kamillen- und Lindenblütentee zur Entspannung und gegen die Schmerzen. Nehmen Sie gegen die Infektion eine Mischung aus Sonnenhut, Selleriesamen, Quecke und Schafgarbe.

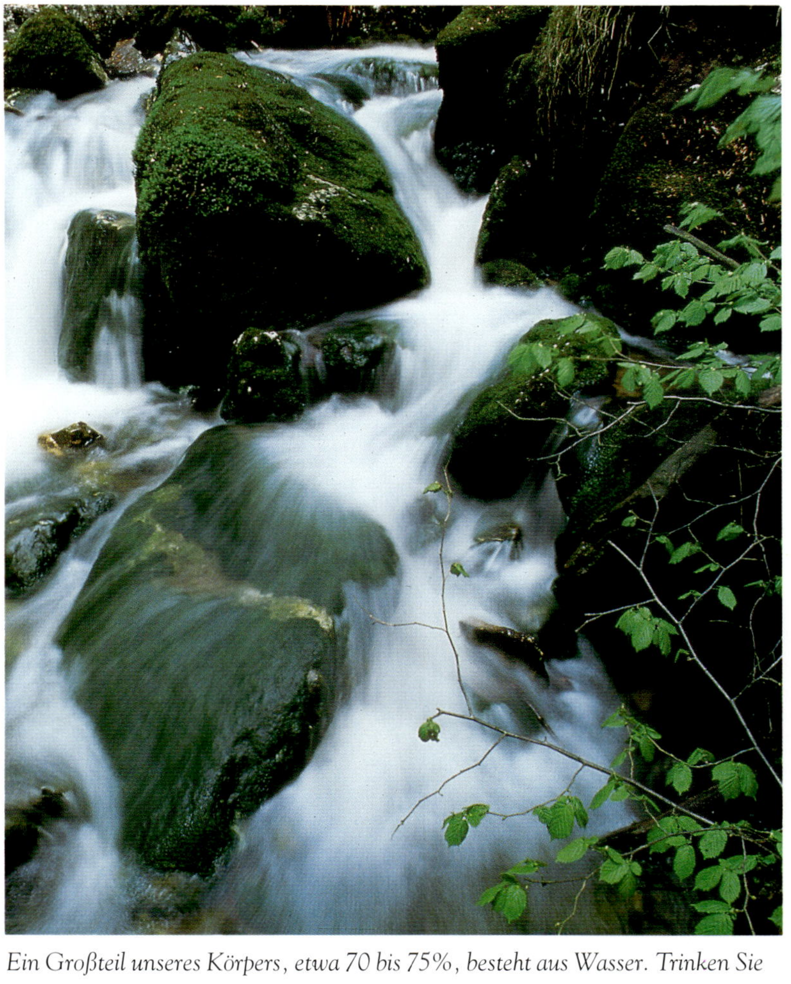

Ein Großteil unseres Körpers, etwa 70 bis 75%, besteht aus Wasser. Trinken Sie täglich 1 Liter, um die Funktion von Nieren und Harnwegen zu unterstützen.

GESCHLECHTS-ORGANE

Die menschlichen Geschlechtsorgane sind höchst kompliziert aufgebaut. Dieses Kapitel beschäftigt sich mit den Möglichkeiten, vor allem typisch »weibliche«, aber auch einige »männliche« Beschwerden auf sanfte Weise zu heilen.

Zu den weiblichen Geschlechtsorganen gehören die Eierstöcke, die die Hormone Progesteron und Östrogen ausscheiden und Eizellen produzieren. Hormone aus der Hirnanhangdrüse interagieren mit denen der Eierstöcke und erzeugen den Menstruationszyklus. Etwa 14 Tage nach Beginn der Monatsblutung findet der Eisprung statt. Im Fall einer Befruchtung, setzt die Schwangerschaft ein. Bleibt das Ei unbefruchtet, wird es am Ende des 28tägigen Zyklus mit der Gebärmutterschleimhaut ausgeschieden.

DER WEIBLICHE ZYKLUS

Vom Einsetzen der Regel bis zur Menopause verläuft der Menstruationszyklus bei jeder Frau völlig unterschiedlich. Er wird durch hormonelle Veränderungen, ausgelöst durch Schwangerschaft und Geburt, Alterung und die verschiedenen Lebensphasen, geprägt. Manche Frauen haben damit kein Problem, andere hingegen benötigen Unterstützung bei der Bewältigung der Beschwerden, die diese hormonellen Veränderungen mit sich bringen können.

INDIANISCHE TRADITIONEN

Die nordamerikanischen Indianer haben eine tiefverwurzelte Beziehung zur Erde. Sie symbolisiert die Mutter, die für die Menschen sorgt, indem sie Nahrung und Schutz bietet. So wurden Kräuter von jeher als Geschenke der Erde angesehen. Das Sammeln von Kräutern wurde bei den Indianern stets von Dank-

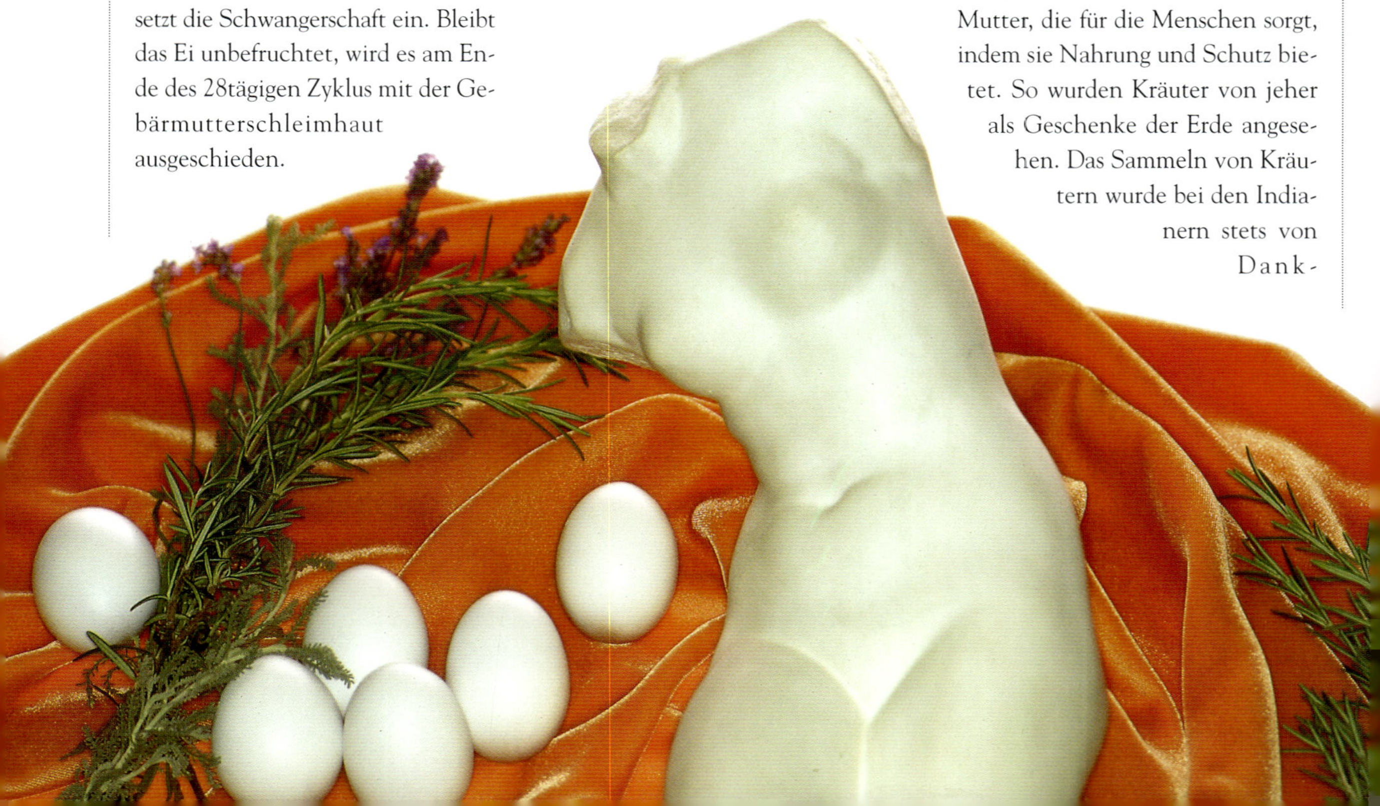

Die weiblichen Geschlechtsorgane

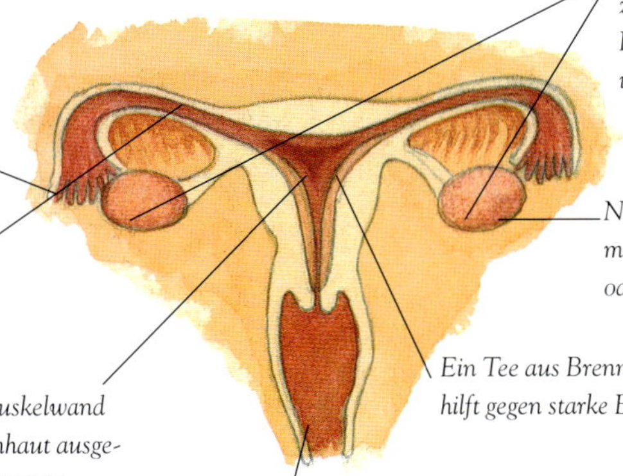

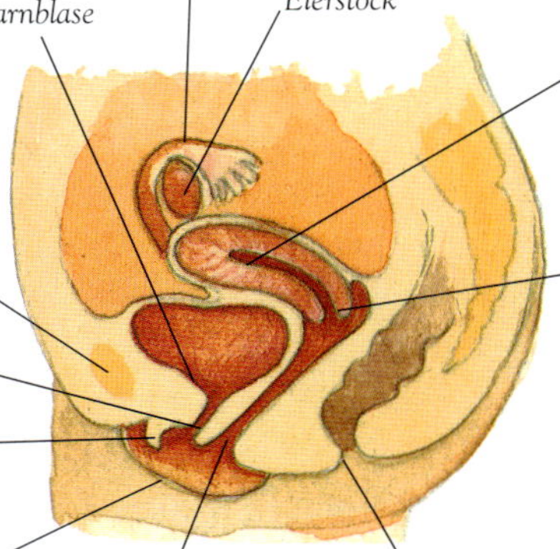

gebeten begleitet, und man beließ einen Teil der Pflanzen am Fundplatz, damit sie nachwachsen konnten. Heute sind einige Kräuter infolge von Umweltzerstörung und maßlosem Abernten bedroht.

DER CHINESISCHE ANSATZ

Die chinesische Kräuterbehandlung für Menstruationsbeschwerden konzentriert sich auf das Blut. Hier dienen Kräuter dazu, das Blut zu erneuern, zu kräftigen und im Fluß zu halten sowie starke Blutungen zu stillen. Einige Heilmittel helfen in der kritischen Zeit nach der Geburt. Viele Frauen klagen in späteren Jahren über Beschwerden, die nach einer Geburt ihren Anfang genommen haben.

BESCHWERDEN DER WEIBLICHEN GESCHLECHTSORGANE

Prämenstruelle Spannungen, schmerzende Perioden, starke Blutungen, Endometriose und menopausale Beschwerden hängen eng mit dem Menstruationszyklus zusammen. In diesem Kapitel werden Kräuterbehandlungen für solche Beschwerden vorgestellt sowie Möglichkeiten zur Linderung bei Schwangerschaftsübelkeit und Schmerzen beim Stillen aufgezeigt. Thematisiert werden zudem Unfruchtbarkeit und sexuelle Lustlosigkeit.

KRÄUTERBEHANDLUNG

Viele Beschwerden des Fortpflanzungssystems beruhen auf hormonellem Ungleichgewicht. Zahlreiche Kräuter wie Ginseng, Mönchspfeffer, Wanzenkraut und Yamswurzel helfen, den Hormonhaushalt auszugleichen. Man verwendet sie zusammen mit Kräutern, die die Gebärmutter kräftigen. Yamswurzel enthält Progesteron.

PRÄMENSTRUELLES SYNDROM (PMS)

Zu den Symptomen von PMS zählen Reizbarkeit, mangelnde Konzentration, geschwollene Brüste und Wasserretention. Sie können bis zu einer Woche vor Beginn der Periode einsetzen und sind bei vielen Frauen sehr schmerzhaft. Meist werden diese Beschwerden durch einen Überschuß des Hormons Östrogen im Verhältnis zum Progesteron ausgelöst. PMS kann durch Streß und Anspannung im täglichen Leben noch verstärkt werden. Nehmen Sie über mehrere Monate jeden Morgen vor dem Frühstück 1–2 ml (20–40 Tropfen) Mönchspfeffertinktur oder eine Tablette ein. Trinken Sie bei Streß über den Tag verteilt Tee aus Herzgespann, Helmkraut, Passionsblume oder Baldrian.

WASSERRETENTION

Nehmen Sie Tees oder Tinkturen aus Löwenzahn, Petersilie oder Selleriesamen, und verwenden Sie wenig Salz.

CHINESISCHE KRÄUTERBEHANDLUNG

Die Rezeptur *Xiao Yao Wan* hilft bei PMS. In der chinesischen Heilkunde unterstützt sie das Leber-*Qi*, den Fluß des *Qi* und des Blutes im Körper zu regulieren. Nehmen Sie das Mittel eine Woche vor dem Einsetzen der Periode ein.

ZUSATZPRÄPARATE

Nachtkerzenöl, über mehrere Monate täglich genommen, kann PMS lindern. Außerdem helfen Kalzium, Magnesium, Vitamin E und die Vitamine des B-Komplexes, wenn sie regelmäßig eingenommen werden.

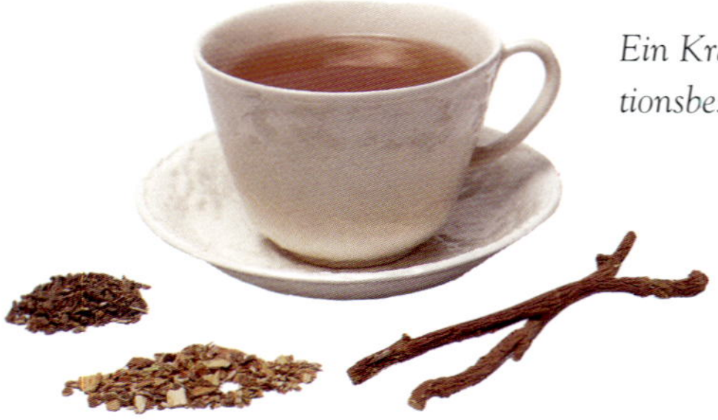

Ein Kräutertee kann bei Menstruationsbeschwerden helfen.

SCHMERZHAFTE PERIODEN

Menstruationsschmerzen können Arbeit und Schlaf unmöglich machen. Nehmen Sie bei starken Schmerzen zu Beginn der Periode einen Tee oder eine Tinktur aus Schneeball, Wanzenkraut und Süßholz (siehe Kapitel Zubereitung). Geben Sie Baldrian und Passionsblume hinzu, wenn Sie unter Schlaflosigkeit und großer Anspannung leiden. Manchmal kann der Schmerz durch ein heißes Bad mit sedierenden Ölen oder Kräutern wie Lavendel oder Rosmarin gelindert werden. Nehmen Sie bei monatlich wiederkehrenden Schmerzen täglich Mönchspfeffer oder Ergänzungspräparate ein, um den Hormonhaushalt zu regulieren.

EIN CHINESISCHER TEE

Chinesisches Herzgespann (*yi mu cao*) unterstützt den Blutfluß und hilft bei der Stabilisierung der Menstruation. Der Tee schmeckt zwar recht bitter, er wirkt aber, wenn das Einsetzen der Blutung von Schmerzen begleitet wird, und lindert darüber hinaus auch während der Periode auftretenden Schmerz. Es kann für sich allein als Aufguß oder zusammen mit chinesischer Engelwurz (*dang gui*) als Abkochung zubereitet werden (siehe S. 32).

STARKE BLUTUNG

Gelegentlich kommt es während der Periode zu sehr starken Blutungen. Bereiten Sie dann einen Aufguß aus Frauenmantel, Brennesseln und Himbeerblättern (siehe Kapitel Zubereitung). Frauenmantel und Brennessel helfen, die Blutung zu stillen, und die Himbeerblätter kräftigen die Gebärmutter. Falls die Blutung anhält, suchen Sie einen Arzt auf.

MOXA (CHINESISCHER BEIFUSS)

Chinesischer Beifuß kann als *Moxa*-Rolle gekauft werden, die einer Zigarre ähnelt. Die Rolle wird angezündet und über den Bauch gehalten, um den Bereich zu wärmen, so daß sich Krämpfe lösen. Chinesischer Beifuß kann auch als Tee getrunken werden, um eine verlängerte Menstruationsblutung zu stillen, wenn Kälte- und Schwächegefühle auftreten. Er dient auch zur Blutungsstillung bei einer drohenden Fehlgeburt.

ERHOLUNG VON DER PERIODE

Die Menstruation kann bei einigen Frauen Erschöpfung und Müdigkeit auslösen, vor allem, wenn die Blutung stark war. Die chinesische Rezeptur *Ba Zhen Wan* (Frauentonikum) kann die Energie wiederherstellen und das Blut kräftigen. Sie enthält chinesische Engelwurz (*dang gui*), die als Tonikum für das Blut wirkt.

UNREGELMÄSSIGE BLUTUNG

Die Verzögerung oder das Ausbleiben der Periode kann durch eine Schwangerschaft verursacht werden, doch auch Krankheit, emotionale Belastung und Reisen können den Menstruationszyklus beeinflussen. Nehmen Sie über einen Monat hinweg morgens 1–2 ml (20–40 Tropfen) Mönchspfeffer ein. Ein Tee oder eine Tinktur aus Mönchspfeffer mit anderen Tonika für die Gebärmutter wie Wanzenkraut und Herzgespann, dreimal täglich, sollte den Zyklus stabilisieren.

ABSETZEN DER PILLE

Wenn die Anti-Baby-Pille abgesetzt wird, benötigt der Körper einige Zeit, um seinen natürlichen Zyklus wiederaufzunehmen. Trinken Sie in den ersten zwei Wochen nach dem Absetzen dreimal täglich eine Mischung aus Mönchspfeffer, Wanzenkraut, Süßholz und Herzgespann als Tee. Reduzieren Sie in der dritten Woche auf zweimal täglich, in der vierten auf einmal am Tag.

ENDOMETRIOSE

Bei der primären Endometriose wächst die Gebärmutterschleimhaut unregelmäßig in die Gebärmuttermuskulatur, so daß Schmerzen und manchmal starke Blutungen entstehen. Nehmen Sie Mönchspfeffer, um den Hormonhaushalt zu stabilisieren, und gegen die Schmerzen sowie die Blutungen eine Kombination aus Schneeball, Frauenmantel und Brennessel.

MASSAGEÖL

Massieren Sie den Bauch mit Lavendel-, Kamille- oder Rosmarinöl, um Krämpfe zu lindern. Geben Sie die feingehackten Kräuter in Pflanzenöl, und stellen Sie es zwei Wochen in die Sonne oder an einen warmen Ort. Filtern Sie dann die Kräuter mit einem Preßtuch aus dem Öl, und füllen Sie es in ein dunkles Gefäß (siehe Kapitel Zubereitung).

SCHWANGERSCHAFT

Schon seit Jahrhunderten werden Kräuterheilmittel erfolgreich angewendet, um Frauen während Schwangerschaft und Geburt zu helfen.

WARNUNG

Folgende Kräuter fördern die Gebärmutteraktivität und sollten gemieden werden: Aloe Vera, Beinwell, Berberitzenbeere, Gelbwurzel, Hutflattich, Kermesbeere, Lebensbaum, Petersilie, Poleiminze, Rainfarn, Raute, Salbei, Wacholder, Wermut und Wurmkraut. Wenn Sie sich nicht sicher sind, befragen Sie einen Kräuterheilkundigen.

FEHLGEBURTEN

Eine Fehlgeburt ist oft die Reaktion des Körpers auf eine Schwangerschaft, die von Anfang an nicht richtig verläuft, und keine Kräuterbehandlung der Welt kann dies verhindern. Wenn eine Frau aber unter Streß steht oder sich

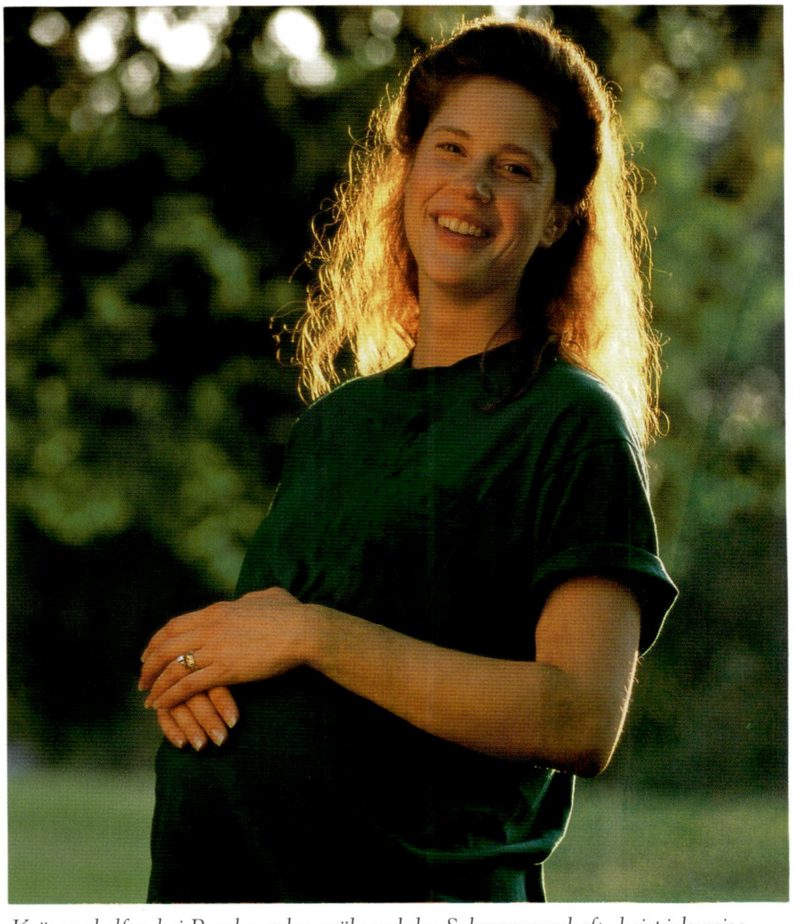

Kräuter helfen bei Beschwerden während der Schwangerschaft, beispielsweise gegen morgendliche Übelkeit.

falsch ernährt, können Kräuter sie kräftigen und nähren. Bereiten Sie eine Abkochung zu. Verwenden Sie eine Mischung aus 2 TL Helonias und 3 TL Schneeball auf 750 ml Wasser. Lassen Sie sie 10 Minuten sanft köcheln, und trinken Sie dreimal täglich 200 ml. Fügen Sie gegen Streß Baldrian oder Helmkraut hinzu.

EIN CHINESISCHES KRÄUTERHEILMITTEL

Perillablätter (*zi su ye*) sind wärmend und aromatisch und können bei drohender Fehlgeburt und/oder morgendlicher Übelkeit eingenommen werden. Geben Sie 6 g getrocknetes Kraut in 200 ml Wasser, das Sie 15 Minuten köcheln lassen, dann filtern und zweimal täglich trinken. Geben Sie zur Linderung morgendlicher Übelkeit vor dem Kochen 4 g getrocknete Orangenschale hinzu.

MORGENDLICHE ÜBELKEIT

Viele Frauen leiden in den ersten Monaten der Schwangerschaft unter morgendlicher Übelkeit. Dies wird oft durch hormonelle Umstellungen und einen niedrigen Blutzuckerspiegel ausgelöst. Trinken Sie vor dem Aufstehen einen gesüßten Tee aus Mädesüß, Kamille oder Pfefferminze. Ingwer (Plätzchen, Tee oder Kapseln) kann ebenfalls den Magen beruhigen.

WEHEN

Trinken Sie in den letzten drei Schwangerschaftsmonaten täglich 600 ml Kräutertee aus Himbeerblättern, um die Gebärmutter zu kräftigen und auf die Geburt vorzubereiten. Nehmen Sie einen Tee aus Himbeerblättern und Wanzenkraut mit einem Stück Ingwer zu sich, wenn die Kontraktionen zu schwach sind. Fügen Sie bei sehr starken Krampfschmerzen Schneeball hinzu. Massieren Sie Rücken und Beine mit verdünntem Lavendel- oder Kamillenöl.

WOCHENBETT

Die Geburt kann bei vielen Frauen zu starker Erschöpfung führen. Ein in China häufig verwendetes Kräuterheilmittel besteht aus chinesischer Engelwurz (*dang gui*) und Tragant (*huang qi*). Die Engelwurz revitalisiert das Blut, und der Tragant stärkt das *Qi* (die Energie). Das Mittel ist besonders hilfreich, wenn es zu starkem Blutverlust oder zu lang anhaltenden Wehen gekommen ist. Geben Sie 30 g Tragant und 6 g chinesische Engelwurz in 800 ml Wasser, lassen Sie es eine Stunde köcheln, filtern Sie es, und trinken Sie es schließlich warm über den Tag verteilt so lange, bis Kraft und Vitalität zurückkehren.

DAS STILLEN

Stillen ist der beste Weg, dem Kind alle Nährstoffe und Abwehrkräfte zu geben. Trinken Sie zur Steigerung des Milchflusses einen Tee aus Fenchelsamen in Kombination mit Brennnessel, Eisenkraut oder Borretsch. Regen Sie das Kind so oft wie möglich zum Trinken an; die Mutter sollte dabei entspannt und ausgeruht sein.

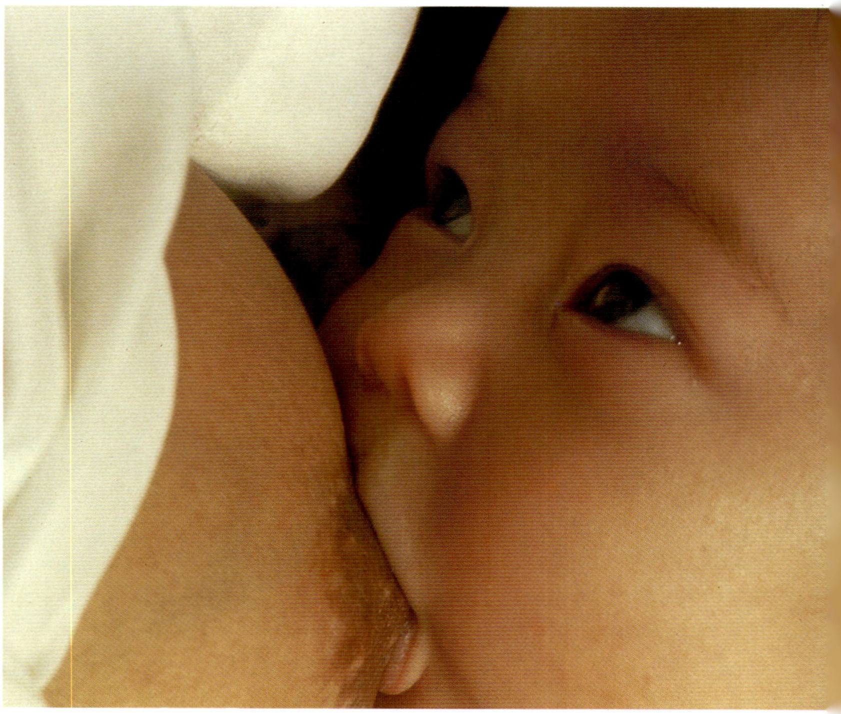

Ein Baby, das gestillt wird, erhält auf natürliche Weise alle wichtigen Nährstoffe.

SCHMERZENDE BRÜSTE

Wird der Milchfluß behindert, können die Brüste anschwellen. Dies kann zu einer Mastitis führen, einer Entzündung der Milchdrüsen. Es ist aber wichtig, das Kind trotz der Schmerzen weiter zu stillen. Legen Sie eiskalte Kompressen aus Kermesbeerentee auf die Brüste, oder verwenden Sie Wasser mit einigen Tropfen Lavendel-, Fenchel- oder Geraniumöl. Legen Sie den BH zwischen den Stillzeiten mit Kohl- oder Rhabarberblättern aus. Verwenden Sie bei wunden, aufgesprungenen Brustwarzen Ringelblumen- oder Vogelmierensalbe.

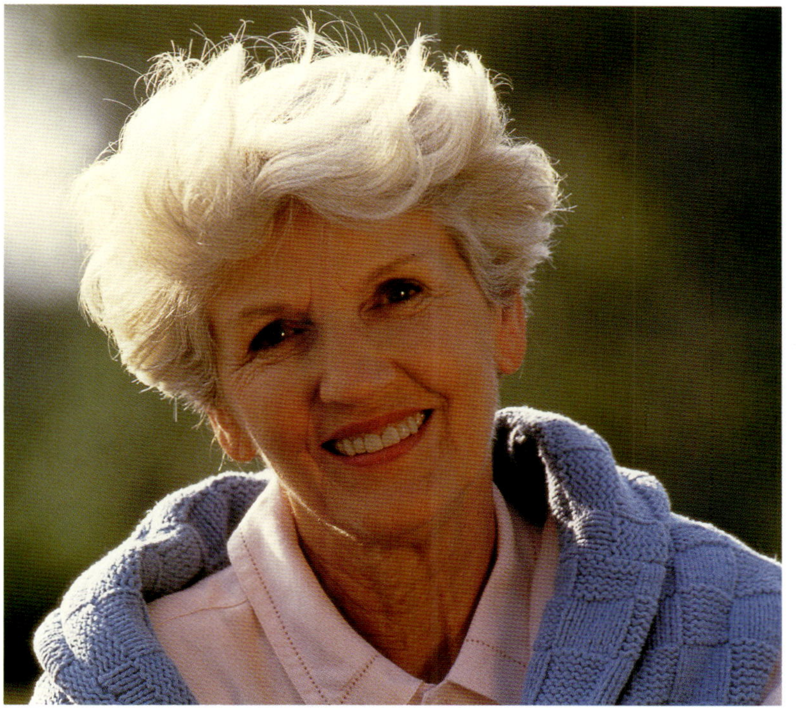

Klimakterische Beschwerden wie Hitzewallungen, Verstimmungen, Gelenkschmerzen und Schlaflosigkeit lassen sich mit Kräutern lindern. Nehmen Sie diese eine Zeitlang ein, um das hormonelle Gleichgewicht wiederherzustellen.

MASTITIS

Trinken Sie bei einer Brustdrüsenentzündung einen Tee oder eine Tinktur aus Sonnenhut, Löwenzahnwurzel, Schafgarbe und etwas Kermesbeere. Sonnenhut und Löwenzahnwurzel wirken gegen die Infektion, die Schafgarbe wirkt fiebersenkend, die Kermesbeere reinigt die Milchgänge. Trinken Sie diese Mischung dreimal täglich. Legen Sie eine warme Breiauflage entweder aus Fuchsulme und Eibisch oder Beinwell auf die Brüste (siehe Kapitel Zubereitung). Ein Bad in heißem Wasser und warme Kompressen aus Hamamelis-Destillat helfen ebenfalls.

WECHSELJAHRE

Das Klimakterium ist im Leben einer Frau eine ganz normale Zeit der Umstellung und des Übergangs. Zu den ersten Anzeichen können Veränderungen im Menstruationszyklus und Hitzewallungen gehören. Andere Beschwerden sind u. a. Verstimmungen, Reizbarkeit, Schlaflosigkeit, Gelenkschmerzen, sexuelle Lustlosigkeit und Müdigkeit. In diese Phase fallen oft auch gravierende Lebensumstellungen, z.B. wenn die Kinder das Haus verlassen. Vielen Frauen macht das Altern auch psychisch zu schaffen. Hier kann ein ganzheitlicher Ansatz helfen.

KRÄUTERBEHANDLUNG

Eine Mischung folgender Kräuter hilft dem Körper, sich an die hormonellen Umstellungen anzupassen. Verwenden Sie über mehrere Monate eine Kombination aus Mönchspfeffer, Helonias, Johanniskraut, Engelwurz (*dang gui*) und Herzgespann, bis sich das Unwohlsein bessert. Geben Sie 20 g der Mischung auf 800 ml Wasser. Bereiten Sie Engelwurz und Helonias als Abkochung zu, die Sie 30 Minuten köcheln lassen, und geben Sie dann Mönchspfeffer, Johanniskraut und Herzgespann hinzu. Trinken Sie die Mischung über den Tag verteilt (siehe Kapitel Zubereitung).

HITZEWALLUNGEN

Aufsteigende Hitzewallungen sind ein häufiges Symptom der Wechseljahre. Verwenden Sie zur Linderung einen Tee aus Salbei und Herzgespann. Nehmen Sie täglich Vitamin E und Nachtkerzenöl ein. Wanzenkraut (siehe Kräuterlexikon, S. 114) ist ebenfalls hilfreich bei der Behandlung von klimakterischen Beschwerden.

MÜDIGKEIT UND VERSTIMMUNGEN

Trinken Sie Tee aus Johanniskraut, Helmkraut oder Eisenkraut. Meiden Sie Koffein, und ersetzen Sie es durch entspannende, erfrischende Kräutertees aus Lindenblüten, Rosmarin oder Melisse. Nehmen Sie täglich ein Mineralpräparat ein.

GELENKSCHMERZEN

Ein chinesisches Kräuterheilmittel gegen Gelenkschmerzen und Krämpfe läßt sich aus chinesischem Bocksdorn (*gou qi zi*) und Süßholz (*gan cao*) herstellen. Es unterstützt den Kreislauf und versorgt das Blut. Bereiten Sie das Mittel als chinesische Abkochung aus 20 g Bocksdorn und 10 g Süßholz auf 800 ml Wasser zu, die Sie 30 Minuten köcheln lassen. Filtern Sie die Flüssigkeit, und trinken Sie die eine Hälfte morgens, die andere abends.

SEXUELLE LUSTLOSIGKEIT BEI FRAUEN

Mangelnde sexuelle Lust kann mehrere Ursachen haben, so z.B. allgemeine Müdigkeit, Verstimmungen oder ein hormonelles Ungleichgewicht. Eine Kräuterbehandlung kann gegen Abgeschlagenheit helfen, aber bei Beziehungsproblemen läßt man sich am besten von qualifizierten Fachleuten beraten. Nehmen Sie zum Ausgleich des Hormonhaushalts jeden Morgen 1–2 ml (20–40 Tropfen) Mönchspfeffertinktur ein. Bereiten Sie bei Schwächegefühl eine chinesische Abkochung aus chinesischer Engelwurz (*dang gui*) und Süßholz (*gan cao*) zu. Trinken Sie zur Entspannung Kamille-, Eisenkraut- und Helmkrauttees. Verwenden Sie Rosen-, Neroli-, Geranium- und Jasminöle in einem Kräuterbad oder als Massageöl.

IMPOTENZ

Die Kräuterbehandlung zur Stärkung der männlichen Libido erfordert andere Kräuterheilmittel, wie z.B. Tee aus Turnera und Sägepalmenfrüchten. Geben Sie Süßholz, Zimt und Ingwer hinzu, um den Körper zu kräftigen. Verwenden Sie Weihrauch- oder Zimtöl im Badewasser oder zur Massage. Trinken Sie bis zu drei Monate lang regelmäßig Ginsengabkochungen (siehe Kapitel Zubereitung), um allgemeine Müdigkeit zu vertreiben und die sexuelle Energie zu revitalisieren. Gingko stärkt die Blutzufuhr zum Penis. Bei psychisch bedingter Impotenz hilft neben Entspannung evtl. auch eine Therapie.

UNFRUCHTBARKEIT

Für viele Paare kann ein unerfüllter Kinderwunsch enorme Auswirkungen auf ihr zukünftiges Leben haben. Zur Bestimmung der Ursache gibt es viele Untersuchungsmethoden; eine medizinische Behandlung kann riskant und zudem recht kostspielig sein. Wenn keine offensichtlichen Probleme wie Eierstockzysten oder verstopfte Eileiter vorliegen, lohnt es sich, eine Kräuterbehandlung zu versuchen, da sie den Körper zur Selbstheilung anregt. Falls die hier vorgestellten Vorschläge nicht wirksam sind, suchen Sie Rat bei einem Kräuterheilkundigen.

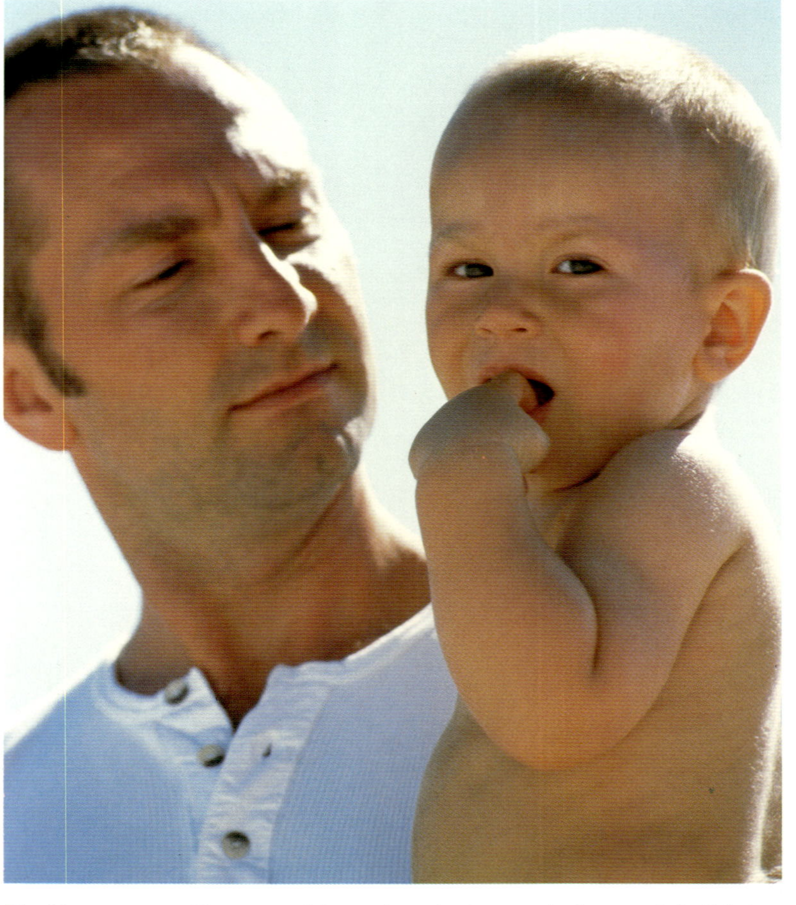

Ein Kräutertee aus Turnera und Sägepalmenfrüchten stärkt die männliche Libido und hilft bei Impotenz.

SPERMIEN-MANGEL

Eine gesunde Ernährung ohne Fast Food, Alkohol, Nikotin und Koffein erhöht die Zahl gesunder Spermien. Meiden Sie enge Kleidung und heiße Bäder. Trinken Sie regelmäßig einen Tee oder eine Tinktur aus Turnera, Sägepalmenfrucht, Selleriesamen, Süßholz und Ingwer (siehe Kapitel Zubereitung). Trinken Sie Ginseng als Abkochung oder als medizinischen Branntwein, aber nur, wenn Sie nicht unter hohem Blutdruck leiden (siehe unten).

EMPFÄNGNIS-PROBLEME

Einige Kräuter helfen, den weiblichen Hormonhaushalt zu regulieren und das Blut und die Gebärmutter so zu kräftigen, daß sie die Empfängnis in Fällen unterstützen, bei denen keine medizinische Ursache für die Probleme erkennbar ist. Trinken Sie über mehrere Monate einen Tee aus Mönchspfeffer, Helonias, Hagebutte, Brennesseln und Ringelblume. Evtl. helfen auch Präparate aus Nachtkerzenöl, Seetang, Gelée royale und Vitamin B.

MEDIZINISCHER GINSENG-WEIN

Geben Sie 100 g hochwertige Ginsengwurzel in 1 Liter Branntwein, und lassen Sie sie zwei bis drei Wochen ziehen. Trinken Sie täglich 6 ml, um den Körper zu vitalisieren. Meiden Sie Ginseng bei hohem Blutdruck und in der Schwangerschaft!

Die männlichen Geschlechtsorgane

Die primären Geschlechtsorgane des Mannes sind die Hoden. Sie liegen außerhalb der Körperhöhle im Hodensack, wo sie leicht unter der Körpertemperatur gehalten werden. Dies ist für eine einwandfreie Funktion notwendig.

Jeder Hoden besteht aus ca. 250 Läppchen mit je 1-4 Kanälchen

Die männlichen Fortpflanzungszellen, die Spermien, werden in den Kanälchen produziert und über die Nebenhoden in die Samenleiter transportiert.

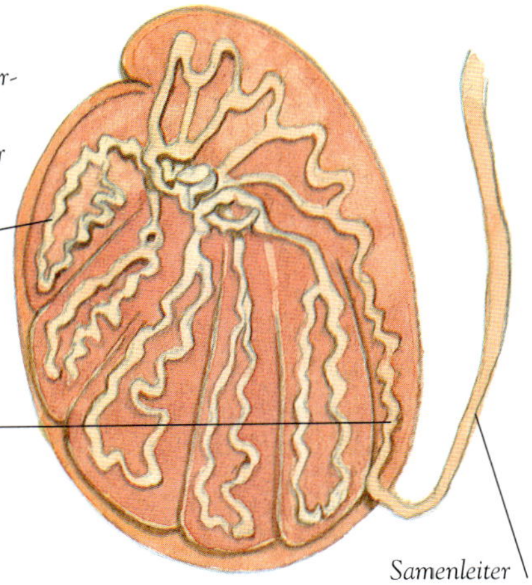

Die Samenleiter transportieren die Spermien von den Hoden bis hinter die Harnblase.

Die Spermien gelangen nun durch die engen Ausspritzungsgänge in die Harnröhre.

Vorsteherdrüse (Prostata)

Die Cowper-Drüsen und die Samenblasen fügen Sekrete hinzu, die etwa 90% der Samenflüssigkeit ausmachen.

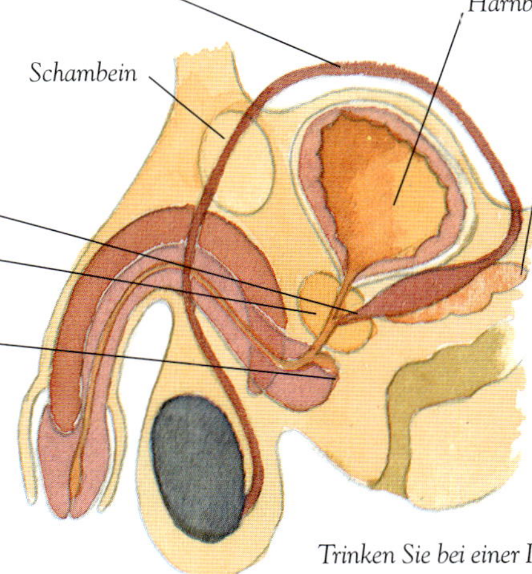

Trinken Sie bei einer Infektion der Prostata eine Abkochung aus Sonnenhut, Quecke, Selleriesamen und Ackerschachtelhalm.

Der Penis besteht aus zwei am Schambein sitzenden Schwellkörpern und einem weiterenSchwellkörper, der die Harnröhre trägt. Dieses Corpus spongiosum (Harnröhrenschwellkörper) erweitert sich an der Spitze des Penis zur Eichel.

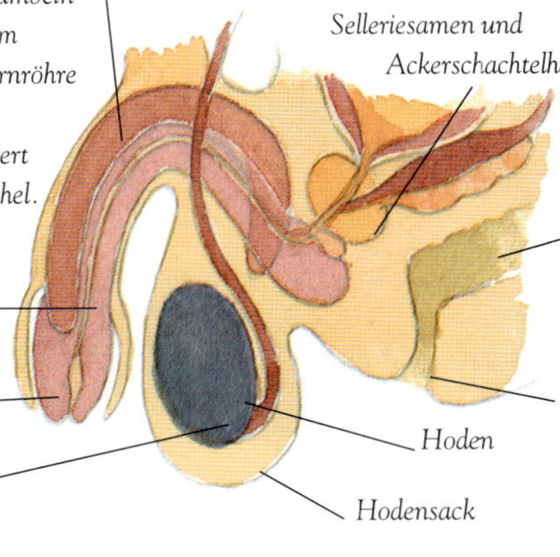

Eine zu geringe Spermienmenge läßt sich mit Kräutern wie Turnera, Sägepalmenfrucht und Ginseng erhöhen.

Eine Erektion des Penis kommt durch eine vom parasympathischen Nervensystem gesteuerte Gefäßerweiterung zustande. Das schwammartige Gewebe der Schwellkörper wird vom arteriellen Druck mit Blut gefüllt.
Bei der Ejakulation werden etwa 3 ml Samenflüssigkeit ausgestoßen, die ungefähr 300 Millionen Spermien zu den weiblichen Geschlechtsorganen transportiert.

DAS ENDOKRINE SYSTEM

Die Produktion von Hormonen wird durch das endokrine System kontrolliert. Hypothalamus, Hirnanhangdrüse, Schilddrüse und Nebenschilddrüsen, Bauchspeicheldrüse und Nebennieren, Hoden und Eierstöcke sind Teile dieses Systems.

Die Abläufe des endokrinen Systems sind zu komplex, um hier im Detail erläutert zu werden. Grundsätzlich gesagt, gibt das endokrine System Hormone an den Blutkreislauf ab, die als chemische Boten durch den Körper kreisen. Die Hormonproduktion wird meist durch eine Art Rückkoppelung kontrolliert: Die Überproduktion eines Hormons führt manchmal zu einer Drosselung eines anderen, bis das Gleichgewicht im Körper wiederhergestellt ist. Dabei spielt die Hirnanhangdrüse (Hypophyse) eine wichtige Rolle.

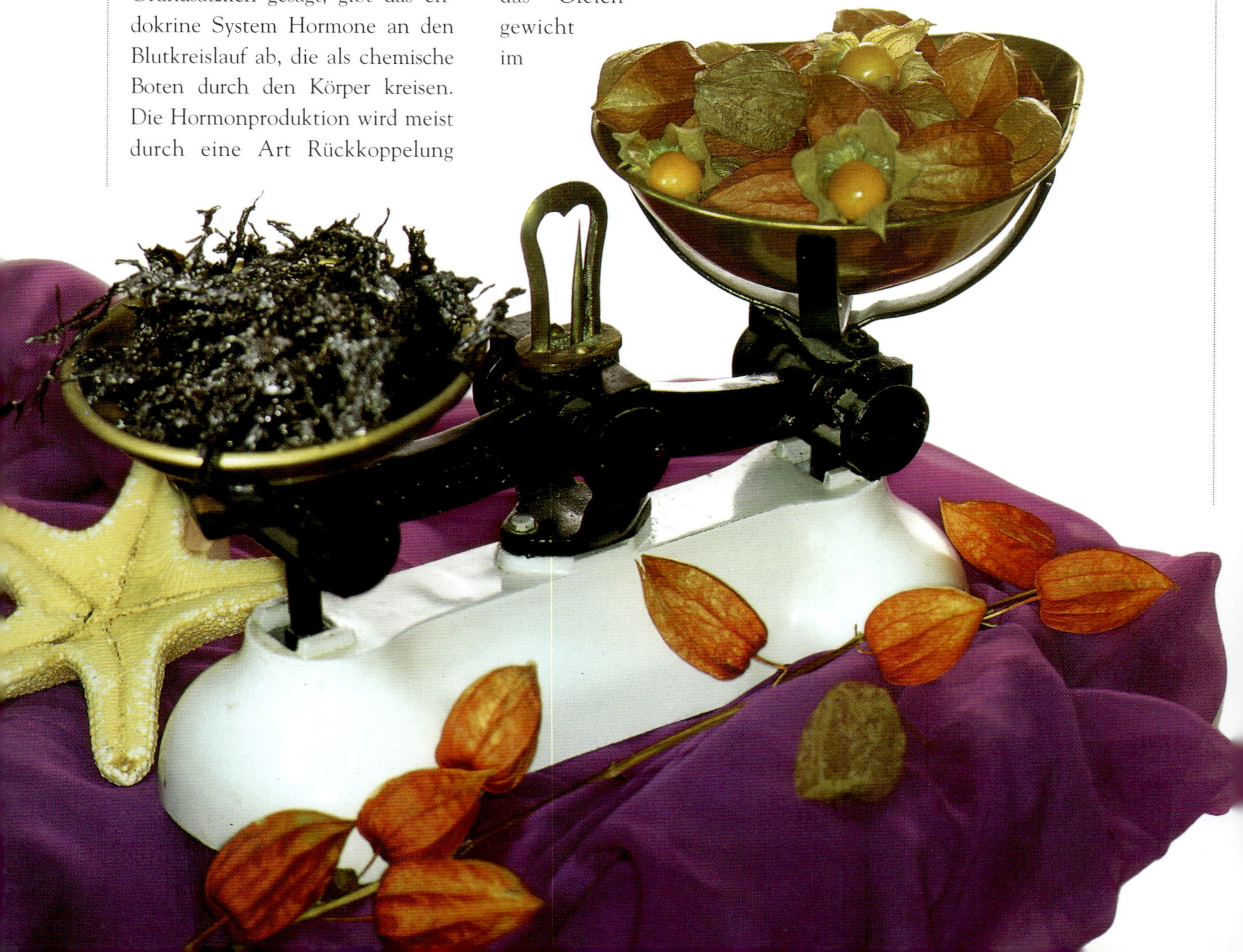

Die Koordination der vielfältigen Aktivitäten des Körpers, die keine schnellen Veränderungen erfordern, wie Wachstum, Stoffwechsel, Wasser-/Salzhaushalt und Fortpflanzung, wird von chemischen Botenstoffen beeinflußt. Es handelt sich um Hormone, die von den endokrinen Drüsen produziert werden.

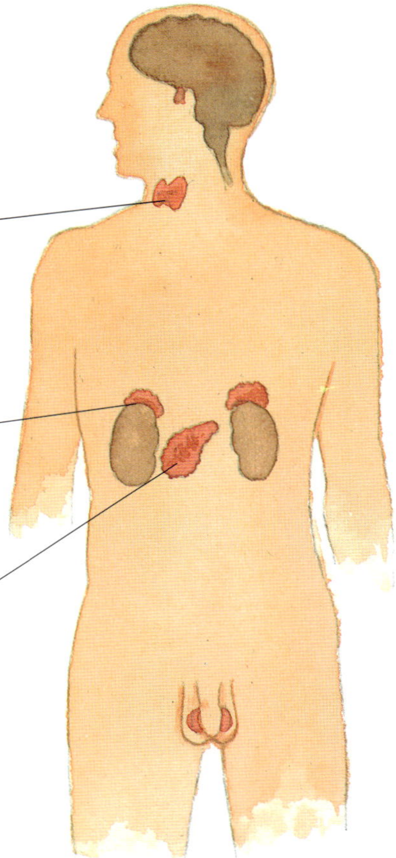

Die Schilddrüse kontrolliert die Stoffwechselrate. Seetang, etwa Riemen- und Blasentang, hilft bei der Regulierung.

Borretsch und Ginseng unterstützen die Funktion der Nebennieren.

Diabetes kann durch eine gezielte Diät und mit chinesischem Bocksdorn (gou qi zi) behandelt werden.

EINFLUSS AUF DEN KÖRPER

Das endokrine System wirkt auf den ganzen Körper. Es hat eine starke Verbindung zum Nervensystem und zu unserer Gefühlswelt. Wenn uns Gefahr droht, produzieren z.B. die Nebennieren Adrenalin, das den Herzschlag beschleunigt, um das Blut schneller in die Muskeln zu transportieren. Die in den Keimdrüsen produzierten Sexualhormone sind verantwortlich für die Fortpflanzung und für sexuelle Stimulation. Die von Schild- und Bauchspeicheldrüse ausgeschiedenen Hormone beeinflussen unseren Stoffwechsel und den Blutzuckerspiegel und wirken auch unmittelbar auf die Stimmungslage ein.

DER CHINESISCHE ANSATZ

Der chinesischen Heilkunde zufolge steht das endokrine System nicht nur mit einem einzigen Körpersystem in Beziehung. Die Behandlung richtet sich nach den individuellen Symptomen sowie nach den Informationen, die Zunge und Puls liefern. Meist wird die Funktion der Nebennieren gezielt mit Kräutern wie Süßholz (*gan cao*) oder Ginseng behandelt, die gegen Müdigkeit und Erschöpfung wirken. Den Mitteln für die Schilddrüse werden verschiedenste Seetangarten beigefügt.

PRÄVENTION VON ERKRANKUNGEN

Ein gesundes endokrines System kann durch richtige Ernährung, ein entspanntes und erfülltes Leben und eine positive Einstellung aufrecht erhalten werden. Viele Erkrankungen entstehen durch Streß und Anspannung. Aufgrund der engen Verbindung zum Nervensystem sollte man sich bei Hormonproblemen Zeit zur Entspannung und zur Lösung emotionaler Probleme nehmen. Stoffwechselstörungen wie Diabetes oder eine Unter- bzw. Überfunktion der Schilddrüse sind oftmals erblich bedingt, können aber z.B. durch eine ausgewogene Ernährung behandelt werden.

BESCHWERDEN

In diesem Abschnitt werden Behandlungen von Diabetes, Schilddrüsen- und Nebennierenstörungen beschrieben. Vorschläge für die Therapie von Beschwerden der Hoden und der Eierstöcke finden sich im Abschnitt über die Geschlechtsorgane (siehe S. 58–65). Wenn Streß und nervöse Erschöpfung Teil des Beschwerdebildes sind, lesen Sie den Abschnitt über das Nervensystem (siehe S. 88–95).

DIE BAUCHSPEICHELDRÜSE

Die Bauchspeicheldrüse scheidet diejenigen Verdauungsenzyme aus, die Eiweiße, Fette und Kohlenhydrate aufspalten. Außerdem produziert sie Insulin und Glukagon, die den Blutzuckerspiegel regulieren.

DIABETES MELLITUS

Die Zuckerkrankheit entsteht, wenn bestimmte Zellhaufen in der Bauchspeicheldrüse – die Langerhans-Inseln – versagen und nicht

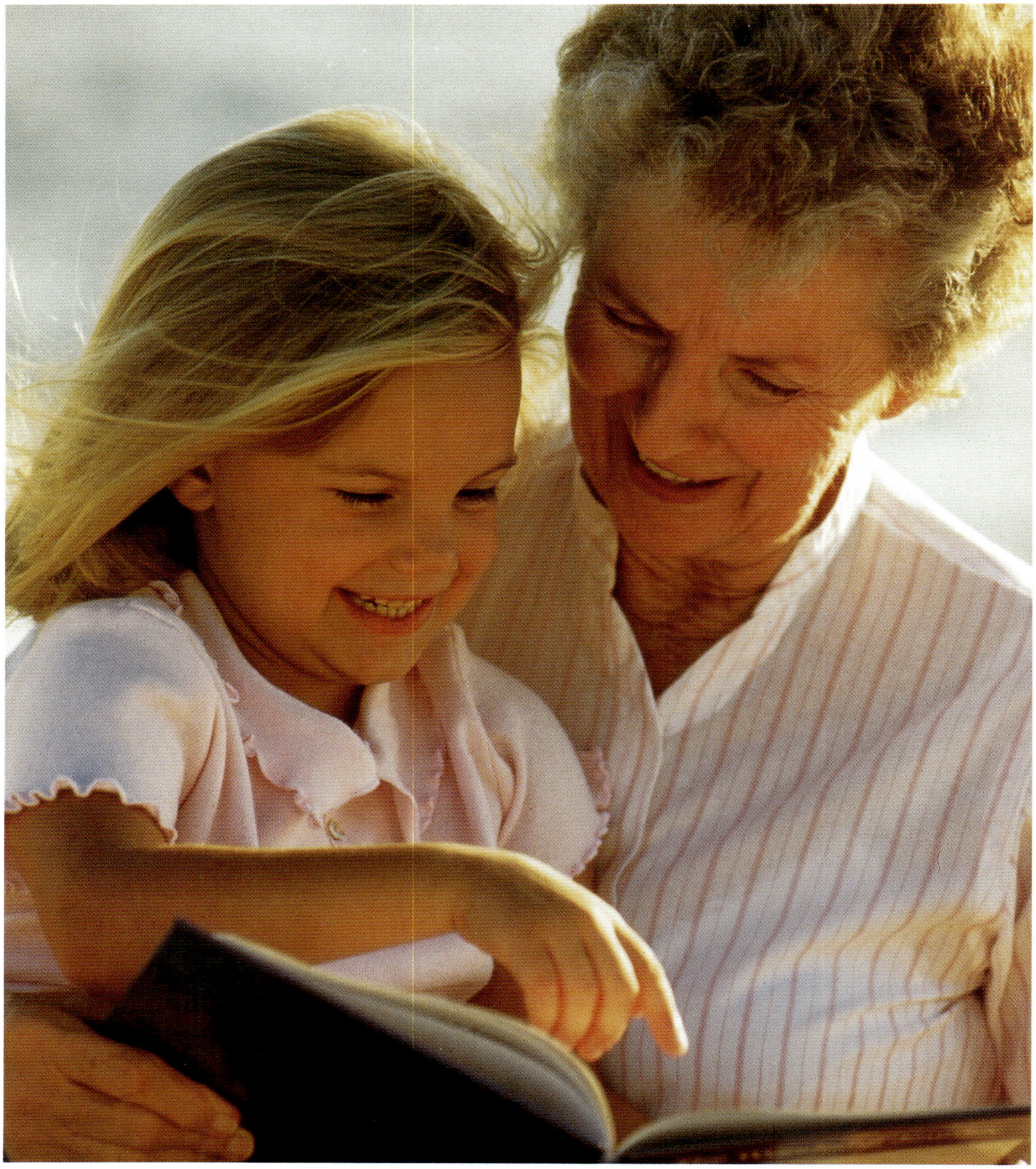

Man sollte sich Zeit nehmen, das Leben zu genießen; anhaltender Streß kann negativ auf Schilddrüse, Bauchspeicheldrüse und Nebennieren wirken.

genügend Insulin produzieren. Der Blutzuckerspiegel ist höher als normal, und es müssen zusätzliche Insulingaben verabreicht werden, entweder als Spritze oder in Tablettenform. In leichteren Fällen, die für gewöhnlich bei Menschen über 50 auftreten, kann eine Diät, die auf Zucker verzichtet und die Kohlenhydrataufnahme kontrolliert, den Blutzuckerspiegel normalisieren. Eine Kräuterbehandlung sollte nur unter professioneller Aufsicht erfolgen. Piment, Artischocke, Banane, Große Klette, Kohl, Karotte, Ginseng, Brennessel, Hafer, Oliven, Papaya, Erbsen, Spinat, Sonnenblume und weiße Rübe können den Blutzuckerspiegel senken. Chinesischer Bocksdorn (*gou qi zi*) sollte zur Behandlung täglich verzehrt werden.

DIE SCHILDDRÜSE

Die Schilddrüse produziert Hormone, die den Stoffwechsel des Körpers regulieren. Sie wirken sich auf die Verdauung, den Appetit, die Gewichtszunahme oder -abnahme sowie auf allgemeine Angstzustände, Verstimmung und Müdigkeit aus.

UNTERFUNKTION DER SCHILDDRÜSE

Bei dieser Krankheit ist die allgemeine Aktivität des Körpers reduziert, so daß es zu Gewichtszunahme, Apathie und Depressionen kommt. Die Kräuterbehandlung besteht aus Nerventonika und einer Blasentang-Arznei, für die 2 Teile Blasentang mit 1 Teil Turnera, Brennesseln und Hafer kombiniert werden. Trinken Sie davon dreimal täglich 200 ml. Leichte Körperübungen wie Yoga oder Tai Chi Chuan regen die Schilddrüse an und halten die Energie im Fluß.

ÜBERFUNKTION DER SCHILDDRÜSE

Diese Erkrankung führt zu Hyperaktivität mit Rastlosigkeit, Beklemmung, Anspannung und Gewichtsverlust. Hier hilft eine Kombination aus Nervenrelaxanzien und Riementang, bestehend aus 2 Teilen Tang und je 1 Teil Brennnesseln, Baldrian und Schafgarbe.

DIE NEBENNIEREN

Die Nebennieren befinden sich direkt über den Nieren und scheiden das Hormon Adrenalin aus. In Streßsituationen wird Adrenalin ins Blut abgegeben, um den Körper auf einen Kampf oder eine Flucht vorzubereiten, indem der Herzschlag und der Blutdruck erhöht und die Atmung beschleunigt werden. Anhaltende Streßsituationen erschöpfen den Körper und verausgaben die Nebennieren.

KRÄUTERBEHANDLUNG

Es gibt mehrere Kräuter, die die Nebennierenfunktion stärken. Bei anhaltenden Streßsituationen helfen Borretsch und Ginseng. Als Tee oder Tinktur bauen sie die Nebennieren auf und revitalisieren den Körper. Zusätzlich kann Süßholz (*gan cao*) als Tonikum für die Nebennieren verwendet werden; es erweist sich als besonders hilfreich bei der Erholung von den Nebenwirkungen eines steroidhaltigen Medikaments.

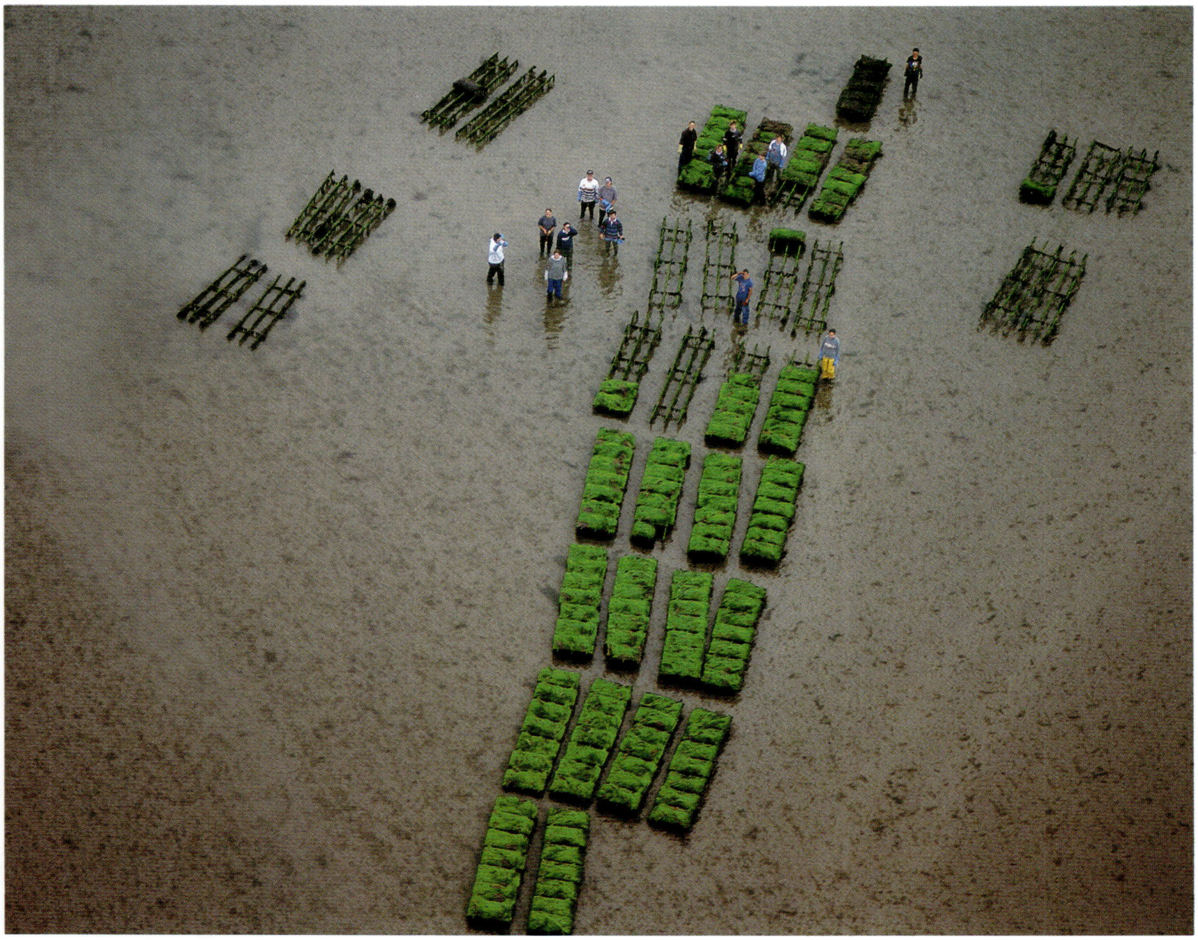

Riemen- und Blasentang sind zwei Seetangarten, die in Kombination mit anderen Kräutern bei der Regulierung der Schilddrüsenfunktion helfen.

DIE HAUT

Das größte Organ des Körpers ist die Haut. Zu ihren vielen Funktionen zählen Schutz, Ausscheidung und Tastsinn. Erkrankungen sind nur selten in der Haut selbst verursacht; viel häufiger sind sie Anzeichen für komplexe Prozesse, die den ganzen Körper betreffen.

Die Haut weist zwei Schichten auf, die Epidermis und die Dermis. Die Epidermis ist die äußere Schicht, die ihrerseits aus vier oder fünf Schichten besteht; besonders dick ist sie an Fußsohlen und Handflächen. Die Dermis bildet die innerste Schicht und birgt Blutgefäße, Nerven, Drüsen und Haarfollikel. In der Haut befinden sich zwei Arten von Drüsen: Die Talgdrüsen, die ein Öl absondern, das die Haut weich hält, und die Schweißdrüsen, die die Dermis durchstoßen und sich als Poren öffnen, durch die Salze, Wasser und Säuren als Schweiß ausgeschieden werden.

EINFLUSS AUF DEN KÖRPER

Die Haut scheidet rund ein Viertel der Abfallstoffe des Körpers aus. Jedes Hautproblem belastet auch die anderen drei Hauptausscheidungsorgane: Nieren, Lunge und Darm. Umgekehrt hat jede Fehlfunktion eines dieser Organe Auswirkungen auf die Haut. Durch die kühlend wirkende Transpiration reguliert sie die Temperatur des Körpers. Sie schützt die empfindlicheren Organe vor extremen Temperaturen, den gefährlichen Strahlen der Sonne und schädlichen Mikroorganismen.

DER CHINESISCHE ANSATZ

Die chinesische Heilkunde betrachtet die Haut als »äußere Lunge« und erklärt so z.B. die starke Wechselbeziehung zwischen Asthma und Ekzemen bei vielen Kindern. Chinesische Kräuter eignen sich besonders gut zur Behandlung von Hauterkrankungen. Viele der zur Heilung der Haut verwendeten Kräuter werden auch zur Unterstützung anderer Organfunktionen eingesetzt. Die Diagnose von Krankheiten aufgrund des Hautbildes ist fester Bestandteil der traditionellen chinesischen Medizin. Ein feuerroter

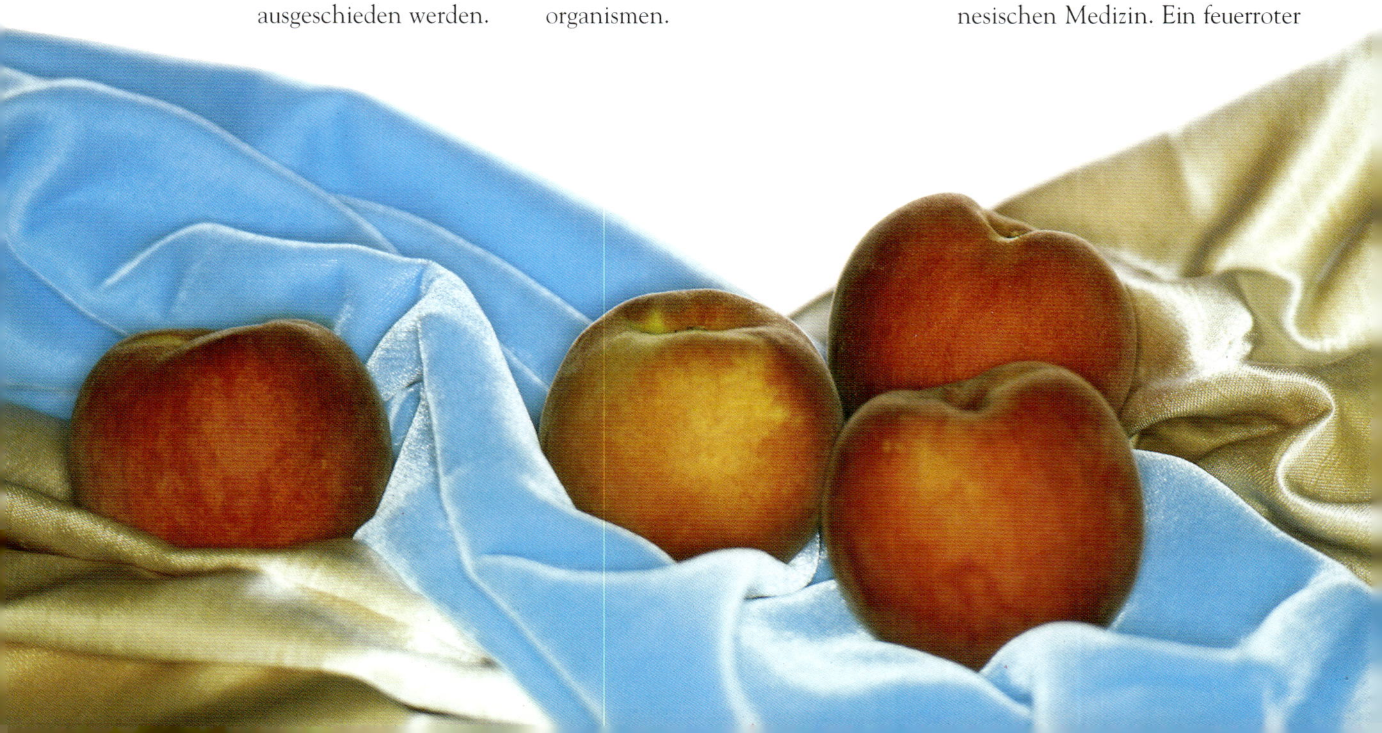

Die Haut reagiert auf eine Vielzahl von Reizen. Ihre Sensibilität variiert je nach Körperregion. Fingerspitzen und Gesicht sind sehr empfindlich, die Haut am Rücken dagegen ist es weniger.

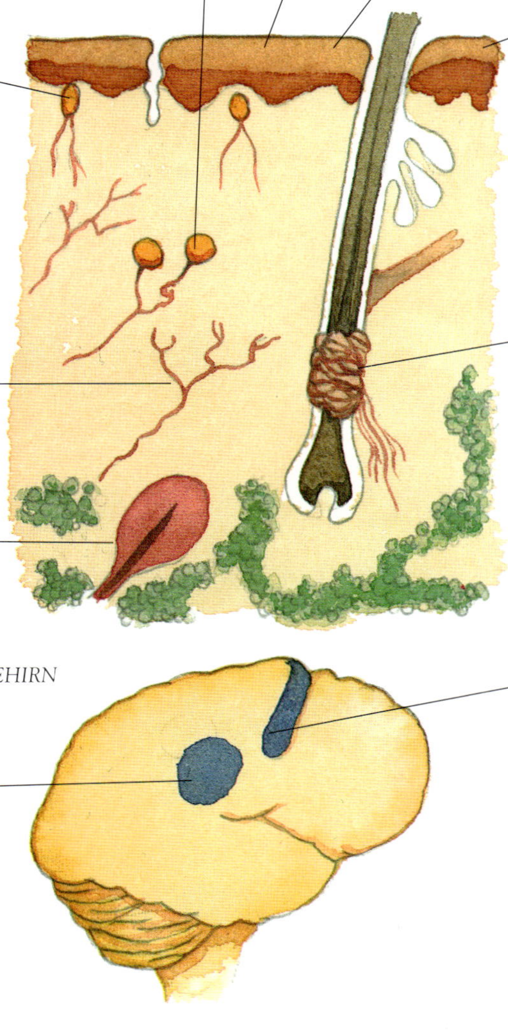

Ausschlag, der leicht blutet, hat seine Ursache in zu großer Hitze, schwitzende Haut wird durch überschüssige Feuchtigkeit verursacht, und trockene, spröde Haut deutet auf Feuchtigkeitsmangel hin. Die verwendeten Kräuter heilen den gesamten Körper. Hautveränderungen während des Heilungsprozesses erfordern wieder andere Kräuterbehandlungen, so daß sich die Konsultation eines chinesischen Kräuterheilkundigen empfiehlt.

PRÄVENTION VON HAUTERKRANKUNGEN

Es gibt viele Hauterkrankungen und somit auch viele Ursachen, die jedoch nur schwer verallgemeinert werden können. Der Grund für die Erkrankung einer Person muß nicht für einen anderen Betroffenen gelten. Manche Hautkrankheiten, wie Ekzeme und Schuppenflechte, sind zum Teil erblich. Andere, z.B. Akne, können sich zu bestimmten Zeiten im Leben des Patienten verschlimmern. Jede Hautveränderung erfordert eine individuelle Beratung zu ihrer Behandlung und Vorbeugung. Eine gesunde Ernährung mit viel Obst und Gemüse, reichlich Wasser, Sport, frische Luft

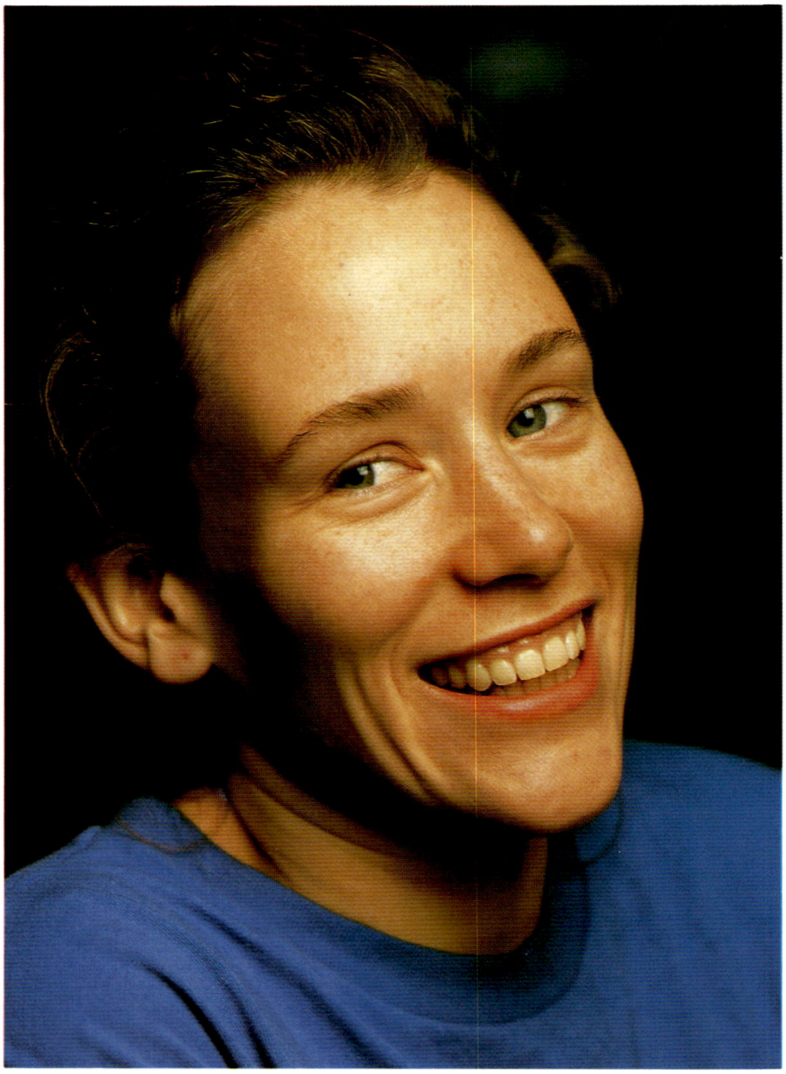

Eine gesunde, ausgewogene Ernährung und reichlich Wasser bewahren die Haut vor Unreinheiten.

und Ausgeglichenheit unterstützen die Gesundheit der Haut.

BESCHWERDEN

Hautprobleme variieren in einer außerordentlichen Bandbreite, von den chronischen Beschwerden wie Ekzeme und Schuppenflechte, bis hin zu allergischen Reaktionen wie Ausschlag und Nesselfieber. Bakterielle, virale und Pilzinfektionen können Akne, Furunkel, Warzen, Herpes und Fußpilz auslösen. Diese Erkrankungen, aber auch äußerliche Hautverletzungen wie Prellungen, Verbrennungen und Wunden werden nachfolgend vorgestellt.

EKZEME

Ein Ekzem ist eine juckende Hauterkrankung. Es kann in Form von rotem Ausschlag oder nässenden Bläschen auftreten, die sich beim Abheilen zu trockener, rissiger Haut wandeln. Dauerhafte Ekzeme können sich als trockene, schuppige, harte Haut zeigen. Wenn die Haut durch Kratzen verletzt wird, kann sie sich infizieren und weitere Entzündungen auslösen. Empfohlen wird das Tragen von Baumwollkleidung sowie die Verwendung von reiner Seife und Waschmitteln für empfindliche Haut. Wasser, besonders wenn es stark gechlort ist, kann die Haut austrocknen, so daß man am besten Öl ins Badewasser gibt und hinterher eine Feuchtigkeitscreme aufträgt. Ekzeme können durch Haustiere oder Heuschnupfen verschlimmert werden. Auch Streß kann Ekzeme auslösen.

ERNÄHRUNG

Ekzeme können auch durch Nahrungsmittelallergien, zum Beispiel gegen Milchprodukte, Eier oder Weizen, ausgelöst werden. Weitere Allergene sind Zitrusfrüchte, Tomaten, Schokolade, Schweinefleisch, Rindfleisch, Pfeffer und Auberginen. Um eine Überempfindlichkeit festzustellen, sollte man eines dieser Lebensmittel 10 Tage lang meiden, es dann wieder auf die Speisekarte setzen und die Reaktion beobachten. Es kann auch ein Nährstoffmangel vorliegen, der sich durch Präparate aus Nachtkerzenöl, den Vitaminen A, B, C und E und den Mineralien Zink, Magnesium, Kalzium und Eisen beheben läßt.

KRÄUTERBEHANDLUNG

Ein heißer Kräutertee aus Sonnenhut und Schafgarbe reinigt das Blut und stärkt das Immunsystem. Zur Unterstützung der Nebennieren sollten Borretsch und Süßholz hinzugegeben werden, vor allem, wenn Steroidcremes benutzt wurden oder gerade abgesetzt werden. Täglich 600 ml Abkochung aus Klette, Rotklee und Brennessel reinigen die Haut. Einige Tropfen Kamillen- oder Melissenöl äußerlich angewendet beruhigen trockene Haut ebenso wie ein Aloe-vera-Gel oder eine Beinwellsalbe. Ein Bad mit Lavendelöl, Meersalz oder Apfelessig oder eine Kompresse aus Ringelblume, Klette oder Krausem Ampfer helfen, wenn sich das Ekzem infiziert hat.

SCHUPPENFLECHTE

Menschen mit heller Haut sind am häufigsten von Psoriasis betroffen. Rote, oftmals erhabene Hautbereiche produzieren überschüssige Epidermis, die juckt und sich schuppt. Die Schuppenflechte bessert sich häufig durch Sonnenlicht und Meerwasser. Streß, Nahrungsmittelallergien und Vitaminmangel können sie, ähnlich wie das Ekzem, noch verschlimmern.

KRÄUTERBEHANDLUNG

Die Nerventonika Kamille, Helmkraut, Eisenkraut und Melisse beruhigen das Nervensystem und können täglich eingenommen werden. Bei hohem Blutdruck oder Herzrhythmusstörungen sind Herzgespann oder Lindenblüten zu bevorzugen. Ein Aufguß oder eine Abkochung aus Klette, Brennesseln, Labkraut und Krausem Ampfer reinigt das Blut (siehe Kapitel Zubereitung).

AKNE

Akne entsteht oft bei hormonellen Umstellungen in der Pubertät oder beim Eintreten der Menopause. Auch die Ernährung kann eine wichtige Rolle spielen, so daß nach Möglichkeit fette Speisen, Milchprodukte, Schokolade, Alkohol, Süßigkeiten, Tee und Kaffee vermieden und statt dessen viel frisches Obst und Gemüse gegessen werden sollte. Unterstützend wirkt ein Kräutertee aus Löwenzahnwurzel, Klette, Labkraut und Sonnenhut. Frauen können zur Behebung des hormonellen Ungleichgewichts täglich Mönchspfeffer einnehmen. Durch 5- bis 10minütige Dampfbäder mit einem Aufguß aus Lavendel, Kamille oder Thymian werden die Poren gereinigt. Eine anschließende Spülung mit Rosenwasser, Honigwasser oder einem verdünnten Ringelblumentee strafft und schließt die Poren.

NESSELFIEBER

Urtikaria ist eine allergische Hautreaktion, die als roter Ausschlag auftritt. Falls sie auch Mund und Lippen befällt, sollte unverzüglich ein Arzt gerufen werden. Es ist wichtig, das Allergen zu identifizieren, meist handelt es sich um ein Nahrungsmittel, ein Parfüm, einen Insektenstich oder zu starke Sonneneinstrahlung.

KRÄUTERBAD UND -KOMPRESSE

Ein starker Aufguß aus Klette oder Vogelmiere als Badezusatz lindert den Juckreiz und die Entzündung. Hilfreich ist auch eine Kompresse mit einer starken Abkochung aus Klettenwurzel und Krausem Ampfer.

LINDERNDE CREME

Juckreiz und Entzündung werden durch eine Creme aus Vogelmiere und Kamille (siehe Kapitel Zubereitung) gelindert. Die Vogelmiere wirkt kühlend, die Kamille beruhigt die Hautreizung.

ABSZESSE UND FURUNKEL

Abszesse und Furunkel sind eitrig entzündete Hautaufbrüche. Sie treten auf, wenn die Haut mit Bakterien (meist Staphylo- oder Streptokokken) infiziert wird, und müssen sowohl innerlich als auch äußerlich behandelt werden. Kräuter wie Sonnenhut und Knoblauch stärken das Immunsystem. Eine Mischung aus Klette, Brennessel und Kermesbeere kann das Abklingen der Infektion unterstützen. Das wiederholte Entstehen von Furunkeln kann darauf hindeuten, daß der Körper erschöpft ist und Ruhe und Entspannung braucht. Wenn die Furunkel nicht nach wenigen Tagen aufbrechen oder wenn Fieber entsteht, sollte man einen Arzt rufen.

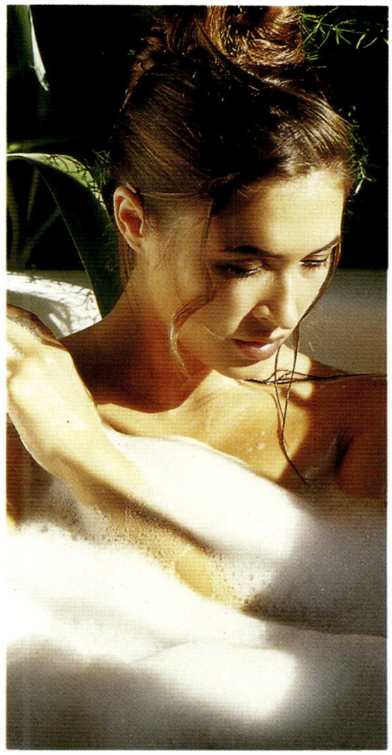

Ein Bad mit Kamille, Klette oder Vogelmiere lindert akutes Nesselfieber.

KRÄUTERBEHANDLUNG

Dreimal täglich für ungefähr eine Stunde sollten Sie eine Breiauflage aus Fuchsulme und Eibischblättern auflegen. Sie sollte so heiß wie möglich angewendet werden. Auch eine Kompresse aus Klette, Beinwell oder chinesischem Löwenzahn (*pu gong ying*) hat sich als hilfreich erwiesen.

KOHLUMSCHLAG

Einige innere Blätter eines Weißkohls werden gewaschen, die dicken Rippen entfernt und die Blätter mit der Teigrolle weichgeklopft. Mit einer Bandage werden die Blätter auf die Infektion gelegt. Nach einer halben Stunde sollten Sie sie durch frische Blätter ersetzen.

WARZEN

Warzen werden durch eine Virusinfektion verursacht und breiten sich bei einer schwachen Abwehr aus. Die Behandlung muß innerlich und äußerlich erfolgen. Tees aus Labkraut, Kermesbeere und Zahnwehholz reinigen das Lymphsystem und stärken den Körper. Äußerlich wird einen Monat lang regelmäßig zweimal täglich eine Tinktur aus Lebensbaum (*Thuja occidentalis*) angewendet. Darüber hinaus kann man Vitamin-E- oder Knoblauchöl auftragen, damit die Warzen wieder verschwinden.

HERPES SIMPLEX

Diese verbreitete Virusinfektion, die meist schon in jungen Jahren den Körper befällt, bleibt unbemerkt, bis die Abwehrkraft des Körpers geschwächt ist. Gesichtsherpes kann durch verschiedene Faktoren ausgelöst werden, etwa durch andere Infektionen, Menstruation, Streß oder ungesunde Ernährung. Die Behandlung umfaßt eine Stärkung der Immunabwehr durch hohe Dosen Vitamin C (1 g täglich) und eine Verbesserung der Ernährung und der Lebensweise. Eine Abkochung aus Sonnenhut, Labkraut, Hafer und Kermesbeere, zwei Wochen lang zweimal täglich getrunken, reinigt das Lymphsystem (siehe Kapitel Zubereitung). Eine Lotion aus Sonnenhut und Myrrhe oder ein lokal angewendeter, industriell hergestellter Extrakt aus *Melissa officinalis* kann ebenfalls gegen Gesichtsherpes helfen.

FUSSPILZ

Fußpilz ist hochgradig ansteckend und breitet sich an warmen, feuchten Orten wie Badezimmern und Schwimmbädern aus. Zur Vorbeugung sollte man eigene Waschlappen und Handtücher verwenden. Teemischungen aus Sonnenhut, Brennessel, Löwenzahnwurzel, Klette und Pfefferminze stärken das Immunsystem. Zur äußerlichen Anwendung dienen Lavendel-, Teebaum- oder Thymianöl. Teebaumöl kann die Haut reizen, deshalb wird es am besten in einem Trägeröl benutzt. Der betroffene Bereich sollte dreimal täglich mit Tinkturen aus Myrrhe, Sonnenhut oder Gelbwurzel betupft werden.

CHRONISCHE PILZINFEKTIONEN

Pilzinfektionen können recht hartnäckig sein und eine Langzeitbehandlung erfordern. Sie treten in Form von Schuppen, Akne oder Ekzemen auf und benötigen möglicherweise eine professionelle medizinische Behandlung. Wichtig ist eine gesunde Ernährung und die Vermeidung von Speisen, die Zucker und Hefe enthalten, etwa Brot und Kuchen. Auf Alkohol und Essig sollte man auch verzichten. Trinken Sie statt Kaffee und schwarzem Tee besser Tabebuia- und Ringelblumentee, um die Pilzinfektionen zu bekämpfen und das Immunsystem zu stärken. Knoblauchkapseln und eine Mischung aus Sonnenhut-, Löwenzahnwurzel- und Klettentinkturen reinigen den

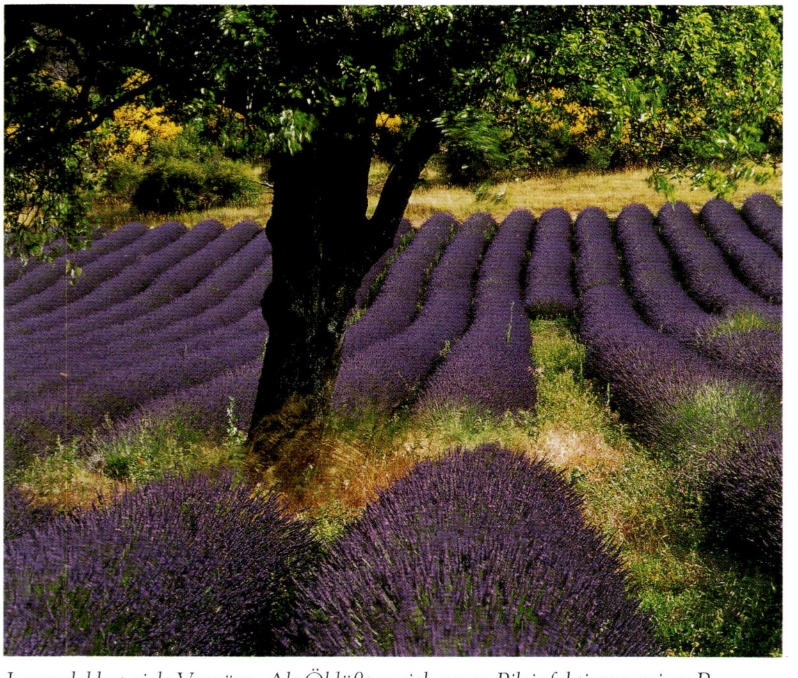

Lavendel hat viele Vorzüge. Als Öl läßt er sich gegen Pilzinfektionen wie z.B. Fußpilz einsetzen, er wirkt aber auch als Antiseptikum bei Hautinfektionen.

Eine Wunde muß gesäubert werden, um einer Infektion vorzubeugen. 1 TL Johanniskrauttinktur mit etwas Wasser vermischt kann als Antiseptikum dienen.

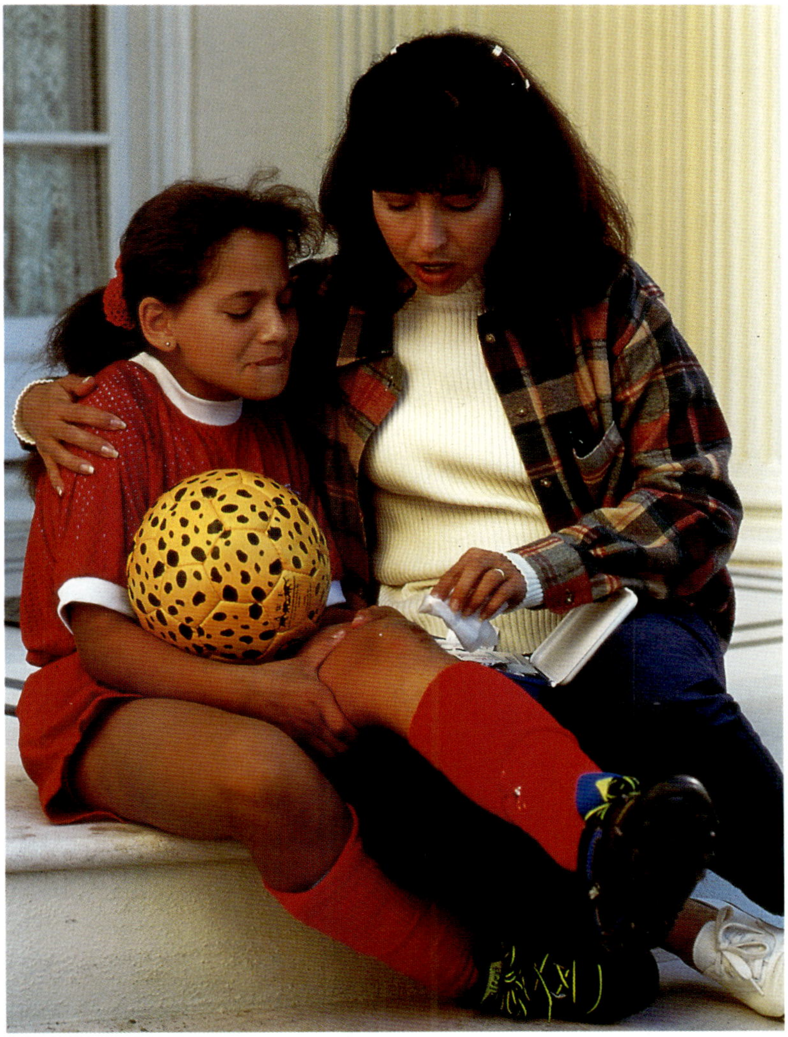

gesamten Organismus. Die hier vorgeschlagenen Öle und Tinkturen werden auch äußerlich auf die befallenen Stellen aufgetragen.

WUNDEN

Es gibt viele Kräuter zur Heilung von Wunden, Schnitten und Kratzern, die darüber hinaus auch das Narbengewebe reduzieren. Das bekannteste Kraut ist die Ringelblume oder Calendula (siehe S. 111). Die Wunde oder der Schnitt muß vor dem Auftragen der Salbe absolut sauber sein. Als Antiseptika dienen auch 1 Teelöffel Johanniskrauttinktur oder einige Tropfen Lavendel- oder Thymianöl. Weitere Kräuter, die für Kompressen benutzt werden können, sind Holunder und Gelbwurzel.

PRELLUNGEN

Eine Prellung muß zunächst mit einer kalten Kompresse gekühlt werden, damit die Schwellung und das Hämatom zurückgehen. Dazu wird ein sauberes Tuch in Zaubernußdestillat oder in eine Mischung aus 1 Teelöffel Arnika- oder Ringelblumentinktur und 200 ml Wasser gelegt. Ein Glas Wasser mit einem Tropfen Arnikatinktur wirkt einem Schock entgegen. Der betroffene Bereich sollte mit Arnikagel, -creme oder -salbe eingerieben werden, bis die Prellung verschwunden ist. Arnika und Beinwell dürfen keinesfalls auf offene Wunden aufgetragen werden!

ARNIKATINKTUR

Frische Arnikablüten und 70%iger Alkohol werden zu gleichen Teilen (oder 1 Teil getrocknete Blüten und 10 Teile Alkohol) in einem Glasgefäß vermischt und fest verschlossen. Die Mischung wird zwei Wochen lang jeden Tag geschüttelt und dann durch ein Preßtuch gefiltert. Nach zwei Tagen wird die Tinktur erneut gefiltert, bis sie klar ist.

VERBRENNUNGEN

Verbrannte Hautstellen müssen sofort unter kaltes Wasser gehalten werden. Ein Gel aus Aloe Vera ist sehr wirkungsvoll, da es die Haut bei der Heilung unterstützt und sie kühlt. Auch Lavendelöl und Ringelblumensalbe sind wirksam. Gegen den Schmerz hilft eine in Zaubernußdestillat oder in einen Aufguß aus Beinwell, Holunder oder Ringelblume getauchte Kompresse.

DAS HERZ-KREISLAUF-SYSTEM

Dieses lebenswichtige System versorgt den gesamten Organismus mit Blut, welches wiederum Nährstoffe und Sauerstoff in jede einzelne Zelle trägt. Anschließend transportiert es die Abfallprodukte wieder ab, die dann von Lunge, Nieren und Leber ausgeschieden bzw. abgebaut werden.

Das Kreislaufsystem besteht aus dem Herzen und den Blutgefäßen. Das Herz fungiert als Pumpe, die das sauerstoffreiche Blut von den Lungen durch die Arterien in das feine Netzwerk von Blutgefäßen drückt, das die Zellen versorgt. Die Abfallprodukte werden dann vom Blut durch die Venen zum Herzen transportiert, das es weiter zu den Lungen pumpt.

EINFLUSS AUF DEN KÖRPER

Jede Erkrankung eines Körperteils oder eines Organs belastet das Herz-Kreislauf-System. Auch eine Infektion oder ein gebrochener Knochen benötigt die zusätzliche Hilfe dieses Systems, um die Abfallstoffe abzutransportieren oder das Gewebe zu regenerieren. Eine mangelnde Durchblutung manifestiert sich in kalten Händen und Füßen, Erfrierungen, Krämpfen und Krampfadern. Zu hoher oder niedriger Blutdruck, Arteriosklerose und Herzrhythmusstörungen belasten das Herz. All diese Beschwerden lassen sich mit Kräutern behandeln.

DER CHINESISCHE ANSATZ

In der chinesischen Heilkunde wird das Herz als der »oberste Kontrolleur« angesehen. Der Herzschlag hilft, die anderen Organe zu stabilisieren. Das Herz birgt das *shen*, den Geist des Friedens, das all unsere Handlungen leitet und steuert. Beschwerden eines »gestörten *shen* des Herzens« und Arzneien hierfür werden im Abschnitt über das Nervensystem beschrieben. Chinesische Heilmittel zur Nährung

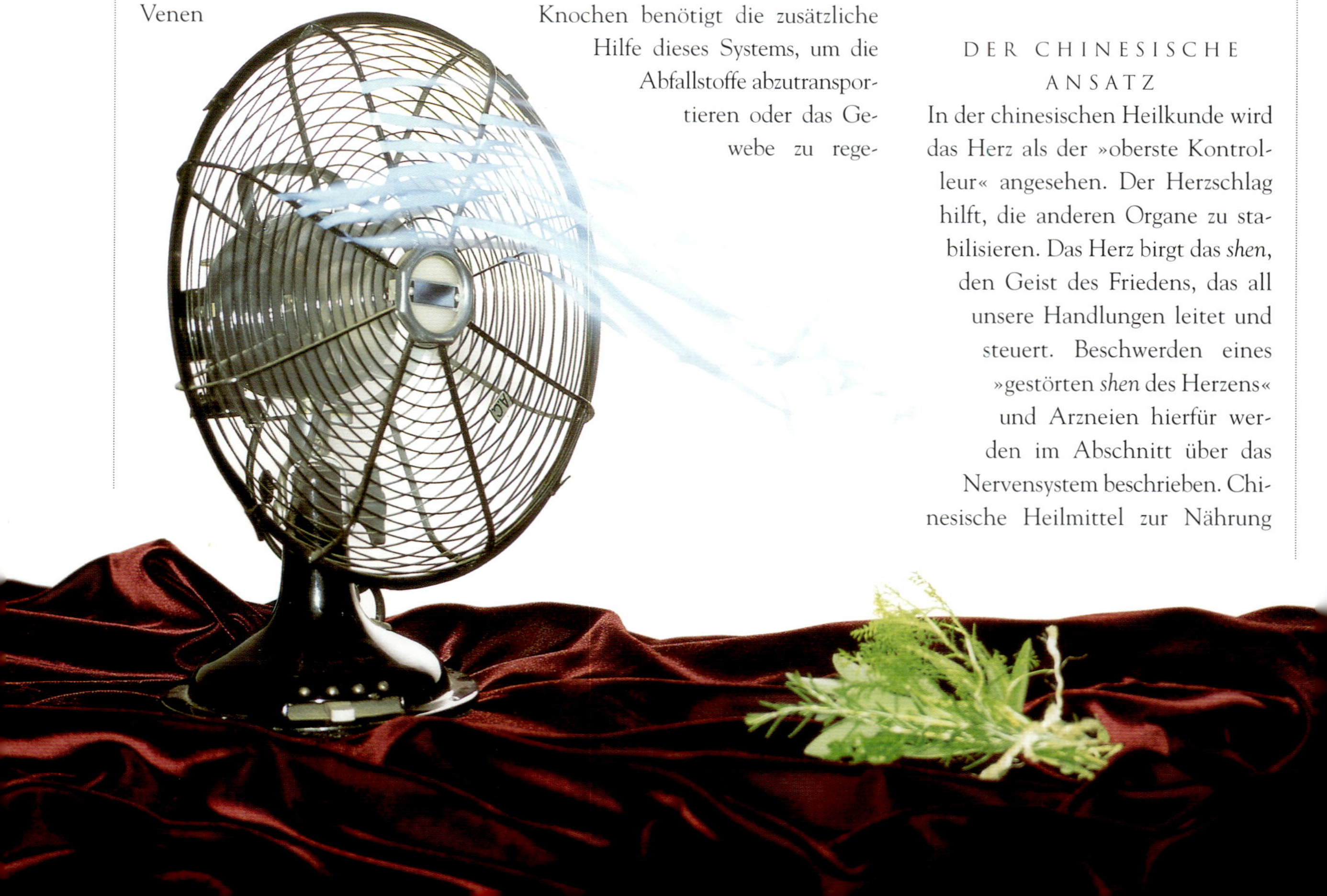

des Blutes, die bei Anämie und Durchblutungsstörungen helfen, finden sich hier.

PRÄVENTION VON KREISLAUFSTÖRUNGEN

Kreislauferkrankungen vorzubeugen ist sinnvoller, als sie zu therapieren. Äußerst wichtig sind dabei richtige Ernährung, Bewegung und eine vernünftige Lebensweise. Solcherart hat man es selbst in der Hand, ob es zu einer Erkrankung kommt oder nicht. Die Kräutertherapie kann ihren Teil zu einer vorbeugenden Behandlung beitragen.

CHOLESTERINARME ERNÄHRUNG

Cholesterin ist eine teils im Körper produzierte, teils mit der Nahrung aufgenommene seifige Fettsubstanz, die im Blutserum nicht löslich ist und an Lipoproteine gekoppelt transportiert wird. Eine ungesunde, fettreiche Ernährung hebt den Cholesterinspiegel im Blut, was zu einer Verstopfung der Arterien führen kann. Der Verzicht auf Zucker, Butter, Sahne, fettes Fleisch, Hartkäse, Kurzgebratenes und Eier verhilft zu einem niedrigen Cholesterinspiegel. Zu empfehlen sind frisches Obst und Gemüse, Vollkornprodukte und Hülsenfrüchte.

RAUCHEN

Rauchen übt eine enorme Schadwirkung auf Herz und Kreislauf aus, die bis heute noch nicht ganz erforscht ist. Man nimmt an, daß Nikotin und Kohlenmonoxid das Herz schneller schlagen lassen und das Blut verdicken. So erhöhen sie die Gefahr von Blutgerinnseln. Durch Rauchen hervorgerufene Herzinfarkte und Durchblutungsstörungen zählen zu den großen Problemen der westlichen Zivilisation.

Das Herz-Kreislauf-System

Das kardiovaskuläre System ist das Transportsystem des Körpers, das dem Körpergewebe u.a. Sauerstoff, Nährstoffe und Hormone zuführt.

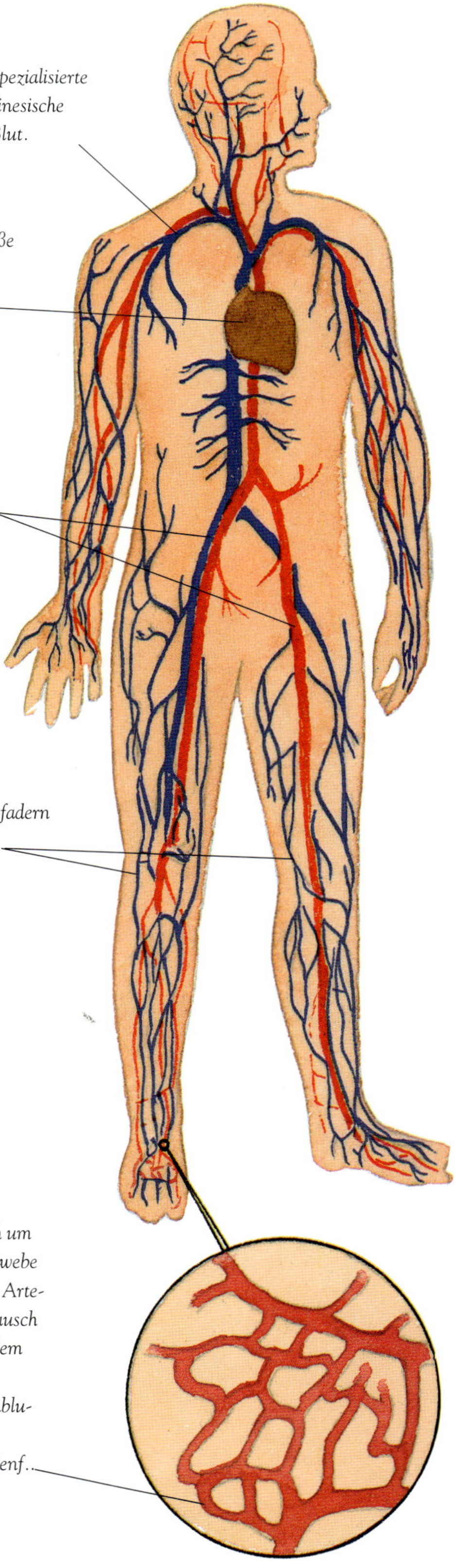

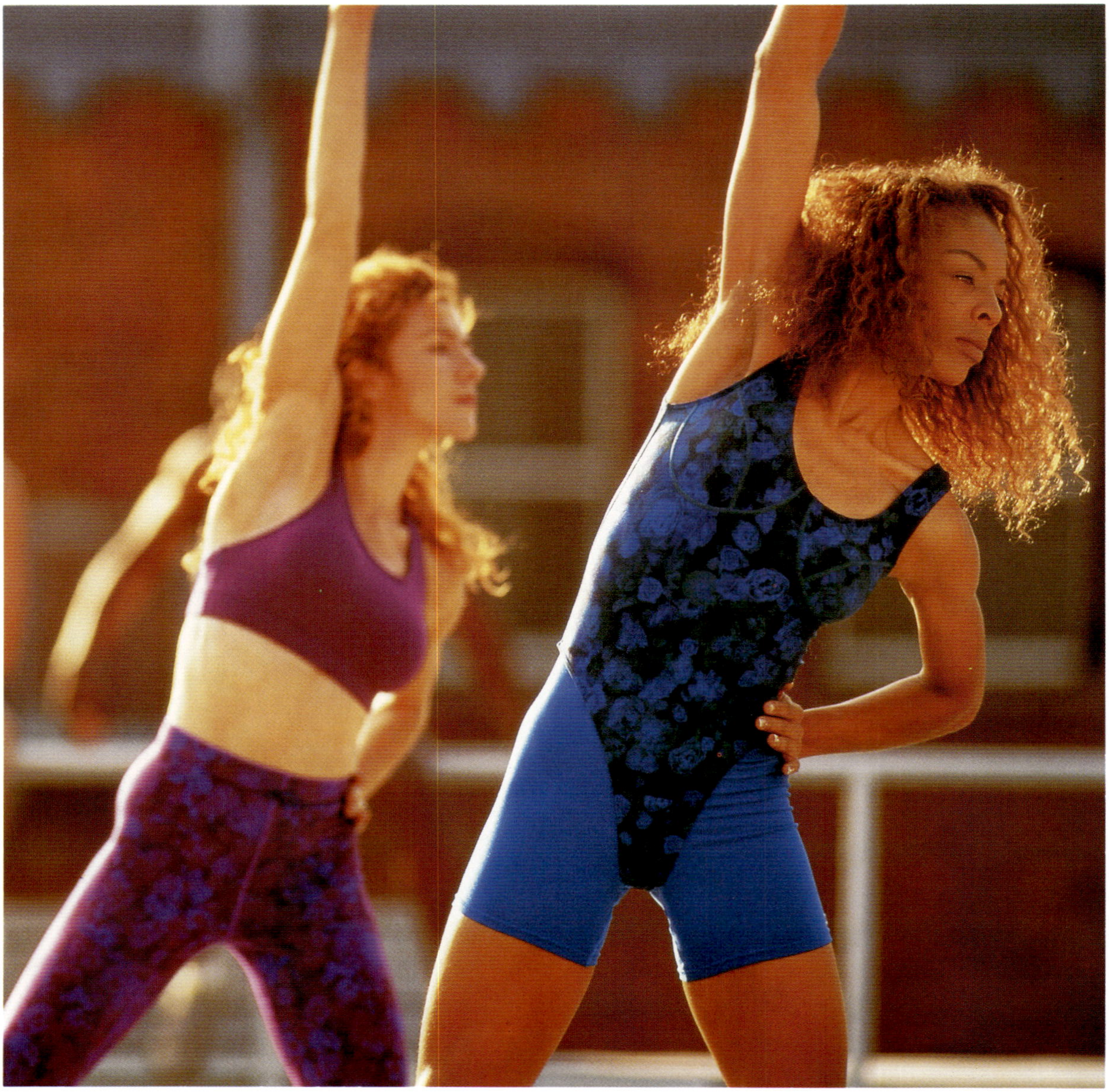

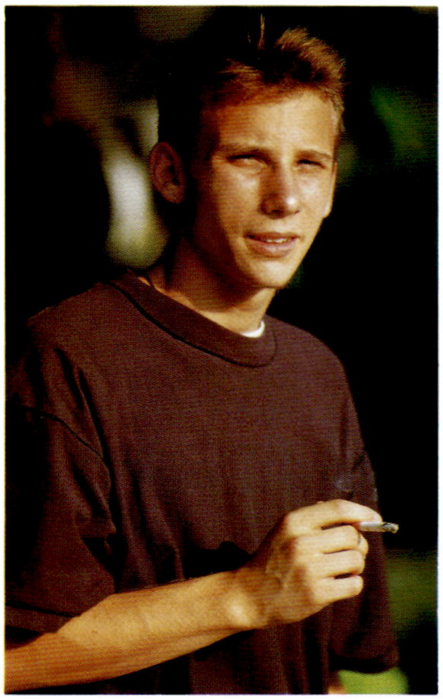

Gymnastik hält uns fit und gesund, besonders in Anbetracht der modernen bewegungsarmen Lebensweise. Rauchen erhöht das Risiko einer Kreislauferkrankung.

SPORT

Aerobic belastet kontrolliert Herz und Lunge und erhält das Kreislaufsystem gesund. Schlägt das Herz schneller, wird die Atmung intensiviert und die Blutzirkulation verbessert. Heutzutage mangelt es fast jedem an körperlicher Betätigung, und es ist ratsam, Sport zu treiben und sich fit zu halten.

STRESSBEWÄLTIGUNG

Streß ist ein weiterer Faktor, der Gesundheitsprobleme des kardiovaskulären Systems herbeiführen kann. Zu den Symptomen zählen Herzrhythmusstörungen, Brustschmerz und Krämpfe. Es sei dahingestellt, ob Streß auch positive Auswirkungen haben kann, aber von den Alltagsbelastungen müssen wir uns alle erholen. Kräuterheilmittel helfen, Streßsymptome zu lindern.

HERZBESCHWERDEN

Im folgenden werden Beschwerden beschrieben, die das Herz betreffen. Die Kräuterheilkunde hat im Hin-

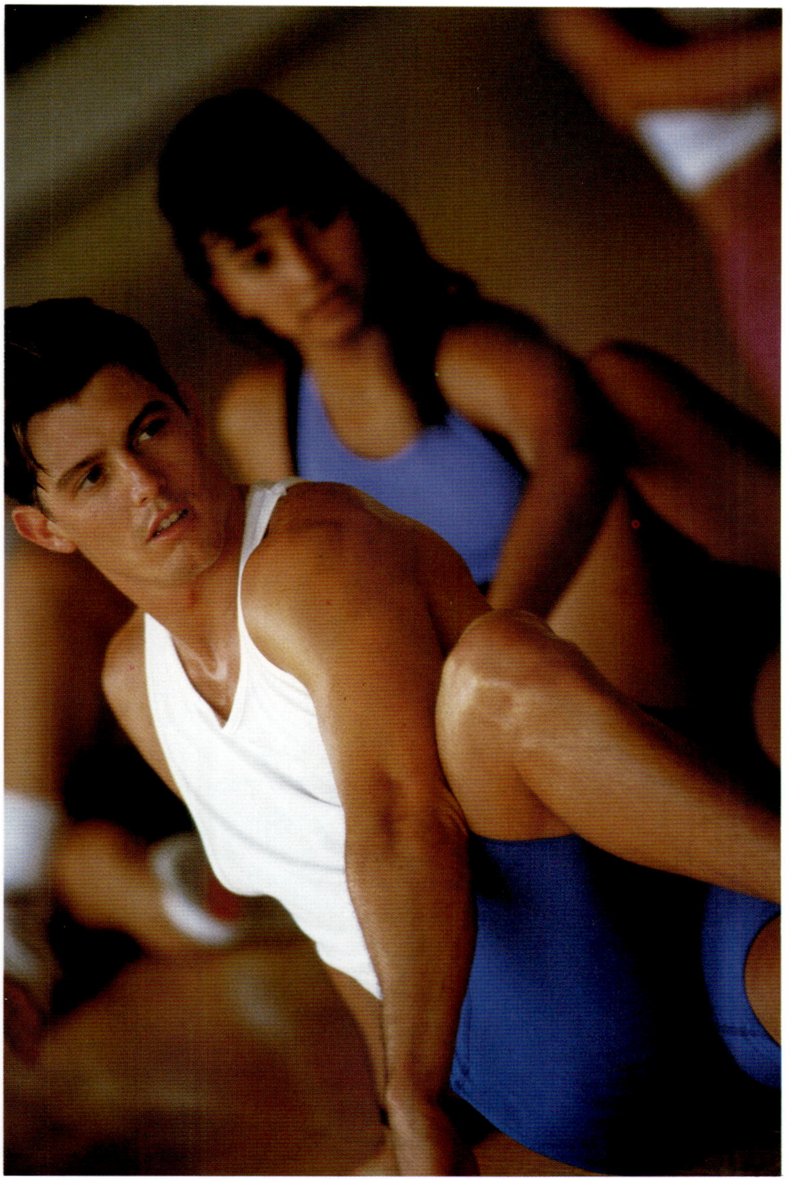

Aerobic läßt das Herz schneller schlagen und intensiviert die Atmung, so daß der Sauerstoff effizienter durch den Körper transportiert wird.

blick auf die Vorbeugung von Komplikationen und die Heilung von Kreislauferkrankungen viel zu bieten. In diesem Abschnitt wird es unter anderem um Herzrhythmusstörungen, Arteriosklerose, zu hohen und zu niedrigen Blutdruck, Krampfadern, Durchblutungsstörungen in Händen und Füßen, Erfrierungen und Krämpfe gehen. Außerdem finden Sie auch Vorschläge für Bluttonika bei Anämie. Gravierendere Herzbeschwerden sollten immer unter medizinischer Aufsicht behandelt werden.

HERZRHYTHMUS-STÖRUNGEN

Ein schneller oder unregelmäßiger Puls kann viele Ursachen haben und stellt in den meisten Fällen keine Belastung für das Herz dar. So können etwa Angst, Aufregung, Streß und Beklemmung leichte Herzrhythmusstörungen auslösen. Wenn sie aber häufig und regelmäßig auftreten, muß man unbedingt einen Arzt aufsuchen. Eine diagnostizierte nervöse Tachykardie (Herzjagen) ist ein Hinweis darauf, daß die Herzrhythmusstörungen durch Streß und Beklemmung ausgelöst wurden. Eine Kräuterbehandlung kann zur Stabilisierung des Pulses beitragen. Nikotin und Koffein sind zu meiden, da sie das Herz zu sehr stimulieren. Weißdorn sollte nicht ohne ärztliche Absprache genommen werden, wenn Herzmittel verordnet sind.

KRÄUTERBEHANDLUNG
Ein Aufguß aus 2 Teilen Herzgespann und 1 Teil Baldrian ergibt einen entspannenden und beruhigenden Tee. Bei einem hohen Maß an Streß helfen beruhigende Kräuter wie etwa Helmkraut, Passionsblume, Kamille oder Lindenblüten. Ein Aufguß aus diesen Kräutern, einzeln oder in Kombination, sollte dreimal täglich oder nach Bedarf getrunken werden. Bei Herzschwäche, Arteriosklerose oder zu hohem Blutdruck verwende man zusätzlich Weißdornbeeren. Sie sind ein hervorragendes Herztonikum und helfen, die Herzfunktion zu normalisieren.

ARTERIO-SKLEROSE

Bei diesem Krankheitsbild verdicken und verhärten sich die Arterienwände. Anfänglich dringt Blut in das Gefäßwandgewebe ein. Cholesterinhaltige Fettablagerungen am Endothel behindern den Fluß. Kommen schließlich Kalkablagerungen und Narbengewebe hinzu, kann das Gefäß ganz verstopft werden. Gefäßwandverhärtung kann die Aorta und Arterien von Herzen und Gehirn betreffen.

BLUTHOCHDRUCK

Bluthochdruck ist eine ernstzunehmende Erkrankung, die einer sorgfältigen Kontrolle bedarf. Seine Ursachen sind nicht immer leicht zu bestimmen und von vielerlei Faktoren bedingt.

BEOBACHTUNG DES BLUTDRUCKS

Unser Blutdruck schwankt im Tagesverlauf, Streß und Aufregung können ihn beeinflussen. Oftmals läßt auch der Vorgang der Messung selbst den Blutdruck ansteigen, insbesondere, wenn man lange darauf warten mußte. Es empfiehlt sich daher, den Blutdruck über einen längeren Zeitraum hinweg zu beobachten. Eine Behandlung im Frühstadium kann davor bewahren, daß Bluthochdruck zum Dauerzustand wird und dann eine tägliche Medikation erforderlich macht.

PRÄVENTION

Arteriosklerose gehört zu den häufigsten Todesursachen in der westlichen Welt. Sie wird durch zu hohen Blutdruck, fettreiche Ernährung, Bewegungsmangel, übermäßigen Genuß von Tee, Kaffee und Alkohol und durch Rauchen verschlimmert. Nahrungsmittel, die den Cholesterinspiegel senken, etwa Sojabohnen, Tofu, Kleie und Haferflocken, Zitronen, Knoblauch, Lauch, Zwiebeln und Sprossen, sollten auf dem Speiseplan stehen.

KRÄUTERBEHANDLUNG

Die Kräutertherapie beinhaltet u. a. die Verwendung von Lindenblüten, die bei längerfristiger Anwendung gegen die Ablagerung von Cholesterin helfen. Man kann sie dreimal täglich als Tee trinken. Weißdornbeeren kräftigen den Herzmuskel, während Schafgarbe oder Löwenzahnwurzel harntreibend wirken und so die Durchblutung der Nieren fördern.

ENTSPANNUNG UND BEWEGUNG

Streß und Anspannung führen zu einer Muskelkontraktion, die die Blutgefäße verengt und den Puls negativ beeinflußt. Entspannung, Yoga und Massage können dem Körper helfen, Spannungen zu lösen und die Durchblutung zu verbessern. Kräuterbäder und aromatherapeutische Öle wie Lavendel, Rose und Melisse tragen dazu bei, Spannungen und Belastungen abzuschütteln. Regelmäßige körperliche Bewegung fördert die Durchblutung und hilft, sich zu entspannen.

ERNÄHRUNG

Eine fett- und kohlenhydratreiche Ernährung führt häufig zu einem hohen Cholesterinspiegel, der wiederum eine Verstopfung der Arterien begünstigen kann. Diese Speisen sollten ebenso wie Tee, Kaffee, Alkohol und Nikotin vermieden werden. Statt ihrer sollte der Speiseplan reichlich frisches Obst und

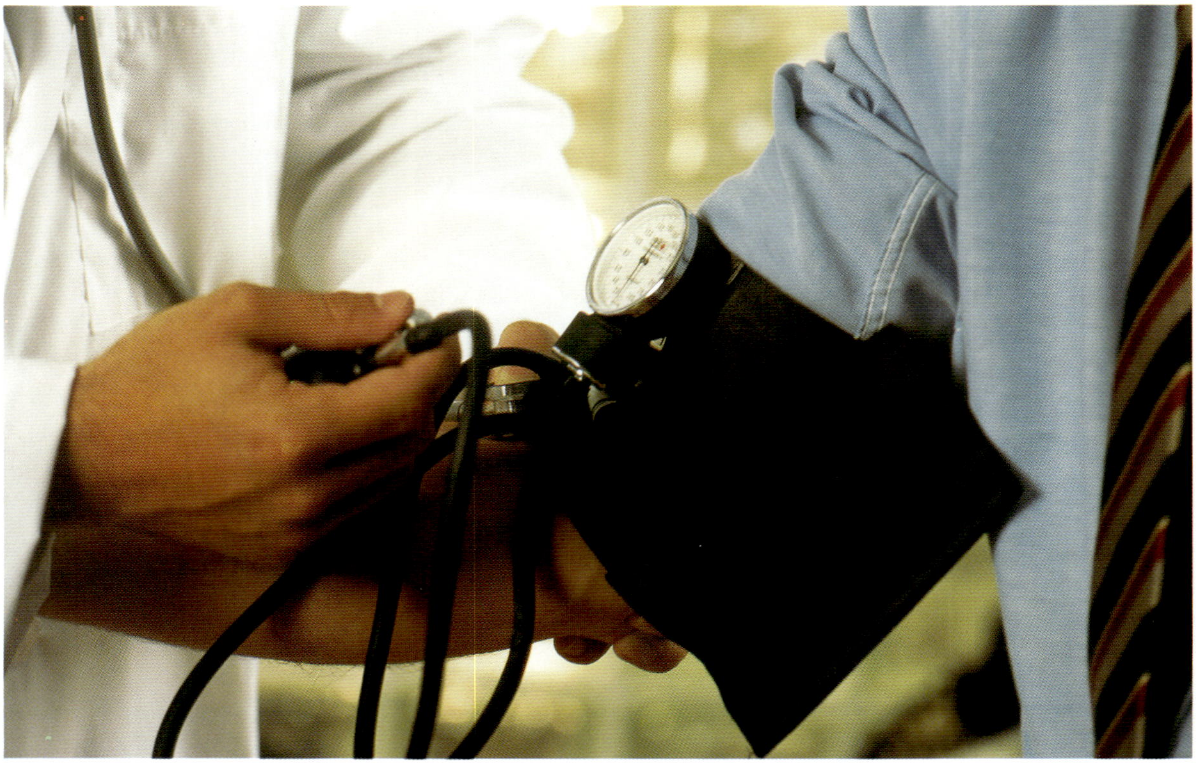

Eine sinnvolle Kontrolle des Blutdrucks bedarf Messungen über einen längeren Zeitraum. Eine Kräuterbehandlung schon bei den ersten Anzeichen eines zu hohen Blutdrucks kann schwerwiegende Folgen verhindern.

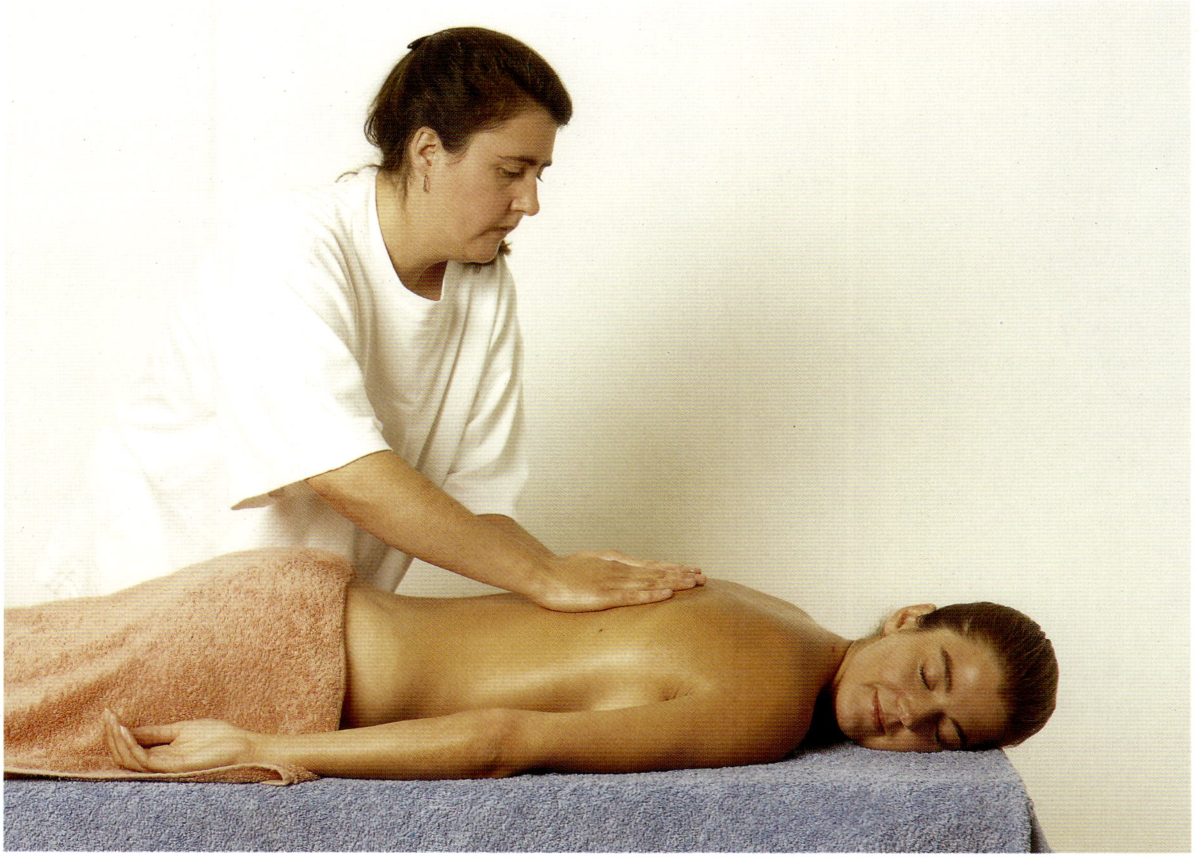

Massage, Yoga und andere Entspannungstechniken können die Durchblutung verbessern helfen. Aromatherapeutische Öle wie Lavendel, Rose und Melisse unterstützen dies.

Gemüse, Nüsse und Vollkornprodukte aufweisen. Roher Knoblauch oder Knoblauchkapseln tragen zu einer Senkung des Blutdrucks und des Cholesterinspiegels bei.

KRÄUTERBEHANDLUNG

Die Kräuterbehandlung umfaßt eine Mischung aus Weißdornbeeren, Lindenblüten, Brennesseln und Herzgespann. Die Weißdornbeeren und das Herzgespann sind Tonika fürs Herz und tragen zur Regulierung seiner Funktionen bei. Herzgespann und Lindenblüten sind Relaxanzien; letztere eignen sich hervorragend zur Beseitigung von Cholesterinablagerungen. Brennessel wirkt stärkend auf den gesamten Organismus und belebt den Blutfluß. 600 ml sind die Tagesdosis für einen Kräuteraufguß. Bei großem Streß empfiehlt sich die Zugabe von Baldrian, Passionsblume oder Helmkraut. Wasserretention kann mit harntreibenden Kräutern wie Löwenzahn oder Schafgarbe behandelt werden, die zur oben genannten Mischung getrockneter Kräuter hinzugefügt werden. Frische Löwenzahnblätter können in einem Salat zubereitet werden.

CHINESISCHE KRÄUTERBEHANDLUNG

Die chinesische Rezeptur *Er Ming Zuo Ci Wan* kann zur Behandlung von Bluthochdruck herangezogen werden. Sie hilft, die *Yin*-Energie zu nähren, die im Alter und durch Überarbeitung häufig geschwächt wird. Darüber hinaus wirkt sie gegen Kopfschmerzen, Schlaflosigkeit, Sehstörungen und Durst.

ZU NIEDRIGER BLUTDRUCK

Auch wenn es sich hierbei um eine weitaus ungefährlichere Erkrankung handelt als bei Bluthochdruck, können seine Symptome wie Lethargie und ständige Müdigkeit das Leben ebenso erschweren. Ein Tee oder eine Tinktur aus Ingwer, Cayennepfeffer oder Engelwurz (siehe Kapitel Zubereitung) ist hier hilfreich. Ingwer und Cayennepfeffer wirken in Speisen wärmend und kreislauffördernd. Zur Regulierung des Blutdrucks empfiehlt sich zusätzlich mehrere Wochen lang ein Tee aus Weißdornbeeren und Brennesseln. Verwenden Sie wärmende Öle oder Kräuter wie Rosmarin, Ingwer und Zimt in Hand- und Fußbädern (siehe Kapitel Zubereitung).

KRAMPFADERN

Vergrößerte und schmerzende Venen können durch zu langes Stehen oder mangelnde Bewegung verursacht werden. Die Neigung hierzu ist oft ererbt, und Schwangerschaft, Verstopfung und Übergewicht können sie noch verschlimmern. Bei längerem Sitzen sollte man die Füße hochlegen, um den Blutkreislauf in den Beinen zu verbessern. Außerdem gilt: Viel bewegen.

KRÄUTERBEHANDLUNG

Die Kräuterheilkunde kann hier nur helfen, wenn sie durch Bewegung unterstützt wird. Eine Mischung aus Schafgarbe, Johanniskraut, Lindenblüten und Weißdornbeeren verbessert die Durchblutung und kräftigt die Venen. Lokale Entzündungen werden durch eine Kompresse mit Zaubernuß oder Beinwell- oder Ringelblumentee (siehe Kapitel Zubereitung) gelindert. Bei starken Schmerzen sollte der Bereich mit kaltem Wasser besprüht oder kurz mit zerstoßenem Eis gekühlt werden. Die Muskeln können mit Lavendel-, Wacholder- oder Rosmarinöl massiert werden. Zur Verbesserung der Durchblutung eignen sich Knoblauch und Vitamin- (B-Komplex, C, E) sowie Zinkpräparate.

DURCHBLUTUNGS-STÖRUNGEN

Bewegung und der Verzehr von grünem Blattgemüse können Blut und Kreislauf stärken. Gewürze wie Zimt, Ingwer, Nelken, Chilischoten und Cayennepfeffer wärmen ebenso wie im Tee einige Scheiben Ingwerwurzel. Man kann außerdem einen Aufguß aus Zahnwehholzrinde oder -beeren und Weißdornbeeren zu gleichen Teilen zubereiten und eine Scheibe Ingwer beifügen. Dieser Tee sollte dreimal täglich getrunken werden. Zahnwehholz regt die Durchblutung an, und der Weißdorn ist ein gutes Tonikum für den Kreislauf. Knoblauch wirkt ebenfalls wärmend und reinigt und kräftigt die Blutgefäße.

HAND- UND FUSSBÄDER

Für Hand- und Fußbäder eignen sich Ingwer, Zimt, Senf oder schwarzer Pfeffer (siehe Kapitel Zubereitung).

ERFRIERUNGEN

Erfrierungen äußern sich als rote Schwellungen, meist an Fingern und Zehen. Für ihre Behandlung gelten die gleichen Ratschläge wie bei Durchblutungsstörungen. Wichtig ist natürlich immer, Hände und Füße mit warmen Handschuhen und Socken zu schützen bzw. beim Arbeiten in kaltem Wasser Gummihandschuhe zu tragen. Erfrierungen mit Juckreiz beruhigen Ringelblumensalbe oder Lavendelöl. Wenn die Haut unverletzt ist, können Erfrierungen mit Arnikasalbe, purem Zitronensaft oder Cayennepfeffersalbe eingerieben werden.

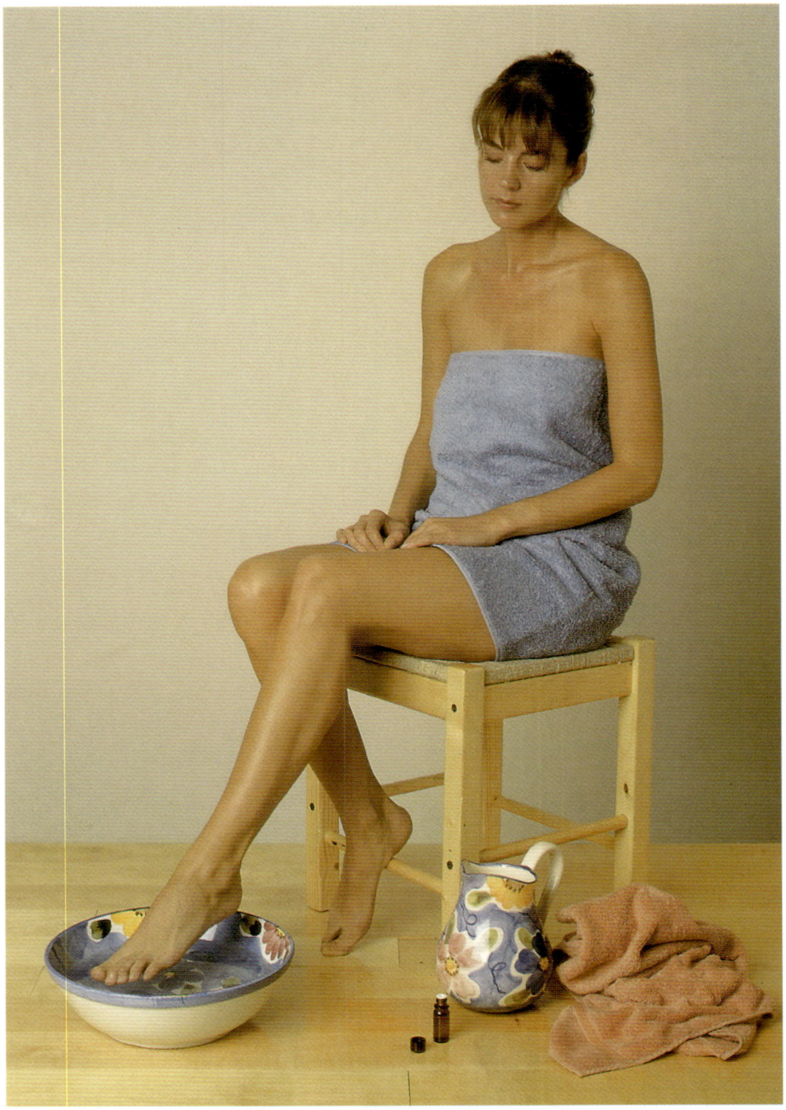

Fußbäder entspannen und fördern die Durchblutung. Zur Behandlung kalter Füße sollten wärmende Kräuter wie Zimt, Senf oder schwarzer Pfeffer zugegeben werden.

Kalte Hände und Füße können mit dem chinesischen Mittel Dang Gui Si Ni Tang *behandelt werden. Es enthält chinesische Engelwurz* (dang gui).

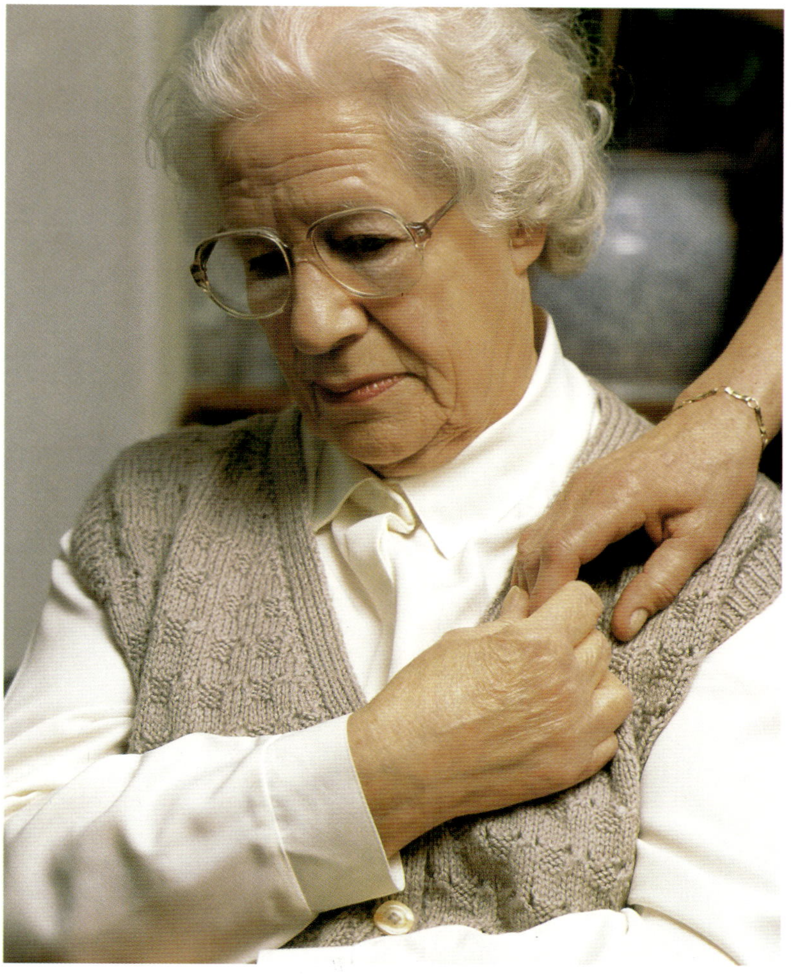

CHINESISCHE KRÄUTERBEHANDLUNG

Auch zur Wärmung der Extremitäten gibt es eine hervorragende chinesische Kräuterrezeptur. Sie hilft bei chronischen Beschwerden, bei denen sich die Hände und Füße des Patienten kalt anfühlen, außerdem bei der Behandlung des Raynaud-Syndroms und bei Rheuma und Arthritis. *Dang Gui Si Ni Tang* (*Dang Gui*-Abkochung gegen kalte Hände und Füße) wärmt die Meridiane, vertreibt Kälte, nährt das Blut und befreit die Blutgefäße. Allerdings sollte es im Frühjahr und Sommer in warmen Gegenden und bei Hitzewallungen nur mit Vorsicht eingenommen werden.

ANÄMIE

Anämie ist ein Mangel an sauerstoffbindendem Hämoglobin im Blut. Sie kann durch einen Blutverlust, eine ererbte Anomalie der Blutzellen oder durch mangelnde Neubildung roter Blutkörperchen verursacht werden. Symptome sind u.a. Müdigkeit, Schwindel, Kurzatmigkeit, Blässe und Kopfschmerzen. Die vier Hauptformen der Anämie sind Eisenmangelanämie, perniziöse Anämie, Megaloblastenanämie und Sichelzellenanämie. Anämie läßt sich durch einen Bluttest feststellen und erfordert ärztliche Behandlung.

FORMEN DER ANÄMIE

Die durch Eisenmangel verursachte Anämie ist die häufigste Form. Sie kann das Ergebnis schlechter Ernährung, eines Blutverlustes, einer Krankheit oder einer Infektion sein. Perniziöse Anämie beruht auf einem Mangel an Vitamin B_{12}. Die Megaloblastenanämie tritt auf, wenn ein Mangel an Folsäure vorliegt, einem Vitamin. Bei der Sichelzellenanämie handelt es sich um eine erbliche Blutkrankheit: Sie erfordert qualifizierte medizinische Behandlung.

ERNÄHRUNGSWEISE

Diäten und Kräuterbehandlungen revitalisieren das Blut. Eisenhaltige Speisen wie beispielsweise grünes Blattgemüse, Walnüsse, Rosinen, Petersilie, Aprikosen und Kürbiskerne sowie Rotwein in Maßen fördern diesen Prozeß.

KRÄUTERBEHANDLUNG

Kräutertees aus Vogelmiere, Brennnessel und Löwenzahnblättern und Abkochungen aus Klette und Krauser Ampferwurzel reichern das Blut an. Empfohlen werden drei Tassen täglich, wobei die Kräuter einzeln oder in Kombination verwendet werden (siehe Kapitel Zubereitung).

MEDIZINISCHER WEIN

Für einen medizinischen Wein zur Behandlung von Anämie werden 200 g Krauser Ampfer, 4 g (2 TL) Süßholzwurzel, 4 g (2 TL) Wacholderbeeren, 50 g getrocknete Brennnesseln, 50 g gehackte getrocknete Aprikosen und 100 g Zucker auf 1 Liter Rotwein gegeben. Er muß zwei Wochen ziehen und wird dann in eine sterilisierte Flasche gefiltert. Tagesdosis: Ein Sherryglas auf nüchternen Magen.

DER BEWEGUNGS-APPARAT

Knochen und Muskeln bestimmen die menschliche Statur. Ihre Beweglichkeit und Stärke ist individuell verschieden und ändert sich mit dem Wachstum. Bis ins hohe Alter sollte der Bewegungsapparat trainiert und gesund gehalten werden.

Das Skelett eines Erwachsenen besteht aus exakt 206 Knochen, die wachsen und sich ständig regenerieren. Die Muskeln machen die Hälfte des Körpergewichts eines Erwachsenen aus; ihre Hauptfunktion besteht in der Bewegung des Skeletts. Sie sind entweder direkt am Knochen angewachsen oder mittels Sehnen an ihm befestigt. Muskeln und Sehnen arbeiten nicht isoliert, sondern sind Teil einer Muskelgruppe, die vom Nervensystem kontrolliert wird.

EINFLUSS AUF DEN KÖRPER

Muskeln und Knochen bilden einen Rahmen, der die lebenswichtigen Organe schützt. Die Knochen speichern u.a. Kalzium, Phosphor und Natrium. Im Knochenmark werden rote und weiße Blutkörperchen gebildet. Knochen, Muskeln und Sehnen erhalten ihre Stärke und Flexibilität durch ausreichende Bewegung. Die Ernährung spielt auch hier eine wichtige Rolle, da sie die nötigen Nährstoffe liefert.

DER CHINESISCHE ANSATZ

In der chinesischen Heilkunde kennt man mehrere Energien, die in Knochen und Muskeln wirken. Die Knochen stehen mit dem Nieren-*Qi* in Beziehung, die Muskeln mit dem Milz-*Qi* und die Sehnen mit dem Leber- und Gallenblasen-*Qi*. Erkrankungen der Muskeln, Knochen und Sehnen erfordern Behandlungen dieser unterschiedlichen Energien, evtl. aber auch die Verabreichung von Kräutern, die das Blut nähren und den Kreislauf unterstützen. Solche Erkrankungen werden als »heiß« oder »kalt« beschrieben, folglich werden zur Behandlung wärmende bzw. kühlende Kräuter eingesetzt. So erfordern

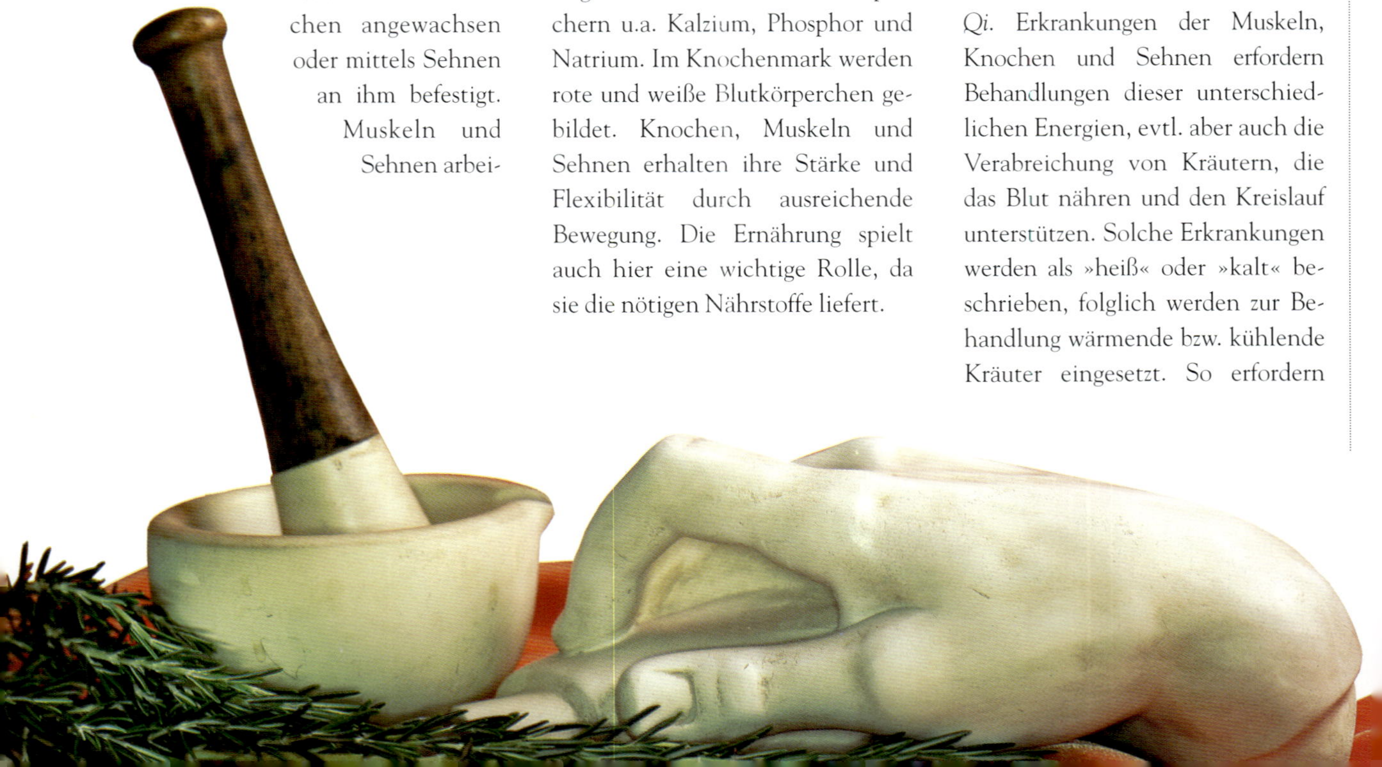

Der Bewegungsapparat

Das Skelett bildet sozusagen einen Rahmen, der den Körper stützt und ihm Form gibt. Die Hauptfunktion des Skeletts besteht darin, mit Hilfe von »Hebeln«, die durch Muskeln bewegt werden, Körperbewegung zu ermöglichen.

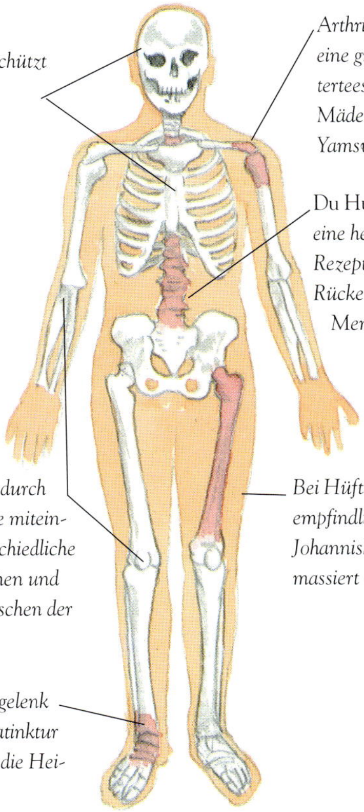

DAS SKELETT

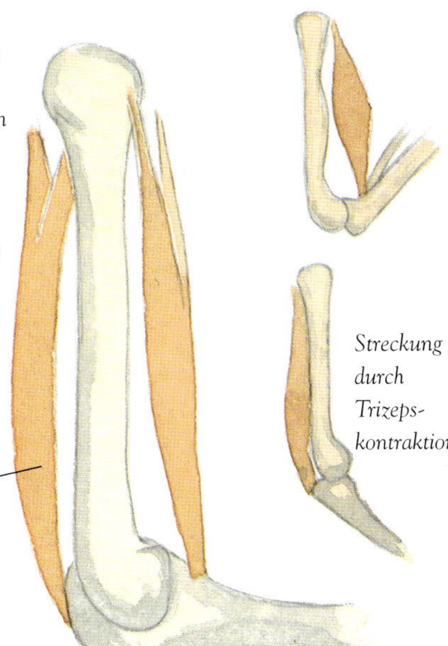

DAS ELLENBOGENGELENK

beispielsweise kalte, steife, arthritische Gelenke die Verwendung von wärmenden und stärkenden Kräutern; gerötete, geschwollene und heiße Gelenke sollte man hingegen mit kühlenden Kräutern behandeln.

PRÄVENTION

Die Gesundheit von Muskulatur und Skelett hängt stark davon ab, wie sie gebraucht werden. Eine gute Haltung, Bewegung und eine bewußte Ernährung tragen zu einer stabilen Gesundheit bei. Die Alexander-Technik und Yoga können eine richtige Haltung fördern und Muskeln und Gelenke geschmeidig halten. Bei Knochenleiden können Osteopathie und Chiropraktik hilfreich sein, besonders, wenn die Beschwerden von Unfällen oder Verletzungen herrühren. Emotionale Belastung und Anspannung bedingen oft eine Versteifung der Muskeln.

ERKRANKUNGEN

Rheumatismus, Arthritis und Gicht sind verbreitete Altersbeschwerden, für die sich Kräuterbehandlungen und eine Ernährungsberatung empfehlen. Behandlungen gegen Rücken- und Hüftschmerzen kann man mit einer Kräutertherapie begleiten.

RHEUMA UND ARTHRITIS

Sowohl bei Rheuma als auch bei Arthritis leiden die Patienten unter schmerzenden, geschwollenen und steifen Gelenken. Die Anlage dazu ist zum Teil erblich, und die Symptome treten oft aufgrund falscher Ernährung und Streß auf. Rheuma und Arthritis können aber auch die Folge einer Verletzung oder eines Unfalls sein. Ständige Belastung durch schwere körperliche Arbeit kann die Ursache für

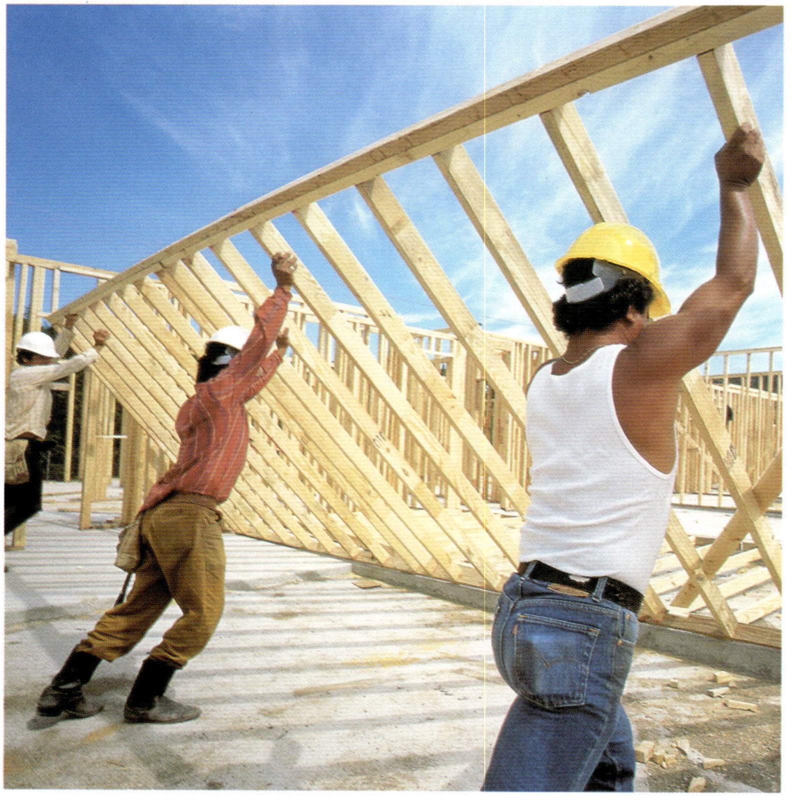

Rheuma und Arthritis entstehen oft erst spät aufgrund einer vieljährigen Überbelastung eines Körperteils oder sind Folge eines Unfalls oder einer Verletzung.

eine spätere Arthritis sein, z.B. bei einem Bauarbeiter, der jahrelang Ziegelsteine auf dem Rücken geschleppt hat und eine arthritische Schulter davonträgt. Oftmals spielt auch das Wetter eine Rolle, wobei Kälte und Feuchtigkeit besonders schädlich sind.

ERNÄHRUNG

Eine der Ursachen für Rheuma und Arthritis ist die Ansammlung von Giftstoffen in den Gelenken, die durch falsche Ernährung noch verschlimmert wird. Bei entsprechender Veranlagung sollten daher folgende Nahrungsmittel, die eine Übersäuerung des Magens auslösen, gemieden werden: rotes Fleisch, Eier und Milchprodukte, Essig, Raffinadezucker und viele Gewürze. Außerdem sollte man keine Nahrungsmittel verzehren, die reich an Oxalsäure sind, beispielsweise Rhabarber, Stachelbeeren und schwarze und rote Johannisbeeren. In einigen Fällen können auch Nahrungsmittelallergien zu Arthritis führen, wobei eine Eliminationsdiät helfen kann, die man am besten unter Aufsicht eines Ernährungsberaters durchführt. Kaffee, Tee und Alkohol sollten durch Kräutertees ersetzt werden, hinzu kommen Obst und Gemüse und täglich 1 1/2 Liter Wasser. Empfohlen wird die morgendliche Einnahme von einem Glas Wasser mit 1 Teelöffel Apfelessig.

KRÄUTERBEHANDLUNG

Ein Tee aus einer Kombination von Selleriesamen, Klette, Mädesüß und Sonnenhut hilft bei der Ausscheidung von Giftstoffen aus dem Körper. Die Zugabe von Yamswurzel oder Südafrikanischer Teufelskralle *(Horpagophytum)* lindert Schmerzen und Schwellungen. Bei Verstopfung wird Aloe-Vera-Saft oder ein Abkochung aus Krausem Ampfer und Süßholz (siehe Kapitel Zubereitung) empfohlen. Präparate mit Nachtkerzenöl oder Lebertran halten die Gelenke geschmeidig, und sie sollten mit Lavendel-, Rosmarin-, Pfefferminz- oder Arnikaöl eingerieben werden.

CHINESISCHE KRÄUTERBEHANDLUNG

Ein süß schmeckendes chinesisches Kräuterheilmittel gegen Steifigkeit, besonders bei älteren Menschen, läßt sich aus Bocksdorn (*gou qi zi*) und chinesischem Süßholz (*gan cao*) zubereiten. Dazu werden 20 g Bocksdorn und 10 g Süßholz in 800 ml Wasser gegeben, 30 Minuten sanft geköchelt und gefiltert. Trinken Sie die eine Hälfte am Morgen, die andere am Abend. Der Bocksdorn nährt das Blut, während das Süßholz das *Qi* stärkt.

GICHT

Diese Gelenkerkrankung entsteht durch eine übermäßige Ansammlung von Harnsäure im Körper. Sie ist sehr schmerzhaft und befällt häufig die Fußgelenke. Eine Kräuterbehandlung umfaßt die Kombination von antirheumatischen Kräutern und Diuretika, die die Ausscheidung der Harnsäure über die Nieren fördern. Empfohlen wird eine Abkochung aus gleichen Teilen Klettenwurzel, Selleriesamen und Schafgarbe, die über einen längeren Zeitraum hinweg dreimal täglich getrunken wird (siehe Kapitel Zubereitung).

ERNÄHRUNG

Bei der Behandlung von Gicht ist die Ernährung von zentraler Bedeutung. Alle Nahrungsmittel, die die Produktion von Harnsäure fördern, wie z.B. Sardinen, Sardellen, Krabben und Schalentiere sowie Leber, Nieren und Bohnen sollten gemieden werden. Das gleiche gilt für Kaffee und Tee und vor allem Alkohol. Gicht kann durch die Einnahme von Folsäure und Vitamin-C-Präparaten gelindert werden.

RÜCKEN-SCHMERZEN

Rückenschmerzen können die unterschiedlichsten Ursachen haben. Falls die Schmerzen das Resultat von verspannten Muskeln aufgrund einer plötzlichen, heftigen Bewegung oder von Überbeanspruchung sind, wird der Bereich mit Lavendel-, Rosmarin- oder Johanniskrautöl massiert, um Steifigkeit und Schmerzen zu lindern. Ein heißes Bad mit einem starken Kräuteraufguß aus Kamille fördert die Muskelentspannung ebenso wie häufige heiße Kompressen mit Schneeball, Baldrian oder Ingwer. Eine heiße Salzkompresse wird hergestellt, indem man Salz in einer Bratpfanne erhitzt und es dann in ein weiches Tuch einschlägt.

CHINESISCHE KRÄUTERBEHANDLUNG

Du Huo Ji Sheng Wan ist eine Rezeptur zur Behandlung chronischer Rücken- und Hüftschmerzen sowie von Arthritis und Rheumatismus des unteren Rückens. Sie enthält Kräuter, die den Körper stärken, und wird oft bei älteren Menschen angewendet. Da diese Rezeptur wärmende Kräuter enthält, darf sie keinesfalls bei heißen und geschwollenen Gelenken Anwendung finden. Sie hilft bei Beschwerden, bei denen durch Kälte und Feuchtigkeit eine Verschlimmerung eingetreten ist. Eine weitere chinesische Rezeptur bei Schwäche und Schmerzen im unteren Rückenbereich ist *Liu Wei Di Huang Wan*. Sie wird bei Beschwerden eingesetzt, die Symptome wie Rastlosigkeit, Schlaflosigkeit, Nachtschweiß, Schwindelgefühl, Tinnitus, Bluthochdruck und Brennen in Fußsohlen und Handflächen zeigen.

HEXENSCHUSS

Hexenschuß entsteht oft durch eine Reizung des Hüftnervs (Ischiasnerv), der über das Gesäß und die Rückseite des Oberschenkels bis zur Wade verläuft. Diese Reizung kann zu starken Schmerzen führen. Oft hilft eine osteopathische oder chiropraktische Behandlung. Die Neuralgie läßt sich häufig mit Nervenrelaxanzien und -tonika behandeln. Kamillen-, Passionsblumen- und Baldriantee lindern die Entzündung und entspannen die Muskeln um den Nerv herum. Geben Sie Helmkraut und Eisenkraut hinzu, um die Nerven zu stärken. Gesäß und Bein sollten mit Lavendel- und Johanniskrautöl massiert werden.

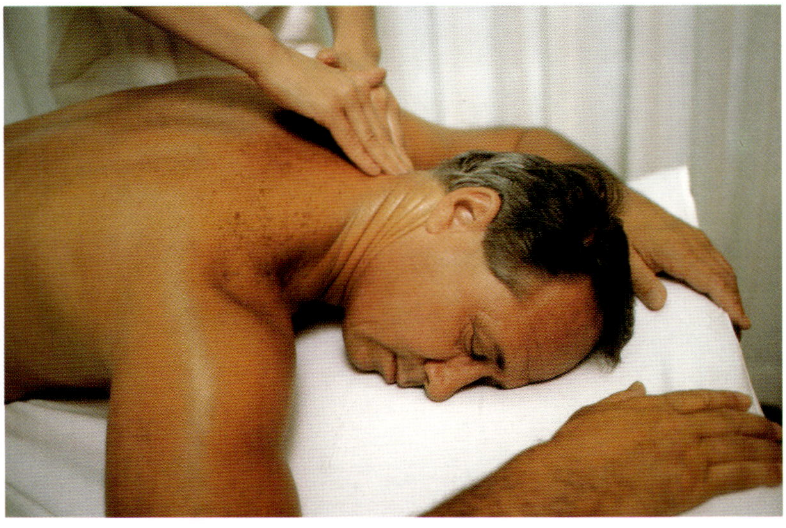

Lavendel- und Johanniskrautöl lindern Rückenschmerzen. In manchen Fällen kann eine chiropraktische oder osteopathische Behandlung vonnöten sein.

ZERRUNG UND VERSTAUCHUNG

Durch Unfälle können Muskeln, Bänder und Sehnen überdehnt werden. Ein heißes Bad mit Rosmarin oder Thymian fördert die Durchblutung im verletzten Bereich und beschleunigt die Heilung. Arnikatinktur kann für eine heiße Kompresse oder ein Bad verwendet werden. Man taucht die betroffene Stelle alle vier Stunden für 15 Minuten in eine Lösung aus 1/2 Liter Wasser mit 1 Teelöffel Arnikatinktur.

MOXA (CHIN. BEIFUSS)

Moxa wird in zigarrenähnlicher Form angeboten, der »Moxarolle«. Die angezündete Rolle wird zweimal täglich 10 Minuten so nahe wie möglich an der schmerzenden Stelle plaziert, um sie zu wärmen. (Zum Löschen wird das brennende Ende abgeschnitten und in Wasser gegeben.) Moxa kann auch zur Linderung von Rückenschmerzen und Hexenschuß beitragen. Zur Beschleunigung der Wirkung hilft zusätzlich Akupunktur.

DAS NERVENSYSTEM

Physis und Psyche beeinflussen sich gegenseitig, und das Nervensystem bildet das Bindeglied zwischen ihnen. Psychischer Streß kann sich auch in körperlichen Reaktionen äußern, und umgekehrt können uns körperliche Beschwerden aufs Gemüt schlagen.

Das Nervensystem, das dem Körper hilft, seine einzelnen Teile zu kontrollieren und mit ihnen zu kommunizieren, besteht aus dem Gehirn, dem Rückenmark und dem Netzwerk der Nerven, die den gesamten Körper durchziehen. Es koordiniert unsere physischen Reaktionen und kontrolliert die Muskelbewegungen und Organe; außerdem hilft es uns, unsere Umgebung mit den Sinnesorganen zu erfassen und auf sie zu reagieren.

ALLTAGSBELASTUNG

Die moderne Gesellschaft stellt hohe Anforderungen an den einzelnen. Der Streß des Alltags belastet vor allem das Nervensystem. Sich zu entspannen ist oftmals sehr schwierig, und dennoch ist es notwendig, selbstverantwortlich zu handeln und sich hin und wieder eine Ruhepause zu gönnen. Heilkräuter können dabei eine unterstützende Rolle einnehmen.

EINFLUSS AUF DEN KÖRPER

Typische Erkrankungen, die in engem Zusammenhang mit dem Nervensystem stehen, sind zu hoher Blutdruck, Erkrankungen der Herzkranzgefäße, Asthma, Magenverstimmung, Magengeschwüre, Hautekzeme sowie Menstruationsbeschwerden. Vor allem wenn Streß diese Beschwerden auslöst, ist eine Behandlung mit Heilkräutern sehr vielversprechend.

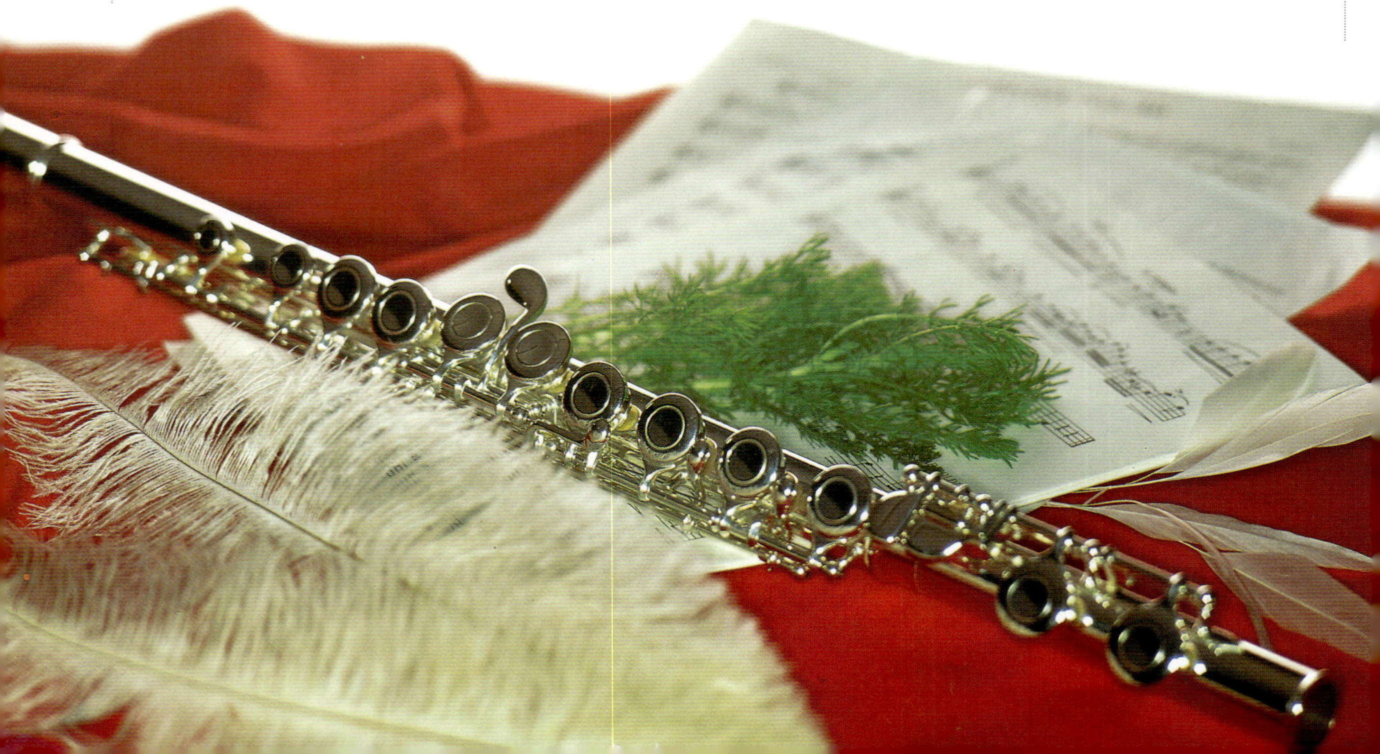

Das Nervensystem

Zum Nervensystem gehören das Gehirn, das Rückenmark und die Nerven. Es leitet Informationen zum Gehirn und zurück durch den gesamten Körper und hilft, die Homöostase – das Gleichgewicht – im Organismus aufrecht zu erhalten.

Gehirn
Kamillen-, Helmkraut- und Mutterkrauttees lindern Kopfschmerzen und fördern die Entspannung.

Nerven
Gegen Nervenschmerzen sollte man sich mit Lavendel- und Johanniskrautölen einreiben, um den Entzündungsschmerz erträglicher zu machen.

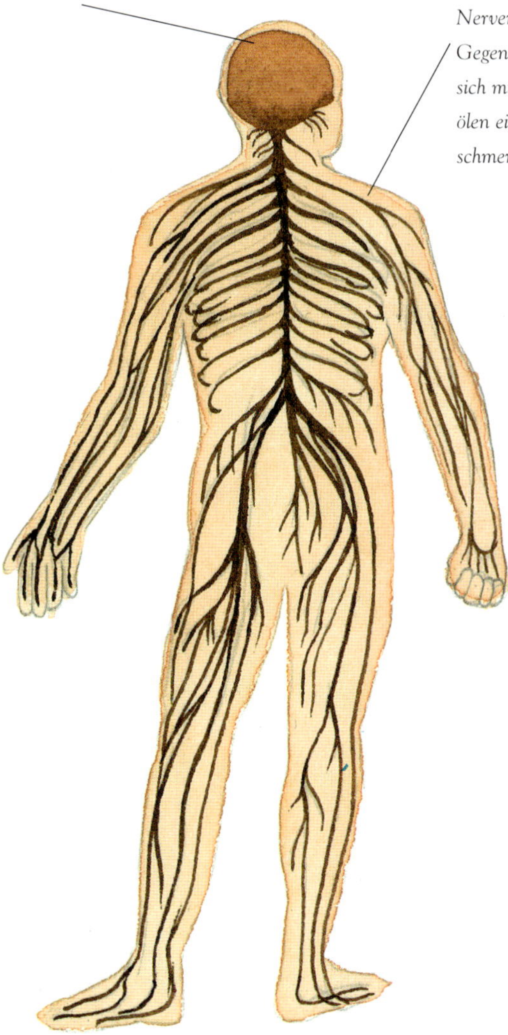

Muskeln, die vom vegetativen Nervensystem unbewußt betätigt werden.

Muskeln, die vom animalen Nervensystem bewußt betätigt werden. Baldrian- und Schneeballtinkturen lockern Verspannungen.

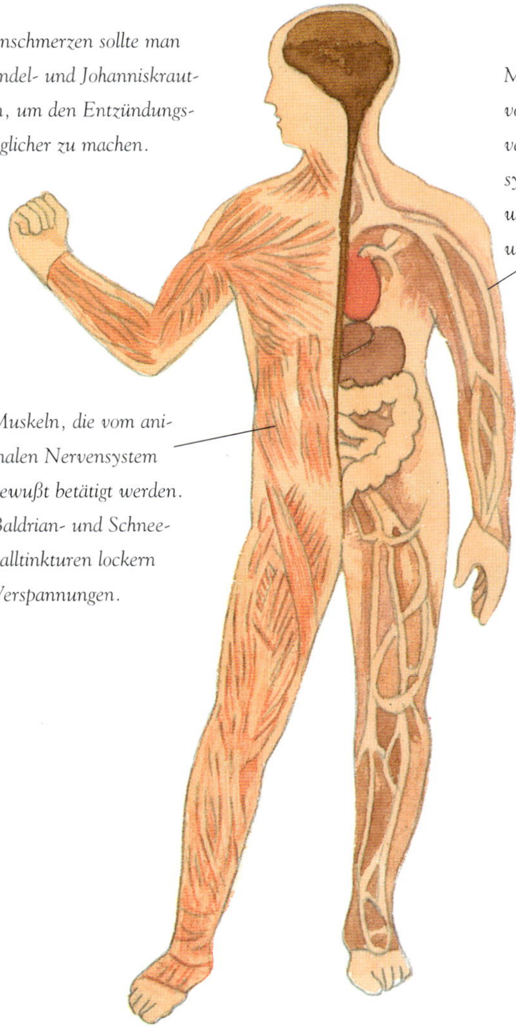

DER CHINESISCHE ANSATZ

Die chinesische Heilkunde wertet Störungen des Nervensystems als Ergebnis eines Ungleichgewichts im *shen*, dem Geist des Herzens. Das Herz gilt als oberste Kontrollinstanz des Organismus, und ein ruhiger, gleichmäßiger Puls zeigt dem Körper an, daß alles in Ordnung ist. Streß und Nervosität, Schlaflosigkeit oder Hyperaktivität können den Herzschlag beeinflussen und das *shen* des Herzens nachhaltig stören. Der chinesischen Heilkunde zufolge können diese Beschwerden auch von einem Mangel oder einer Stagnation des *Qi* (der Energie) herrühren. So sind Verstimmungen oft die Folge von Müdigkeit, Antriebslosigkeit und mangelnder Aktivität. Häufig haben sie auch ihre Ursache im Zusammenspiel von *shen* und *Qi*.

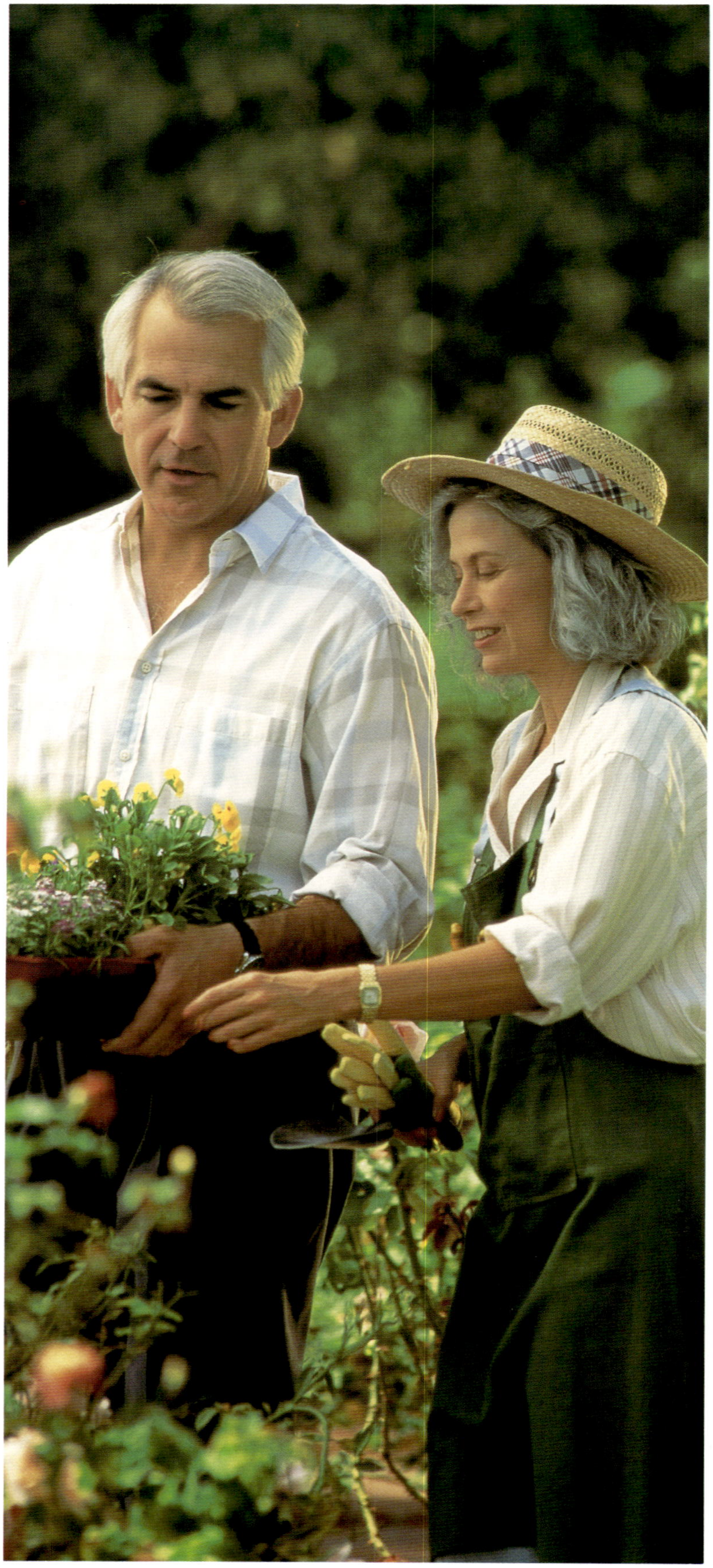

Gartenarbeit und Spaziergänge sind bestens geeignet, eine natürliche Erholung vom Alltagsstreß zu gewährleisten.

ENTSPANNUNG

Bewußte Entspannung und Meditation sind zwei Möglichkeiten, Streß abzubauen. Wenn Körper und Geist im Einklang sind, kann die Heilung einsetzen. Es gibt viele Wege, sich zu entspannen, so beispielsweise bei der Arbeit im Garten, beim Hören von Musik oder beim Spazierengehen. Es kommt einfach darauf an, die Sorgen und Ängste eine Zeitlang zu vergessen.

KÖRPERLICHE BETÄTIGUNG

Bewegung ist ein weiterer wichtiger Faktor zur Unterstützung des Nervensystems. Verspannte Muskeln erschweren Blutfluß und Atmung. Squash oder auch eine Stunde Yoga entspannen die Muskeln und erzeugen Wohlgefühl. Massage und Aromatherapie haben dieselbe angenehme Wirkung auf den Körper.

BERATUNG

Beratung und Psychotherapie können helfen, unsere Reaktionen auf schwierige Situationen besser zu verstehen. Zurückliegende traumatische Erlebnisse und eingefahrene Verhaltensmuster können die Fähigkeit blockieren, positiv mit Problemen umzugehen. Oft kann auch ein Gespräch im Freundeskreis schon Wunder wirken.

ERNÄHRUNG

Koffein und Nikotin wirken anregend. Sie beschleunigen den Puls und bewirken eine verstärkte Adrenalinausschüttung. Mit Adrenalin reagiert der Körper auf eine Gefahrensituation, um in kürzester Zeit genügend Energie zur Verfügung zu haben. Kaffee, Tee und Nikotin belasten den Körper, indem sie diese Reaktion fortwährend auslösen – auf lange Sicht kann dies zu Erschöpfung und Krankheiten führen. Kräutertees sind ein wohlschmeckender und gesunder Ersatz für koffeinhaltige Getränke und erneuern darüber hinaus unsere Energie.

KRÄUTERBEHANDLUNG

Kräuterheilmittel in Form von Nerventonika wie Ginseng, Helmkraut, Hafer und Eisenkraut unterstützen das Nervensystem. Zu den Nervenrelaxanzien zählen Kamille, Schneeball, Hopfen, Ysop, Lavendel, Lindenblüten, Herzgespann, Passionsblume, Johanniskraut und Baldrian. Einige entspannen auch die Muskeln.

BESCHWERDEN

Im folgenden werden Kräuterbehandlungen gegen Streß und Nervosität, Verstimmungen, Schlaflosigkeit, Hyperaktivität, Kopfschmerzen, Migräne, Neuralgie und nervöse Erschöpfungszustände beschrieben.

STRESS

Streß ist eine natürliche Reaktion des Körpers auf eine unangenehme Situation. Anhaltender Streß belastet das Nervensystem und auch andere Bereiche des Körpers, die geschwächt sind oder zu Streßreaktionen neigen. Kräuter helfen, mit solchen Streßmomenten fertigzuwerden, und stellen die notwendige Energie bereit, um in schwierigen Situationen die richtigen Entscheidungen zu treffen. Nerventonika wie Helmkraut- und Eisenkrauttee kräftigen das Nervensystem. Die tägliche Portion Haferbrei oder -schleim ist ein wichtiger Bestandteil der Behandlung, vor allem, wenn eine allgemeine Schwächung vorliegt. Außerdem sollten bei außergewöhnlichen Belastungen Vitamin C und die Vitamine des B-Komplexes vermehrt eingenommen werden.

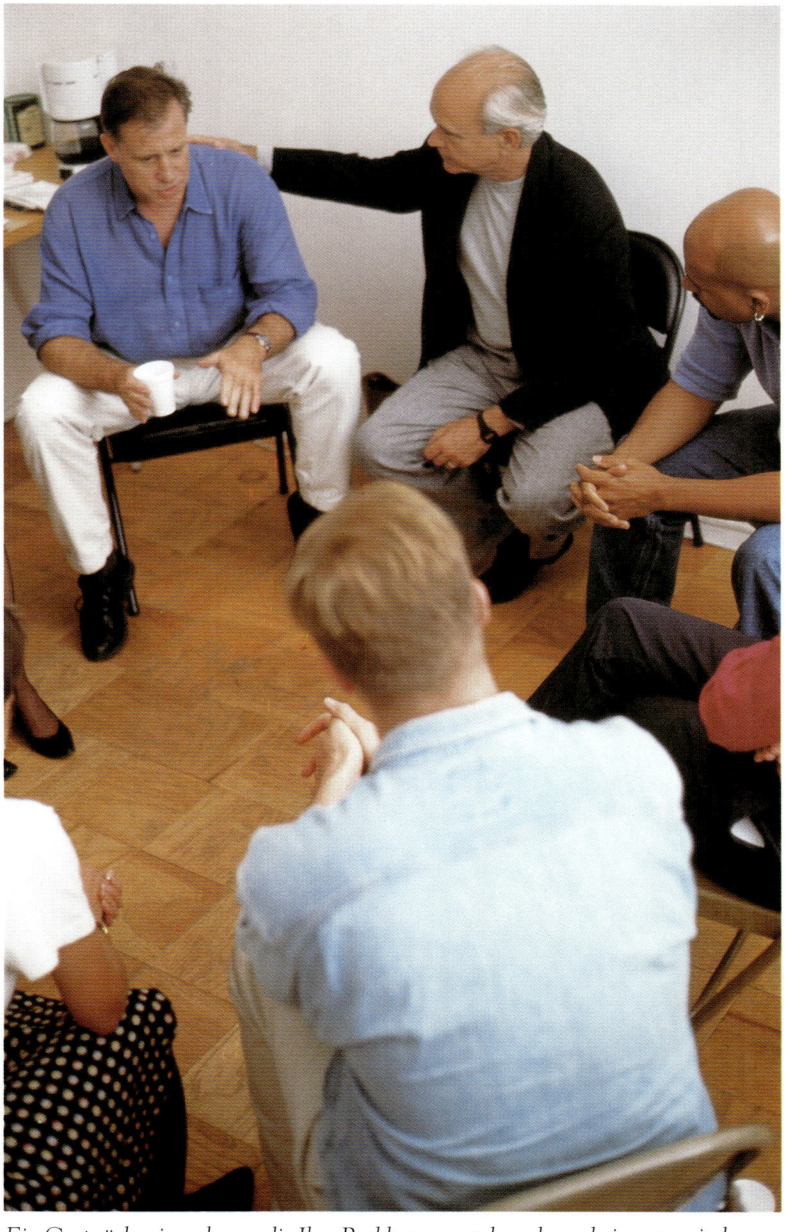

Ein Gespräch mit anderen, die Ihre Probleme verstehen, kann bei traumatischen und belastenden Situationen Auswege und neue Lösungen aufzeigen.

GINSENG

Ginseng ist ein weiteres wichtiges Nerventonikum. Es unterstützt den Körper dabei, Streßsituationen und Belastungen möglichst gut zu meistern. Ginseng kann als chinesische Abkochung, Tinktur, medizinischer Wein oder als Pulver in Kapseln eingenommen werden.

NERVOSITÄT

Nervosität ist oft das Ergebnis von anhaltendem Streß oder traumatischen Erlebnissen. Sie kann sich auch dauerhaft manifestieren und selbst dann auftreten, wenn keine belastende Situation besteht. Die Verwendung von Kräutern verhilft zu seelischer Ausgeglichenheit. Eine Kräuterabkochung aus Baldrian, Helmkraut und Eisenkraut mildert Nervosität und stärkt das Nervensystem. Kräuterbäder mit Lavendel, Rosmarin oder Kamille lösen Spannungen. Auch Aufgüsse aus Lindenblüten, Kamille, Passionsblume, Hopfen, Ysop oder Herzgespann können helfen.

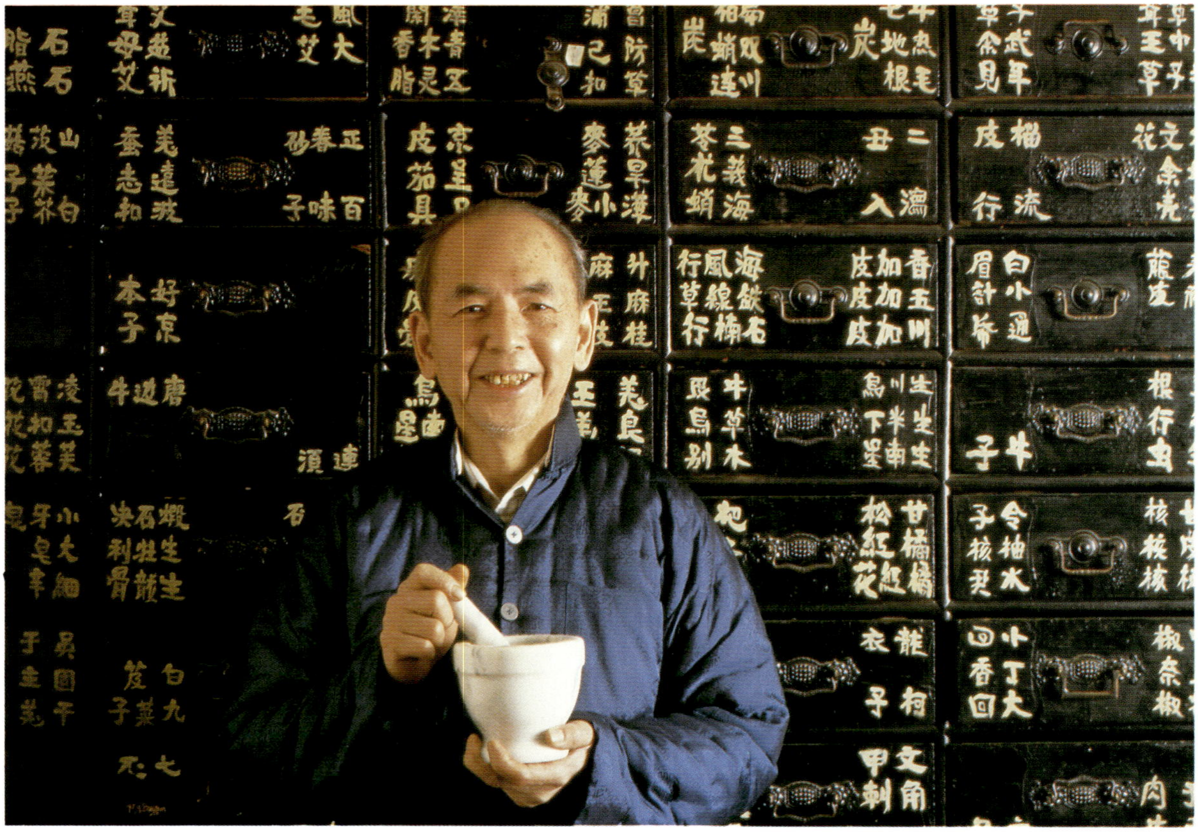

Ginseng wird in der chinesischen Medizin seit über 2000 Jahren als Tonikum zur Stärkung der Nerven verwendet.

VERSTIMMUNGEN

Depressionen können das Resultat anhaltender Belastung, allgemeiner Schwächung und Streß sein. Eine Kräuterbehandlung kann lindern, indem sie eine positivere Einstellung fördert. Falls mit der Verstimmung eine allgemeine Schwächung des Körpers einhergeht, wird eine chinesische Kräuterabkochung aus Ginseng (siehe S. 32) empfohlen. Tees oder Tinkturen aus Hafer, Helmkraut oder Eisenkraut verbessern die Stimmung. Bei Verstimmungen infolge einer Erkrankung hilft ein Tee aus Rosmarin, Eisenkraut und Löwenzahnblättern. Gingko ist ein weiteres Kräuterpräparat, das besonders bei älteren Menschen antidepressiv wirken kann. Schwere Depressionen bedürfen in jedem Fall ärztlicher Betreuung.

WINTER-DEPRESSION

Johanniskraut wirkt mit seinem hohen Anteil an Hypericin stimmungsaufhellend und wird seit kurzem erfolgreich zur Behandlung von Winterdepression eingesetzt. Man sollte es mit anderen Kräutern, die eine antidepressive Wirkung besitzen, zu einem medizinischen Tee oder zu einer Tinktur zubereiten.

SCHLAF-STÖRUNGEN

Zu schlaflosen Nächten kann es durch Anspannung, Nervosität, Überarbeitung, zuviel Koffein und zu wenig frische Luft und Bewegung kommen. Schlafstörungen sind sehr ernst zu nehmen, da sie u.a. zu Konzentrationsschwäche und Depressionen führen können.

Ein tiefer, gesunder Schlaf ist lebensnotwendig sowohl für den Körper, als auch für den Geist.

KRÄUTERBEHANDLUNG
Ein heißes Bad mit Lavendel, Lindenblüten, Kamille oder Rose vor dem Schlafengehen löst Muskelverspannungen und beruhigt das Gemüt. Trinken Sie vor dem Zubettgehen Kamillentee oder eine -tinktur. Aufgüsse aus Lindenblüten, Katzenminze, Melisse oder Hopfen sind ebenfalls zu empfehlen. Legen Sie unter Ihr Kopfkissen mit Lavendel, Rosenblüten oder Hopfen gefüllte Schlafsäckchen. Bei chronischer Schlaflosigkeit hilft eine Kombination aus Passionsblume, Baldrian und Hopfen als Tinktur.

CHINESISCHE KRÄUTERBEHANDLUNG

Unter den chinesischen Rezepturen gibt es mehrere, die bei Schlafstörungen helfen. *Suan Zao Ren Tang Pian* ist wirksam bei Nervosität und Reizbarkeit. *Tian Wang Bu Xin Wan* hilft gegen Schlaflosigkeit, die durch lange Krankheit oder durch das Alter bedingt ist. Außerdem hilft sie bei Schlafstörungen aufgrund von Schilddrüsenüberfunktion. Beide Rezepturen wirken beruhigend auf das *shen*, den Geist des Herzens.

HYPERAKTIVITÄT

Immer mehr Kinder leiden heutzutage unter Hyperaktivität. Zu den Symptomen zählen Konzentrationsschwäche, die Unfähigkeit, ruhig zu sitzen, Wutanfälle und Schlafstörungen. Hyperaktivität von Kindern ist eine starke Belastung für die ganze Familie.

Vier Ansätze zur Bewältigung von Streß, Anspannung und Nervosität

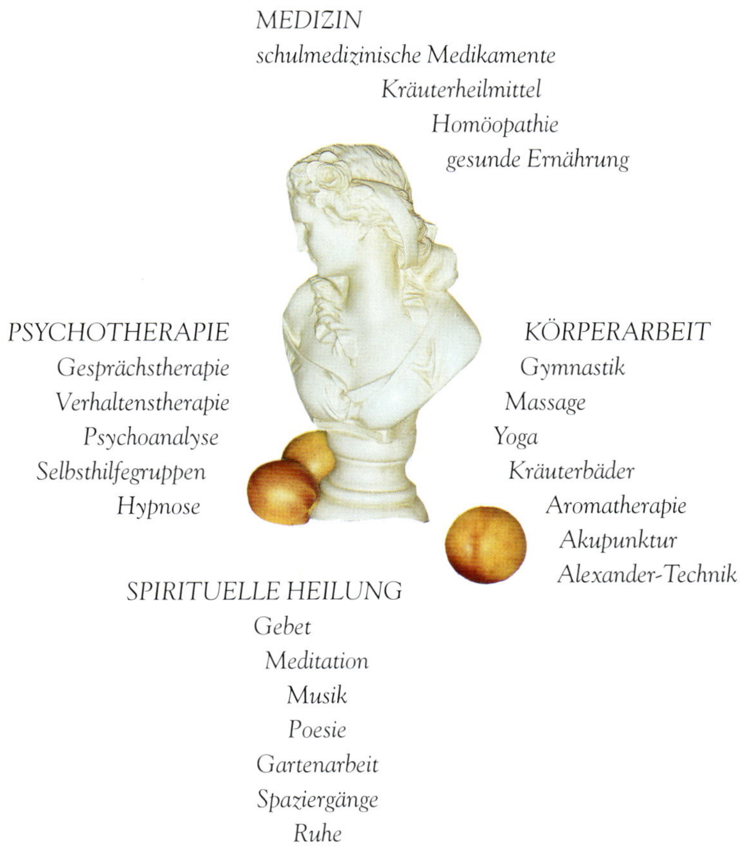
MEDIZIN
schulmedizinische Medikamente
Kräuterheilmittel
Homöopathie
gesunde Ernährung
PSYCHOTHERAPIE
Gesprächstherapie
Verhaltenstherapie
Psychoanalyse
Selbsthilfegruppen
Hypnose
KÖRPERARBEIT
Gymnastik
Massage
Yoga
Kräuterbäder
Aromatherapie
Akupunktur
Alexander-Technik
SPIRITUELLE HEILUNG
Gebet
Meditation
Musik
Poesie
Gartenarbeit
Spaziergänge
Ruhe

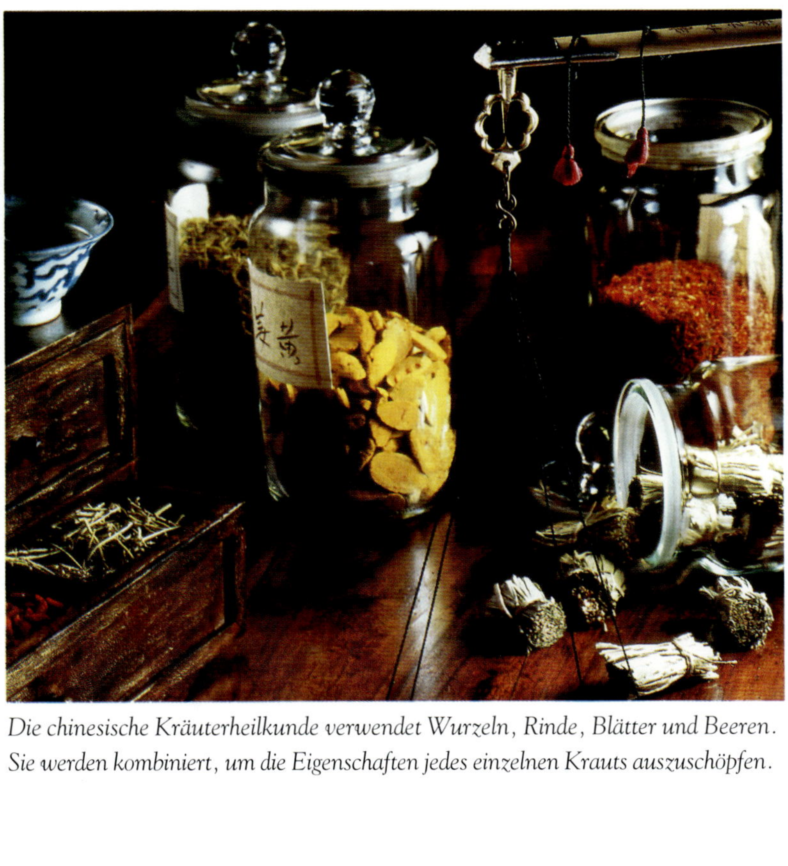

Die chinesische Kräuterheilkunde verwendet Wurzeln, Rinde, Blätter und Beeren. Sie werden kombiniert, um die Eigenschaften jedes einzelnen Krauts auszuschöpfen.

Gesunde Ernährung und eine Behandlung mit Heilkräutern kann ein erster Schritt sein, sie in den Griff zu bekommen.

ERNÄHRUNG

Die Ernährung des Kindes sollte möglichst natürlich sein und ohne künstliche Farb- und Zusatzstoffe auskommen, die nach dem Gesetz auf Verpackungen ausgewiesen werden müssen. Auch Nahrungsmittel können bei Kindern die Ursache von Hyperaktivität sein. Lebensmittelallergien werden bisweilen in Zusammenhang damit gebracht. Reichlich frische Luft und Bewegung sind besonders wichtig.

KRÄUTERBEHANDLUNG

Eine Zeitlang sollte dreimal täglich ein Kräutertee aus Wiesenklee getrunken werden, um Giftstoffe auszuschwemmen. Wiesenklee ist ein Nervenrelaxans. Falls stärkere Relaxanzien erforderlich sind, geben Sie Ihrem Kind zusätzlich Haferflocken als Brei und Eisenkraut als Tee oder Tinktur. Entspannende Kräuterbäder mit Kamille oder Lavendel beruhigen das Kind vor dem Schlafengehen. Stellen Sie ein Duftlämpchen mit diesen Kräutern oder ätherischen Ölen auf, um eine angenehme und ruhige Atmosphäre zu schaffen.

KOPFSCHMERZEN

Kopfschmerzen können ein Symptom für ein überlastetes Nervensystem sein, aber es gibt auch andere Ursachen, die in Betracht gezogen werden müssen. So können sie z.B. auf dem Menstruationszyklus beruhen oder von Allergien, hohem oder niedrigem Blutdruck und Verdauungsstörungen herrühren, aber auch niedriger Blutzucker, eine Überbeanspruchung der Augen, Haltungsfehler und Rückenprobleme können die Ursache sein.

KRÄUTERBEHANDLUNG

Schmerzen können durch eine Vielzahl von Kräutern gelindert werden, die viele verwandte Wirkungen besitzen. Schlagen Sie im Kräuterlexikon nach, dort finden Sie das jeweils am besten geeignete Kraut: Empfohlen werden Kamille, Chrysantheme (*ju hua*), Mutterkraut, Lavendel, Melisse, Lindenblüten, Passionsblume, Rosmarin, Helmkraut, Johanniskraut und Baldrian. Die Kräuter können in Kombination oder einzeln als Aufguß oder als Abkochungen zubereitet werden (siehe Kapitel Zubereitung) und sollten eingenommen werden, bis die Kopfschmerzen nachlassen. Auch Kräuterbäder mit Lavendel, Rosmarin oder Pfefferminze können die Schmerzen lindern.

SPANNUNGSKOPFSCHMERZ

Rosmarin, Schneeball und Baldrian lösen die Verspannung in Nacken und Schultern, die manchmal zusammen mit Kopfschmerzen auftritt. Wenn Streß und Nervosität hinzukommen, werden Aufgüsse aus Eisenkraut, Kamille, Helmkraut und Passionsblume das Nervensystem beruhigen und stärken sowie den Schmerz nachhaltig lindern. Der Tee sollte nach Bedarf getrunken werden.

MIGRÄNE

Bei Migräne handelt es sich um starke Kopfschmerzen, die oftmals von Übelkeit und Erbrechen begleitet werden. Sehstörungen können erste Warnzeichen dafür sein, daß eine Migräne einsetzt. Schwindelgefühl und Lichtempfindlichkeit zeigen an, daß die beste Behandlung erst einmal darin besteht, sich in einem abgedunkelten Raum auszuruhen.

URSACHEN

Studien haben gezeigt, daß Migräne in den meisten Fällen durch Ernährungsfaktoren, Streß oder hormonelle Disfunktionen begünstigt werden kann. Auch allergische Reaktionen auf Lebensmittel – meist rotes Fleisch, Schokolade, Hartkäse, Kaffee und Rotwein – können eine Migräne auslösen. Streß kann die Ursache für eine Migräne sein, oft jedoch tritt die Migräneattacke erst dann ein, wenn eine Streßsituation gemeistert wurde und der Körper sich zu entspannen beginnt. Eine auf hormonellem Ungleichgewicht basierende Migräne tritt mit dem Menstruationszyklus auf. Wenn Migräne durch Verspannungen in Kopf-, Nacken- oder dem Schulterbereich verursacht wird, kann eine osteopathische oder chiropraktische Behandlung Abhilfe schaffen.

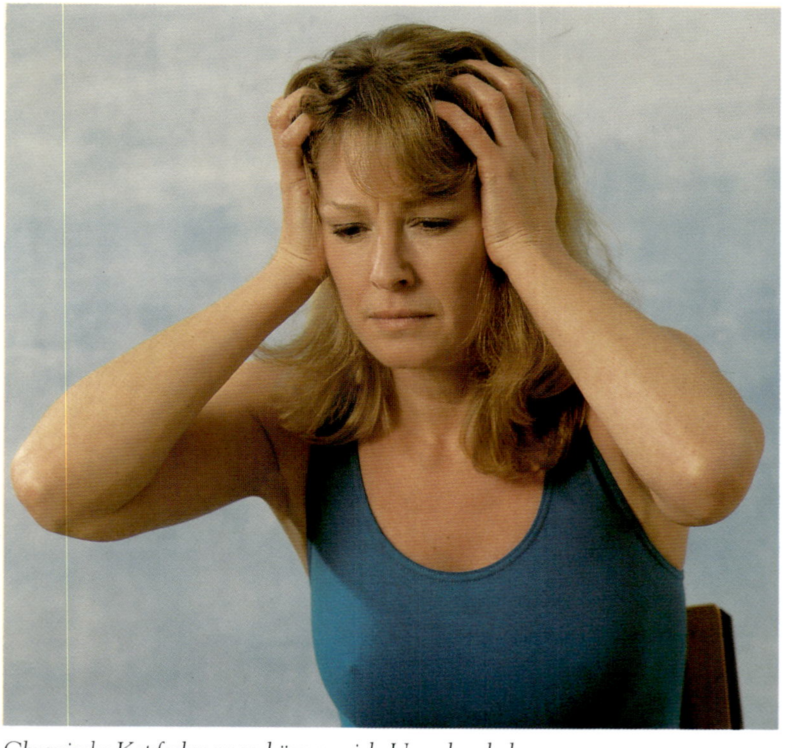

Chronische Kopfschmerzen können viele Ursachen haben.

KRÄUTERBEHANDLUNG

Ein wirksames Kraut für die Migränebehandlung ist das Mutterkraut, das mindestens einen Monat täglich als Tablette oder Tee eingenommen werden muß. Bei den ersten Anzeichen von Migräne können Passionsblume, Weidenrinde und Baldrian helfen, die Schwere des Anfalls zu mildern. Alle paar Stunden sollte eine kleine Dosis der Kräuterheilmittel eingenommen werden, bis die Schmerzen nachlassen. Gegen Übelkeit und Erbrechen helfen Pfefferminz-, Kamillen- oder Mädesüßtee.

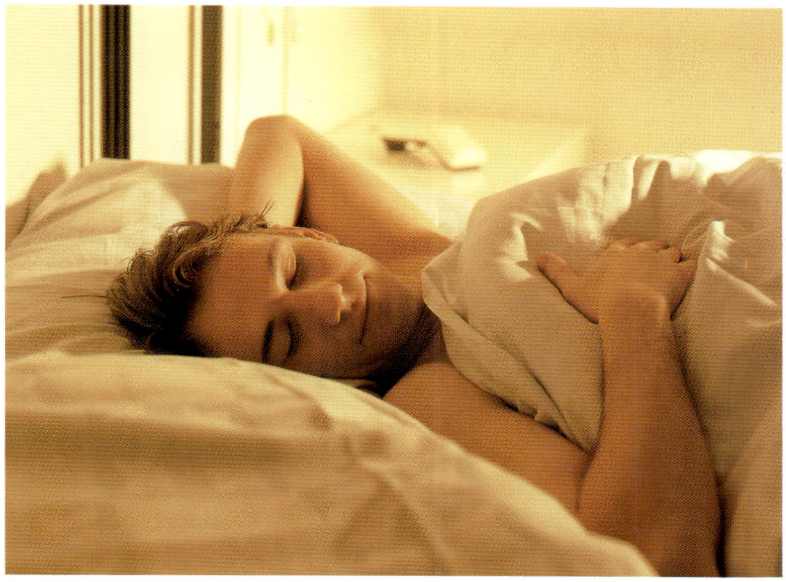

Bei einem hohen Maß an nervlicher Erschöpfung, die durch anhaltenden Streß und Nervosität bedingt ist, bedarf es dringend der Ruhe.

NEURALGIEN

Nervenschmerzen oder Neuralgien können sich entlang von Nervenbahnen oder auch an einer bestimmten Stelle bilden. Verbreitete Formen sind Hexenschuß und Gesichtsneuralgien, die eine osteopathische oder chiropraktische Behandlung erfordern. Meist liegt eine Schwächung des gesamten Organismus vor, so daß Nervenschmerz und -entzündung nicht von allein nachlassen. Hier helfen reichlich Obst und grünes Gemüse und die Einnahme von Präparaten des Vitamin-B-Komplexes. Durch ausreichende Ruhe erhält der Körper die Möglichkeit zur Selbstheilung.

KRÄUTERBEHANDLUNG

Eine Kräuterbehandlung sollte Aufgüsse, Abkochungen oder Tinkturen aus Ginseng, Hopfen, Passionsblume, Johanniskraut und Baldrian beinhalten. Das Kraut, das sich zur Behandlung der Gesamtbeschwerde eignet, sollte dreimal täglich eingenommen werden. Auf den schmerzenden Bereich eingeriebenes Johanniskraut- oder Lavendelöl verschafft vorübergehend Linderung. Wenn die Neuralgie mit einer Gürtelrose einhergeht, hilft eine dreimonatige Behandlung mit einem Tee oder einer Tinktur aus Sonnenhut und Ringelblume, um den Körper zu reinigen und zu heilen.

ERSCHÖPFUNG

Anhaltender Streß und Nervosität, Überarbeitung, Schlafstörungen und schlechte Ernährung können zu dauerhaften Erschöpfungszuständen führen. In Zeiten großer Belastung benötigt der Körper höhere Konzentrationen an Vitaminen und Mineralstoffen. Oftmals fällt es gerade dann schwer, sich richtig zu ernähren. Man konsumiert möglicherweise größere Mengen Tee, Kaffee und Alkohol, die den Körper weiter auslaugen. Wenn in der Folge der Erschöpfungszustand ein hohes Maß erreicht hat, kommt es zu einem Zusammenbruch oder Kollaps. Hier helfen Ruhe, Vitaminpräparate (B-Komplex und C) und eine Kräuterbehandlung.

KRÄUTERBEHANDLUNG

Ein Tee aus Wiesenklee, Löwenzahnblättern und Klette reinigt den Körper. Brennessel tonisiert und remineralisiert den Körper. Nerventonika aus Hafer, Eisenkraut und Helmkraut stärken das Nervensystem und sollten dreimal täglich getrunken werden. Kaffee, Alkohol und Nikotin sollten gemieden werden. Die Zugabe von Süßholzwurzel verstärkt die Wirkung auf die Nebennieren, die infolge von Überarbeitung und zu starkem Kaffeekonsum oftmals geschwächt sind.

CHINESISCHE KRÄUTERBEHANDLUNG

Die Kräuter Ginseng und Tragant erhöhen die physische Energie und wirken beruhigend. Eines von beiden sollte zweimal täglich als chinesische Kräuterabkochung getrunken werden.

DAS IMMUNSYSTEM

Das Immunsystem erhält uns gesund, indem es die vielen Mikroorganismen wie Bakterien, Viren, Pilze, Parasiten und Allergene abwehrt, die den Körper angreifen.

Der Körper besitzt viele ausgeklügelte Mechanismen zur Abwehr potentiell gefährlicher Mikroorganismen. So wirken die Tränenflüssigkeit und der Speichel antiseptisch, in Nase und Lunge befinden sich winzige Flimmerhärchen, die Erreger einfangen und unschädlich machen. Die Haut hat ebenfalls eine abwehrende Funktion. Zur Abtötung schädlicher Organismen verfügt der Körper über Säuren und Sekrete, z. B. im Magen oder in der Scheide. Die weißen Blutkörperchen zerstören ebenfalls viele Erreger. Wenn diese sogenannte unspezifische Abwehr versagt, wird das Lymphsystem aktiv und produziert spezifische Antikörper, die die eingedrungenen Mikroorganismen markieren und ihre Vernichtung durch weiße Blutkörperchen auslösen.

DAS LYMPHSYSTEM

Das Lymphsystem ist eine Art Netzwerk aus winzigen Gefäßen, die die Lymphe enthalten, eine farblose Flüssigkeit, die Nährstoffe und Schlacken transportiert. Die Lymphknoten enthalten Reservoire weißer Blutkörperchen und sitzen paarweise an Hals, Achselhöhlen, Leiste, Brust und Bauchregion. Die weißen Blutkörperchen fangen schädliche Mikroben ein und filtern Fremdkörper aus. Sie produzieren außerdem Antikörper, die mit der Lymphe durch den Körper transportiert werden. Wenn der Körper angegriffen wird, schwellen die Lymphknoten an.

WECHSELWIRKUNG MIT DEM KÖRPER

Für ein intaktes Immunsystem ist eine gesunde Ernährung und eine gute Verdauung unerläßlich. Die Leber ist das wichtigste Entgiftungsorgan das Körpers.

DER CHINESISCHE ANSATZ

In der chinesischen Heilkunde entspricht dem Immunsystem das *wei qi*, die Verteidigungsenergie, die den Körper umgibt. Es steht in enger Beziehung zum Verdauungssystem, das Kräu-

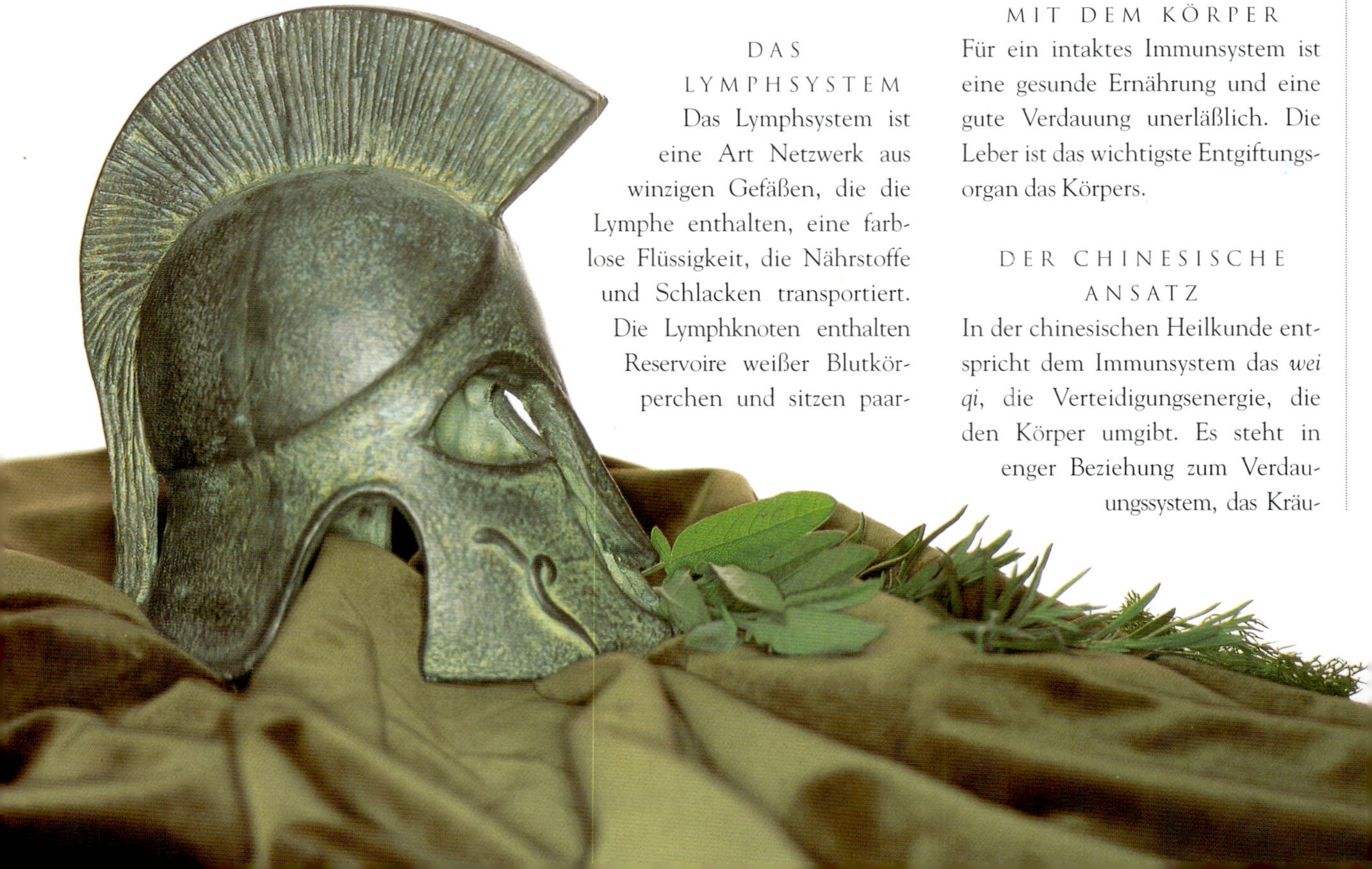

ter wie Ginseng und Tragant (*huang qi*) stärken und so zum Aufbau dieser Energie beitragen. Ist das *wei qi* stark, können sich Infektionen nicht im Körper ausbreiten.

STÄRKUNG DER ABWEHRKRÄFTE

Es gibt mehrere Faktoren, die das Immunsystem beeinträchtigen und schwächen können, etwa Streß, ungesunde Ernährung, Umweltverschmutzung, Verletzungen und chirurgische Eingriffe, Verdauungsstörungen und hohe Dosen von Antibiotika. Eine positive, entspannte Einstellung hilft dem Körper, mit Allergien und Krankheiten zurechtzukommen. Eine Vollwerternährung mit Obst und Gemüse, Nüssen, Bohnen, Hülsenfrüchten und kaltgepreßten Ölen bietet eine gute Grundlage für ein intaktes Immunsystem. Kräuter, die das Immunsystem stärken und die Rekonvaleszenz von Erkrankungen und Verletzungen beschleunigen, erhöhen die Gesundheit.

KRÄUTERBEHANDLUNG

Es gibt viele Kräuter, die das Immunsystem stärken. Knoblauch ist eines der besten natürlichen antimikrobiellen Mittel, das selbst denjenigen Infektionen vorbeugt, die gegen Antibiotika immun geworden sind. Empfohlen werden morgens und abends 1–2 Knoblauchkapseln. Borretsch stärkt die Nebennieren, hilft bei Depressionen und anderen Streßsymptomen und fördert die Rekonvaleszenz. Yamswurzel hat eine entzündungshemmende Wirkung und lindert Infektionen und Allergien. Es ist auch ein Tonikum für den Verdauungstrakt und die Leber. Als sanfte Alternative zu Antibiotika eignet sich Sonnenhut (Echinacea) zur unspezifischen Bekämpfung von Infektionen; er reinigt das Blut und das Lymphsystem.

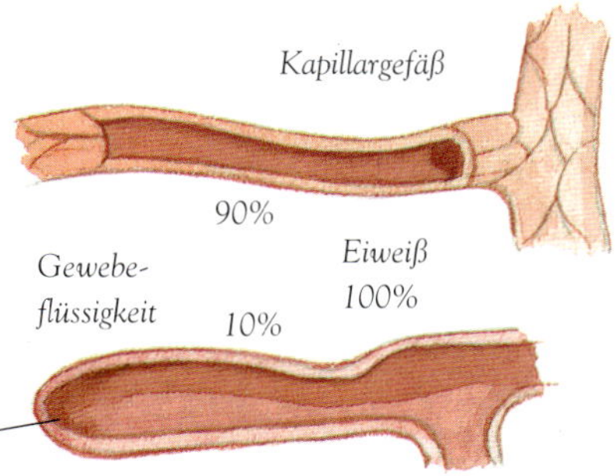

Die Wände der Kapillargefäße sind für große Moleküle wie Eiweiße unpassierbar. Daher kann Eiweiß, das aus den Zellen oder der Gewebeflüssigkeit stammt, nicht direkt in die Blutbahn gelangen. Diese Moleküle werden vom Lymphsystem absorbiert.

Lymphkapillare befinden sich in allen Körpergeweben, außer in denen des zentralen Nervensystems.

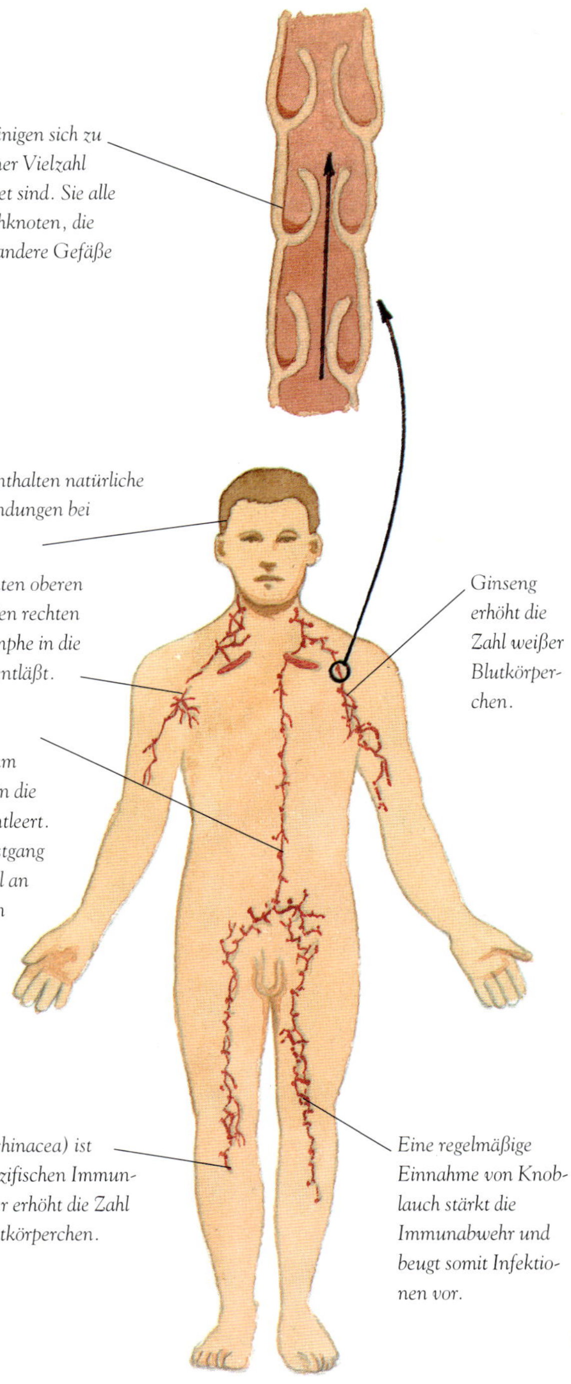

Die Lymphkapillaren vereinigen sich zu Lymphgefäßen, die mit einer Vielzahl von »Ventilen« ausgestattet sind. Sie alle entleeren sich in die Lymphknoten, die die Lymphe filtern und in andere Gefäße weiterleiten.

Kamille und Schafgarbe enthalten natürliche Antihistamine, die Entzündungen bei akuten Allergien lindern.

Die Lymphgefäße der rechten oberen Körperhälfte münden in den rechten Lymphstamm, der die Lymphe in die rechte Schlüsselbeinvene entläßt.

Ginseng erhöht die Zahl weißer Blutkörperchen.

Die Gefäße des übrigen Körpers vereinigen sich zum Milchbrustgang, der sich in die linke Schlüsselbeinvene entleert. Die Lymphe im Milchbrustgang enthält einen hohen Anteil an Fetten, die von den Zotten im Dünndarm absorbiert wurden.

Sonnenhut (Echinacea) ist ideal zur unspezifischen Immunabwehr, denn er erhöht die Zahl der weißen Blutkörperchen.

Eine regelmäßige Einnahme von Knoblauch stärkt die Immunabwehr und beugt somit Infektionen vor.

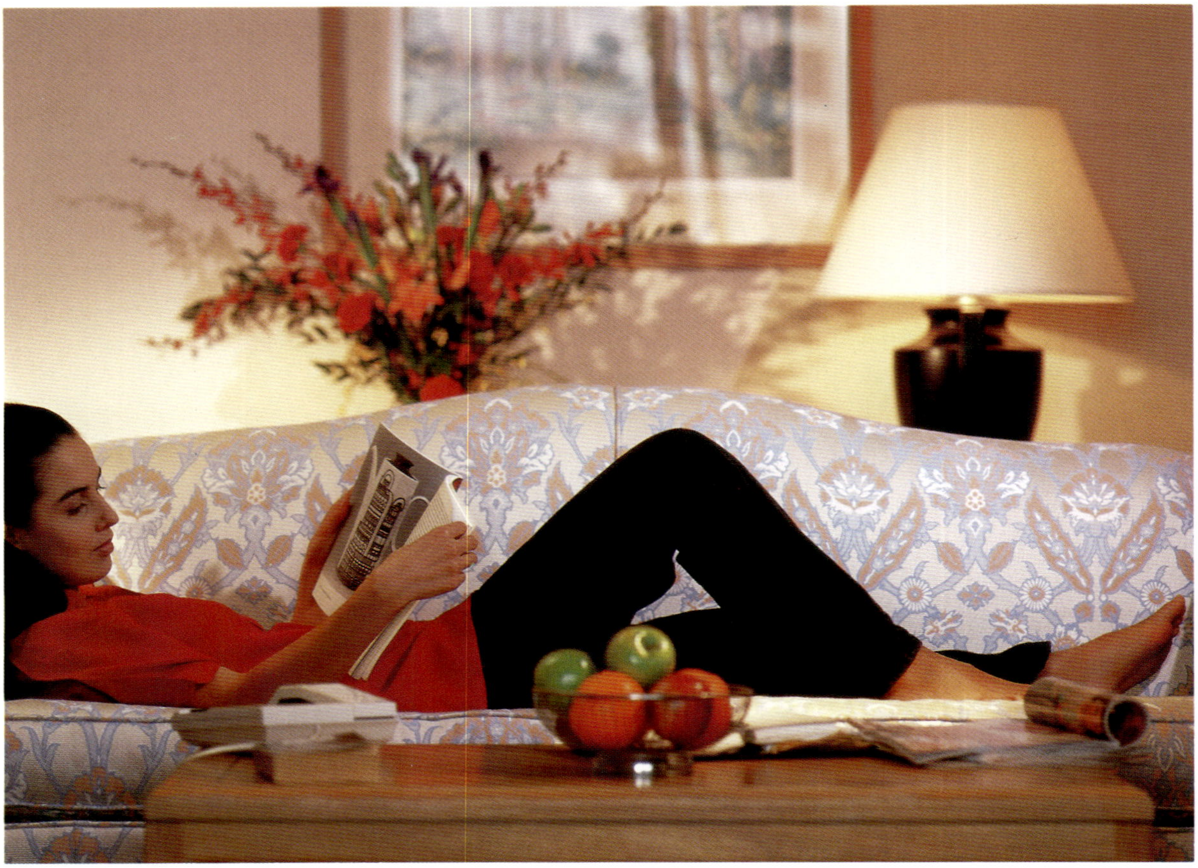

Die Rekonvaleszenz sollte Ruhe, gesunde Ernährung und eine Kräuterbehandlung einschließen.

CHINESISCHE KRÄUTER

Tragant (*huang qi*) kann zur Erhöhung der Energie und zum Aufbau der Widerstandskraft gegen Erkrankungen dienen. Chinesische Engelwurz (*dang gui*) stellt Energie und Vitalität wieder her und stimuliert die Bildung weißer Blutkörperchen und Antikörper. Süßholz (*gan cao*) kann in der Rekonvaleszenz genommen werden und unterstützt die Funktionen von Leber und Nebennieren; es stärkt außerdem die Immunabwehr, indem es die Bildung von weißen Blutkörperchen und Antikörpern anregt. Ginseng ist ein gutes Heilmittel zur Steigerung der Immunabwehr; er hilft dem Körper, mit Streßsituationen fertig zu werden und stärkt darüber hinaus Leber und Milz.

BESCHWERDEN

Im folgenden werden Erkrankungen beschrieben, die aus einer schwachen Immunabwehr resultieren. Des weiteren werden Kräuter- und konventionelle Behandlungen von Infektionen erläutert sowie Vorschläge gemacht, wie Nebenwirkungen von Antibiotika und anderen Medikamenten reduziert werden können. Schließlich werden Möglichkeiten zur Erkennung potentiell allergener Substanzen und zur Behandlung von Allergien aufgezeigt.

INFEKTIONEN

Bakterien- und Virusinfektionen sind die häufigste Form akuter Erkrankungen. Bakterien können in die Atemwege und den Verdauungstrakt eindringen und Beschwerden wie Hals-, Ohr- und Bronchialinfekte sowie Magenverstimmungen auslösen. Erkältungen, Grippe und Kinderkrankheiten werden oft durch Virusinfektionen ausgelöst. Hier kann man Vitamin-C-Präparate einsetzen, und zwar drei- oder viermal täglich bis zu 500 mg, um die Immunabwehr zu stärken. Wenn dies den Bedarf des Körpers übersteigt, wird der Überschuß mit dem Urin ausgeschieden, es kann aber auch zu Durchfall führen. Knoblauch bekämpft ebenfalls Virus- und Bakterieninfektionen.

ANTIBIOTIKA

Bei starken Schmerzen oder hohem Fieber erweisen sich Antibiotika als wertvolles Mittel bei der Bekämpfung von bakteriellen Infektionen, z.B. des Innenohrs, des Rachens oder der Atemwege. Wenn die Körpertemperatur über 40° C steigt und der Kranke beginnt, zu phantasieren, rufen Sie unverzüglich einen Arzt. Falls Fieber oder Schmerzen länger als drei Tage ohne Anzeichen der Besserung anhalten, ist eine medizinische Untersuchung erforderlich. Antibiotika können bei Infektionen helfen, die nicht auf andere Behandlungsformen reagieren, insbesondere, wenn der Patient durch die Krankheit stark geschwächt ist.

ERNÄHRUNG

Wenn Antibiotika verschrieben werden, können Kräuter- und Ernährungstherapien die Nebenwirkungen vermeiden helfen und das Immunsystem stärken, um wiederholte Infektionen zu verhindern. Nebenwirkungen sind u.a. Verdauungsstörungen wie Verstopfung, Durchfall, Bauchschmerzen und Blähungen. Hier kann Knoblauch die Immunabwehr stärken, die Leber schützen und Verdauungsstörungen vorbeugen. Joghurt oder Lactobacillustabletten *(Lactobacillus acidophilus)* schützen die Darmflora. Empfohlen wird täglich ein Glas Wasser mit einem Teelöffel Apfelessig und reichlich Wasser zur Entgiftung.

KRÄUTERBEHANDLUNG

Leber und Nieren können durch eine Kräuterbehandlung gestärkt werden. Es eignen sich chinesische Engelwurz, Rosmarin und Löwenzahnwurzel. Löwenzahnwurzel, Mariendistel, Odermennig und Sonnenhut helfen bei der Heilung von Leberschäden. Selleriesamen unterstützen die Nieren bei der Filterung und Ausscheidung von Giftstoffen. Diese Kräuter können nach Bedarf als Tees oder Tinkturen eingenommen werden (siehe Kapitel Zubereitung).

ALLERGIEN

Zu einer allergischen Reaktion kommt es, wenn das Immunsystem gegen eine Substanz vorgeht, die nicht potentiell infektiös oder schädlich ist; es ist eine Art Fehlfunktion. Die Schleimhäute im Verdauungstrakt und in den Atemwegen entzünden sich und sondern die chemische Substanz Histamin ab. Diese kann eine Entzündung der Nasenschleimhäute, Augenreizungen, Asthma, Durchfall und Nesselfieber auslösen. Heuschnupfen, Asthma, Ekzeme, Darmbeschwerden, Migräne und Kopfschmerzen können Symptome für eine allergische Reaktion sein.

ERNÄHRUNG

Die häufigsten Lebensmittelallergien bestehen gegen Weizen, Milchprodukte, Eier, Orangen, Tomaten, Erdnüsse, Gluten (ein Eiweiß, das sich in Hafer, Weizen, Gerste und Roggen befindet), Zusatzstoffe und Hefe. Bei Verdacht auf eine Lebensmittelallergie sollte eines dieser Lebensmittel für zwei Wochen vom Speiseplan gestrichen werden. Manchmal verschwindet das Symptom der Allergie innerhalb weniger Tage. In anderen Fällen kann dies wesentlich länger dauern. Manche Allergien bestehen ein Leben lang, z.B. die gegen Erdbeeren, Penicillin und Schalentiere. Es ist auch möglich, gegen mehrere Lebensmittel oder Zusatzstoffe allergisch zu sein. Bei einem qualifizierten Ernährungsberater kann ein umfassender Allergietest durchgeführt werden.

KRÄUTERBEHANDLUNG

Eine Kombination aus Sonnenhut, Wiesenklee, Borretsch und Süßholz über mehrere Monate dreimal täglich als Tee getrunken stärkt das Immunsystem. Ein Tee aus Eibisch und Fuchsulme vor den Mahlzeiten beruhigt den Verdauungstrakt. Kamillen- und Schafgarbetees enthalten natürliche Antihistamine und helfen gegen allergische Entzündungen; sie können regelmäßig getrunken werden. Brennesseltee oder -suppe kann ebenfalls allergische Reaktionen lindern und stärkt den Körper.

CHINESISCHE KRÄUTERBEHANDLUNG

Die Rezeptur *Bu Zhong Yi Qi Wan* enthält die chinesischen Kräuter Tragant (*huang qi*), Engelwurz (*dang gui*) und Süßholz (*gan cao*), die das Immunsystem und den Körper stärken und allergische Reaktionen an ihrer vollen Entfaltung hindern. Das Mittel ist sehr hilfreich bei der Behandlung von Nahrungsmittelallergien, bei denen die Symptome das Verdauungssystem betreffen und gemeinsam mit allgemeinen Schwächezuständen wie Müdigkeit, Blässe, Kraftlosigkeit und Kurzatmigkeit auftreten.

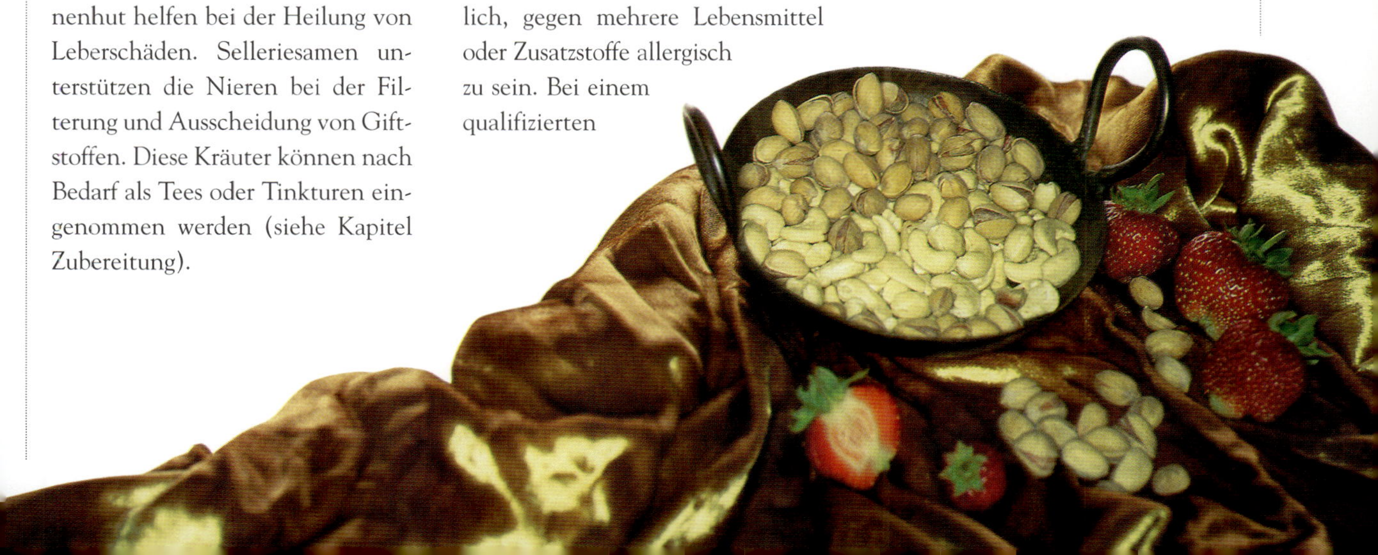

Kräuter-Lexikon

Von Achillea millefolium *bis* Zingiber officinale *finden Sie in diesem Kapitel Informationen zur Geschichte, Wirkung, Anwendungsweise sowie zu den Heil- und Gegenanzeigen 50 bekannter Kräuter.*

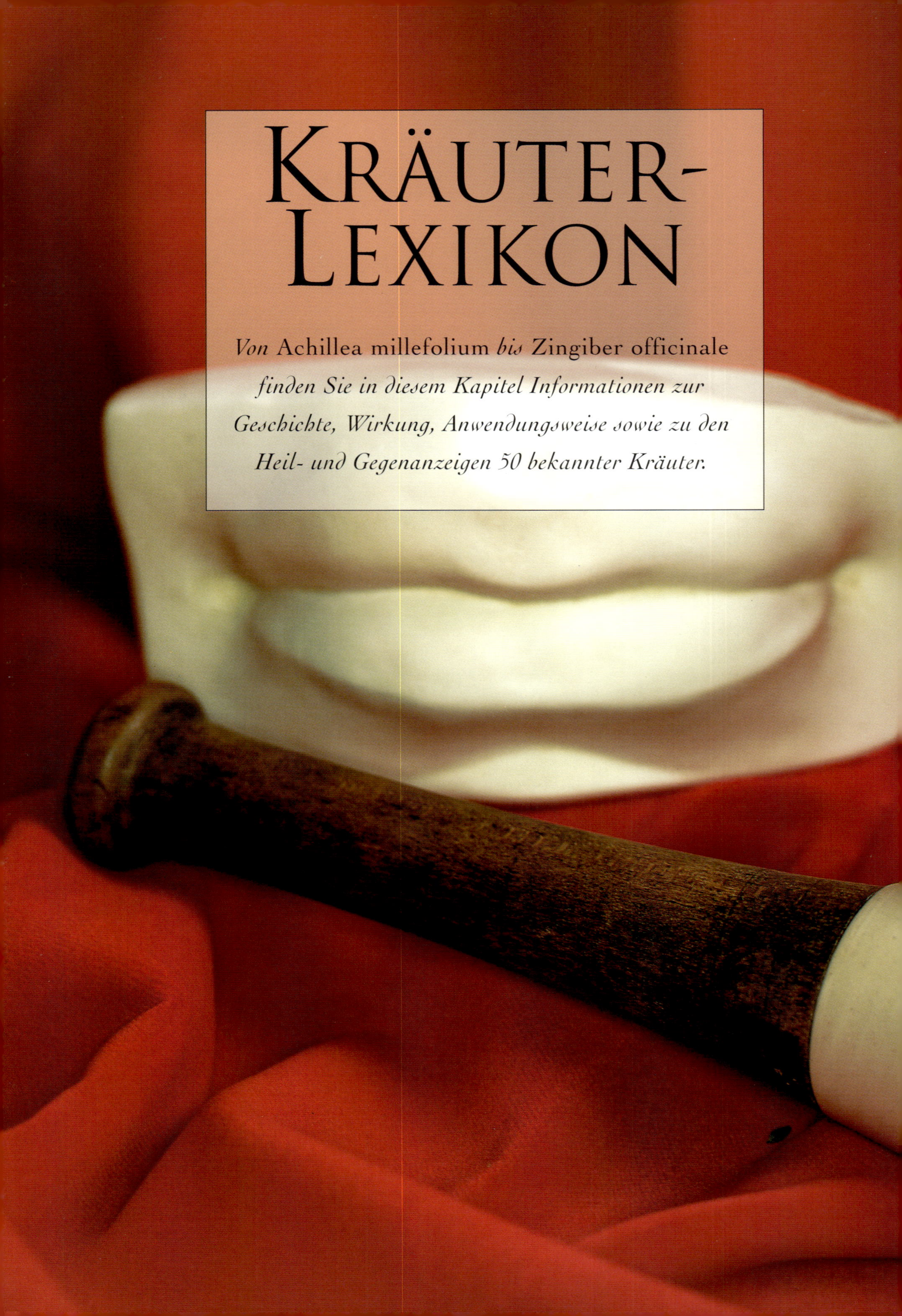

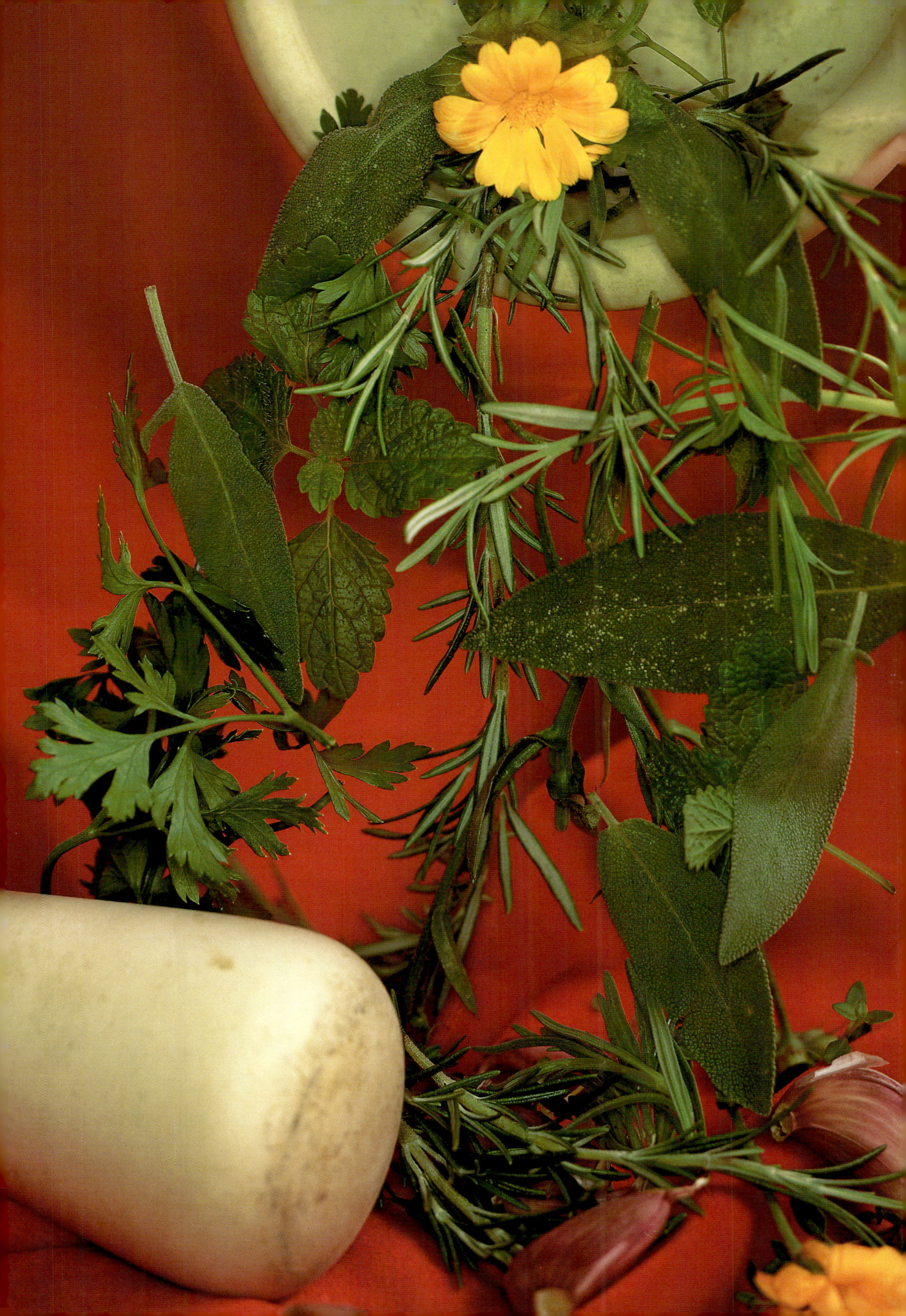

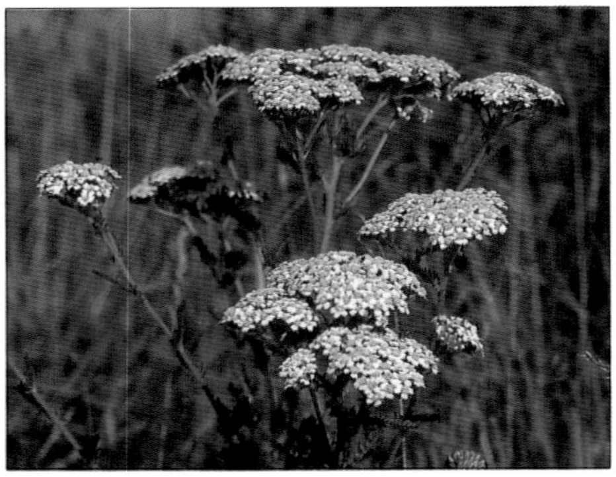

GEMEINE SCHAFGARBE

Compositae ACHILLEA MILLEFOLIUM

Dieses Kraut ist in Europa heimisch, hat sich in Nordamerika eingebürgert und wird in vielen Ländern mit mildem Klima angebaut. Die Pflanze wird bis zu 1 m hoch und gedeiht auf unterschiedlichen Böden. Die Blätter sind wechselständig und gefiedert, die Zungenblüten der Köpfchen weiß oder rosé gefärbt.

Geschichte

Der deutsche Name weist darauf hin, daß Schafe das Heilkraut gerne fressen, während sich der Gattungsname *Achillea* auf Achilles bezieht, der im Trojanischen Krieg auf dem Schlachtfeld blutende Wunden mit Schafgarbe gestillt haben soll. Das Beiwort *millefolium* weist auf die fein gefiederten Blätter hin: *mille* bedeutet »Tausend«, *folium* »Blatt«. Der amerikanische Ethnomediziner Virgil J. Vogel weist auf einen Bericht aus dem Jahre 1794 hin, demzufolge die Illinois- und Miami-Indianer Schnittwunden mit Schafgarbe versorgten. Viele Indianerstämme behandelten Prellungen und Hauterkrankungen mit ihr. Die Micmacs nutzten sie, um das Schwitzen bei Erkältungen zu fördern, andere wendeten sie gegen Fieber an.

Verwendete Teile

die gesamte Pflanze

Wirkstoffe

ätherisches Öl, das Salizylsäure und Sesquiterpenlactone enthält; Azulen, einschl. Chamazulen, Flavonoide einschl. Apigenin; Alkaloide und Gerbsäuren

Wirkung auf den Organismus

Das Apigenin hat entzündungshemmende und krampflösende Eigenschaften, Azulen und Salizylsäure wirken ebenfalls krampflösend. Die Alkaloide besitzen eine blutstillende Wirkung. Chamazulen ist (wie in der Kamille) antiallergen. Dieses Kraut wirkt auf viele verschiedene Systeme des Körpers. Am bekanntesten ist die Wirkung auf die Atemwege, seine schweißtreibenden Eigenschaften werden bei der Behandlung von Erkältungen und Fieber geschätzt. Es kann auch bei Allergien, wie z.B. Heuschnupfen, eingesetzt werden. Seine spezielle Eigenschaftenkombination empfiehlt es als Tonikum nach einer Grippe, um die Verdauung bei Appetitlosigkeit anzuregen. Dem Herz-Kreislauf-System kommt seine krampflösende und leicht harntreibende Wirkung zugute: Ein zu hoher Blutdruck wird gesenkt, die venöse Durchblutung verbessert. Die Gemeine Schafgarbe ist darüber hinaus als Menstruationsregulator bekannt: Sie hemmt starke Blutungen und kann umgekehrt auch eine überfällige Periode auslösen.

Dosierung

Als Tee: dreimal täglich 200 ml zusammen mit anderen Kräutern trinken (siehe Zubereitungen: Grippe- und Erkältungstee, S. 17). Als Tinktur: dreimal täglich 1 ml (20 Tropfen) einnehmen.

Anwendung

- Erkältungen, Grippe und Fieber
- Allergien wie Heuschnupfen
- als Verdauungstonikum in der Rekonvaleszenz
- erhöhter Blutdruck
- Krampfadern, Gefäßerkrankungen
- Regulierung der Periode und Milderung starker Blutungen

Gegenanzeigen

Nicht in der Schwangerschaft anwenden! Schafgarbe hat in seltenen Fällen allergische Reaktionen ausgelöst; suchen Sie einen Arzt auf, falls dies eintritt.

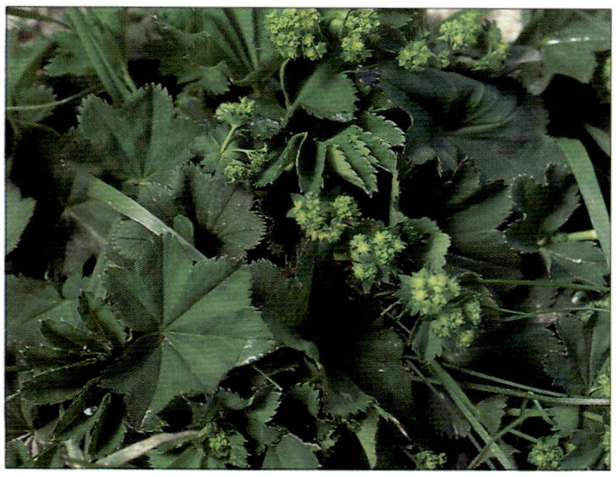

FRAUENMANTEL

Rosaceae ALCHEMILLA VULGARIS

Der Frauenmantel ist in Europa heimisch. Er wird ca. 30 cm hoch. Die gezahnten Blätter sind weich, behaart, rundlich-nierenförmig und handartig gelappt. Den winzigen gelbgrünen Blüten fehlen die Kronblätter.

Geschichte

Der deutsche Name des Krauts bezieht sich auf die Blattform, die dem Umhang oder Mantel ähnelt, den die Jungfrau Maria auf alten Bildnissen trägt. Der Gattungsname *Alchemilla* geht auf das arabischstämmige Wort Alchimie zurück: Bei den pseudowissenschaftlichen Versuchen, unedle Metalle in Gold zu verwandeln, wurden oft Tautropfen von Frauenmantel-Blättern verwendet. Im Mittelalter wurde das Kraut zur Blutungsstillung und zur Wundheilung eingesetzt.

Verwendete Teile

Blätter und Blüten

Wirkstoffe

Tannine, Salizylsäure

Wirkung auf den Organismus

Die Tannine wirken adstringierend: Sie helfen, Blutungen zu stillen; das Kraut wird so zu einem wertvollen Heilmittel bei der Behandlung von übermäßigen Monatsblutungen und in der Menopause. Es ist ein hervorragendes Gebärmuttertonikum. Frauenmantel kann den Hormonhaushalt regulieren, so daß er auch einen Effekt auf einen unregelmäßigen Menstruationszyklus hat. Die Salizylsäure ist ein leichter Schmerzstiller. Die Tannine wirken auch beruhigend auf ein gereiztes Magen-Darm-System.

Dosierung

Als Aufguß aus den Blättern: zur Regulierung des Menstruationszyklus und zur Minderung schwerer Blutungen dreimal täglich 200 ml trinken. Als Tinktur: bei Magenverstimmungen mit Durchfall dreimal täglich 2 ml (40 Tropfen) einnehmen.

Anwendung

- schwere Monats- oder Menopauseblutungen
- unregelmäßiger Menstruationszyklus
- Krampfschmerzen im Zusammenhang mit der Periode
- Durchfall bei Verdauungsstörungen

Gegenanzeigen

Dieses Kraut nicht in der Schwangerschaft anwenden!

Vorzüge des Frauenmantels

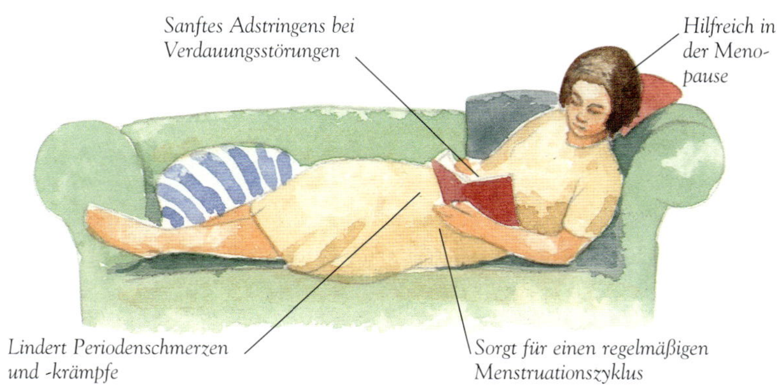

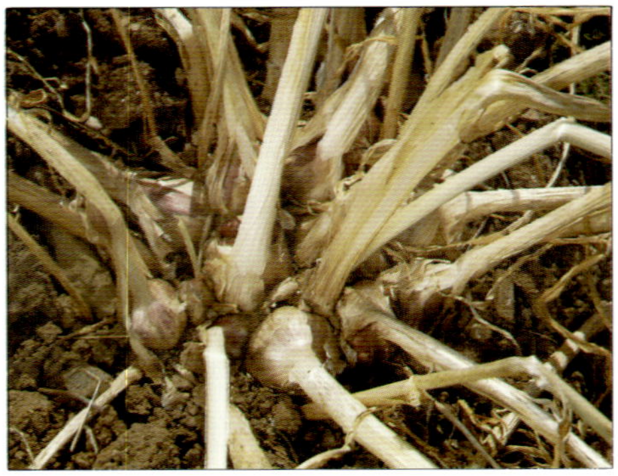

KNOBLAUCH

Liliaceae ALLIUM SATIVUM

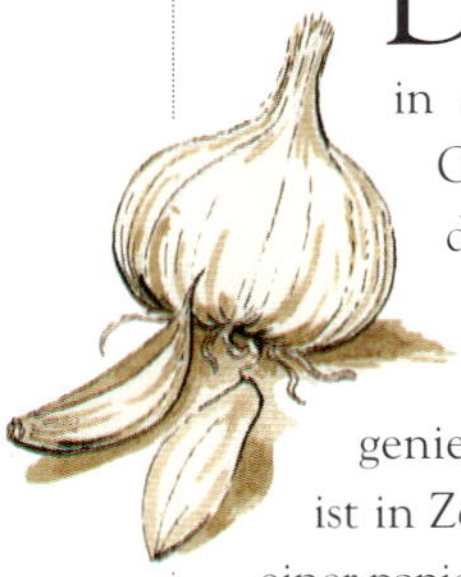

Diese Pflanze zählt zu den Zwiebeln und wird in aller Welt sowohl als Gewürz als auch für medizinische Zwecke kultiviert. Die Blätter sind lang und schmal. Der genießbare Teil, die Zwiebel, ist in Zehen unterteilt, die von einer papierartigen Haut umschlossen sind.

Geschichte

Während sich der deutsche Name auf die Gestalt bezieht (in Zehen »gespaltenes Lauch«), verweist der Gattungsname auf den Geschmack (keltisch »all«: brennend). Der Knoblauch ist in vielen Ländern bekannt. Griechen, Römer und Ägypter schätzten seine »magischen« Qualitäten und seinen Geschmack. Im Ersten Weltkrieg wurde Knoblauch zur Vorbeugung von Sepsis in Wunden verwendet. Die Stadt Chicago verdankt ihren Namen dem indianischen Wort für wilden Knoblauch, und seine Verwendung hat in Nordamerika eine lange Tradition: Die Cheyenne-Indianer benutzten eine Varietät der Pflanze für einen Breiumschlag zur Behandlung von Furunkeln. Im 18. Jahrhundert gab man in Pennsylvania Kindern, die an Krupp litten, Knoblauch und Zwiebeln.

Verwendete Teile

Zwiebel

Wirkstoffe

ätherisches Öl, einschließlich Allicin, Enzyme, Vitamine A, B und C und Flavonoide

Wirkung auf den Organismus

Das ätherische Öl, das für den typischen Knoblauchgeruch verantwortlich ist, enthält Allicin, das nachweislich einen antibiotischen Effekt auf *Staphylococcus aureus* und andere Bakterien hat und gegen Pilze wie *Candida albicans* wirkt. Das Allicin besitzt zusätzlich eine blutzuckersenkende Wirkung. Darüber hinaus zeigt es gerinnungshemmende Eigenschaften und senkt Blutdruck und Cholesterinspiegel.

Dosierung

Für ein Salatdressing kann man frische, geschälte und zerdrückte Knoblauchzehen in Essig geben. Knoblauch in Speisen stärkt das Immunsystem. Gegen Halsentzündungen und Husten hilft Knoblauchsirup; man nimmt vier- oder fünfmal täglich 5 ml (1 TL) ein. Knoblauch ist als Saft, in Tabletten- oder Kapselform erhältlich.

Anwendung

- Atemwegsinfektionen, einschl. bronchitischer Erkrankungen
- Husten, Erkältungen und Grippe
- Linderung von Katarrhen
- Senkung von Cholesterinspiegel und Blutdruck sowie Verhinderung von Thrombose-Blutgerinnseln bei Krampfaderleiden
- Verdauungsprobleme
- Senkung des Blutzuckerspiegels bei Altersdiabetes

Gegenanzeigen

Geben Sie Kindern unter 12 Jahren ohne ärztliche Aufsicht keinen rohen Knoblauch als Heilmittel. Auch wenn manche Menschen Knoblauch roh verzehren, empfiehlt es sich, ihn nur zusammen mit anderen Speisen einzunehmen, da er sehr scharf ist und Koliken auslösen kann, wenn er einzeln gegessen wird. Knoblauch kann parallel zu konventionellen Antibiotika und zu Diabetesmedikamenten genommen werden; man darf aber die konventionellen Medikamente keinesfalls ohne Rat des Arztes absetzen!

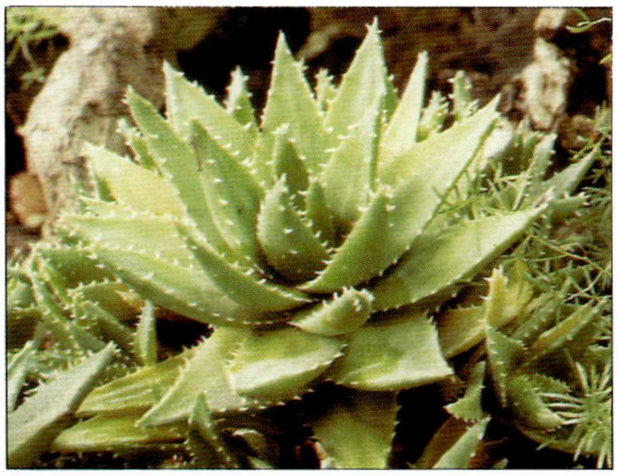

ALOE VERA

Liliaceae ALOE VERA

Eine Sukkulente mit langen, fleischigen Blättern, die ursprünglich aus Afrika stammt, mittlerweile aber in der ganzen Welt kultiviert wird. Sie ist oft als Zierpflanze zu sehen.

Geschichte

Aloe vera wird bereits seit Tausenden von Jahren verwendet. Zu ihren berühmtesten Liebhabern sollen Alexander der Große und Kleopatra gehört haben. In der industriellen Fertigung wird es vielen Hautpflegeprodukten beigemischt.

Verwendete Teile

Die Blätter enthalten zwei verschiedene Flüssigkeiten, die beide medizinisch genutzt werden können: Indem man den oberen Teil der Blätter abbricht, erhält man ein klares Gel, das äußerlich als Heilmittel für Schnitte, Kratzer und Verbrennungen dient. Die zweite Substanz, ein bitterer, gelblicher Saft, wird aus der Rinde der Pflanze gewonnen. Diese Flüssigkeit wirkt abführend, wenn sie eingenommen wird. Dieser bittere Saft oder Extrakt, kurz Aloe genannt, sollte niemals mit der Haut in Kontakt kommen und nur unter ärztlicher Aufsicht als Abführmittel genommen werden.

Wirkstoffe

Gel: Polysaccharide; Aloe: Anthrachinonglykoside (u.a. Aloin), und Aloeemodin, Glykoproteine, Saponine und Harze

Wirkung auf den Orgasnismus

Die Eigenschaften der *Aloe vera* empfehlen sie als hervorragendes Wundheilmittel, was hauptsächlich auf die Anthrachinonglykoside zurückzuführen ist. Das Gel wird wegen seiner entzündungshemmenden und hautglättenden Wirkung geschätzt. Die abführende Wirkung beruht auf der Reizwirkung des gelben Saftes auf die Darmwände. In größeren Dosen allerdings wirkt er stark abführend, was zu Koliken führen kann. Das jüngere wissenschaftliche Interesse gilt der Verwendung von *Aloe vera* bei der Behandlung von Strahlungsverbrennungen.

Dosierung

Das klare Gel, das aus den fleischigen Blattspitzen gewonnen wird, kann zweimal täglich direkt auf die Haut aufgetragen werden.

Anwendung

- Notfallarznei bei Schnitten, Kratzern und Abschürfungen
- juckende oder trockene Haut
- akute Verstopfung
- leichte Verbrennungen

Gegenanzeigen

Niemals in der Schwangerschaft oder Stillzeit anwenden! *Aloe vera* sollte nicht über längere Zeit eingenommen und bei Nierenerkrankungen gemieden werden.

Vorzüge von Aloe vera

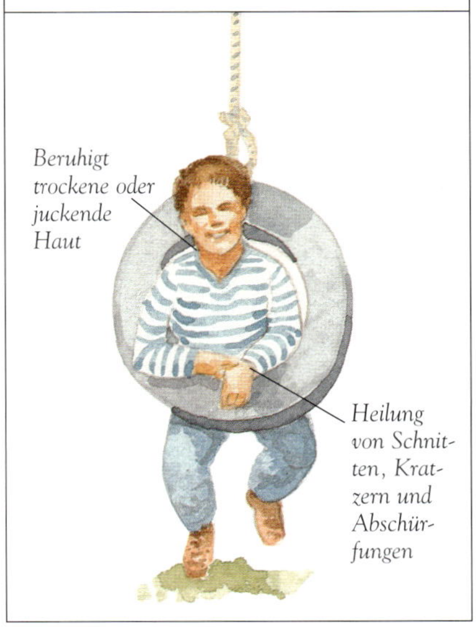
Beruhigt trockene oder juckende Haut
Heilung von Schnitten, Kratzern und Abschürfungen

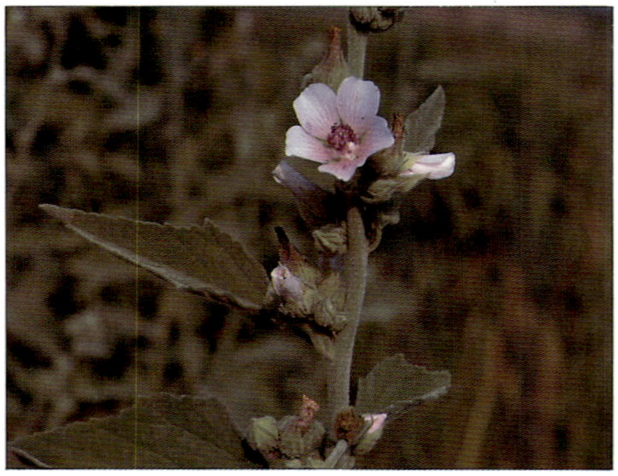

ECHTER EIBISCH

Malvaceae ALTHAEA OFFICINALIS

Diese Pflanze ist in Europa heimisch und auch in Nordamerika eingebürgert. Sie wird bis zu 2 m groß und hat blaßgrüne, ovale Blätter, die mit weichem Flaum besetzt sind, und roséweiße Blüten. Die Wurzel ist weiß. Der Echte Eibisch gedeiht auf feuchten, sumpfigen Böden an Ufern und nahe dem Meer.

Geschichte

Der Familienname *Malvaceae* ist von gr. *malake*, »weich«, und *Althaea* von gr. *althein*, »heilen«, abgeleitet. Diese Pflanze wurde von den Römern und Ägyptern als Delikatesse geschätzt. Die Wurzeln wurden in ärmeren Regionen gekocht als Gemüse verzehrt. Die »Rote Liste« führt den Echten Eibisch als »stark gefährdet«. Arabische Ärzte verwendeten die Blätter für einen Breiumschlag gegen Entzündungen, und der römische Historiker Plinius schrieb: »Wer einen Löffel voll des Eibisch nimmt, soll für diesen Tag von allen Krankheiten frei sein.« In Frankreich sind die Blüten eine der Hauptzutaten einer Erkältungsmedizin mit dem Namen *tisane de quatre fleurs*.

Verwendete Teile

Blätter, Blüten und Wurzeln

Wirkstoffe

Wurzel: 18–35% Schleim (Polysaccharidgemisch), Pektin, Asparagin und Tannine; Blätter: Schleim, Flavonoide, Cumarine und Polyphenolsäure

Wirkung auf den Organismus

Der Hauptinhaltsstoff ist der Schleim, der gereiztes Gewebe beruhigt und schützt. Der traditionell bei Atemwegsbeschwerden eingesetzte Eibisch ist hilfreich gegen Bronchitis oder Brustfellentzündung und gegen trockenen Husten. Er wird auch bei Geschwüren im Verdauungstrakt und bei Magenentzündungen angewendet und dient bei Harnwegsinfektionen der Reizlinderung. Bei Hauterkrankungen mit Geschwüren oder Furunkeln wirkt er beruhigend und heilend und kann in Form eines Breiumschlags verwendet werden.

Dosierung

Als Aufguß aus den Blüten: bei Verdauungsstörungen, Atembeschwerden und Harnwegsinfektionen dreimal täglich 200 ml trinken, bei gereizter Haut äußerlich als Spülung anwenden. Als Tinktur: dreimal täglich 2 ml (40 Tropfen) einnehmen.

Anwendung

- Atemwegsbeschwerden, Bronchitis und trockener Husten
- Verdauung, einschließlich Reizkolon, Divertikulitis, Geschwüre und überschüssige Magensäure
- Harnwegsinfektionen
- lokal als Spülung für Hautreizungen
- als Breiumschlag bei Furunkeln und Geschwüren
- als Zugsalbe auf Stiche, Schnitte und Furunkel

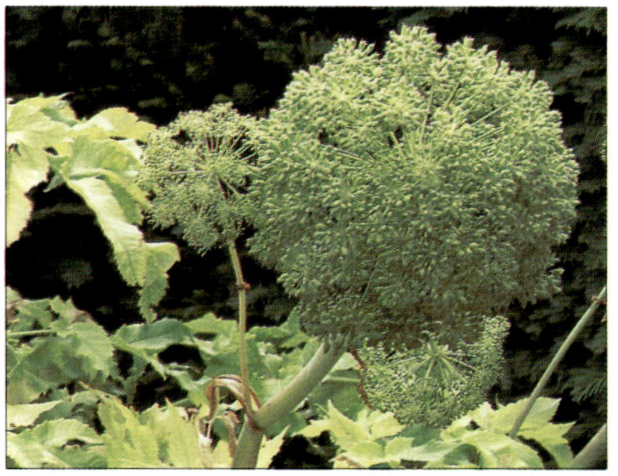

CHIN. ENGELWURZ

Umbelliferae ANGELICA SINENSIS *(dang gui)*

Es existieren drei Hauptformen der Engelwurz: die europäische, chinesische und amerikanische. Alle drei sind hilfreich für die Verdauung und den Kreislauf, aber es gibt spezifische Unterschiede in ihrer Wirkung. Die hier beschriebene Species wurde wegen der großen Bandbreite ihrer Anwendungsmöglichkeiten ausgewählt.

Geschichte

Die chinesische Engelwurz ähnelt ihrem westlichen Verwandten sehr, aber in der Anwendung unterscheiden sie sich. Sie wird zwar auch als Kreislaufmittel geschätzt, aber vor allem wendet man sie bei Unterleibskrämpfen an.

Verwendete Teile

Wurzeln, Rhizome, Blätter, Stiele und Samen

Wirkstoffe

ätherisches Öl, Cumarine, Vitamin B_{12}

Wirkung auf den Organismus

Die Inhaltsstoffe der chinesischen Engelwurz machen sie besonders wertvoll in der Behandlung von Beschwerden der weiblichen Geschlechtsorgane. Dank ihrer doppelten Wirkung als Kreislauf- und Bluttonikum hilft sie sowohl bei Symptomen der Menopause wie Schmerzen, als auch bei unregelmäßiger oder ausbleibender Periode. Die krampflösende Wirkung verschafft auch bei schmerzhaften Perioden Linderung. In China wird die Pflanze zur Nährung des Blutes und zur Vorbeugung gegen Anämie, verschwommenes Sehen, Tinnitus und Herzrhythmusstörungen eingesetzt. Wie die europäische Engelwurz ist sie ein wärmendes Kraut, das Blähungen beseitigt und offenbar sogar bei langfristiger Leberschädigung und -infektion heilsam ist. Sie wird auch bei Verstopfung angewandt. Das Rhizom der Pflanze hat antibiotische Eigenschaften, was man sich bei Hautgeschwüren und Abszessen zunutze macht. Die chinesischen Eigenschaften (siehe S. 9) sind süß, scharf, bitter und warm.

Dosierung

Die Wurzel wird in China als Kreislauftonikum zu Speisen gegeben. Engelwurz paßt gut zu anderen Kräutern in einem Wein; trinken Sie täglich ein Glas Kräuterwein oder ein bis zwei Tassen Aufguß. Die chinesische Dosierung (S. 32) beträgt 3–15 g.

Anwendung

- schmerzhafte oder unregelmäßige Periode
- als Tonikum für die Geschlechtsorgane in der Menopause
- bei kalten Händen und Füßen zur Kreislaufanregung
- verdauungsfördernd
- bei Leberschäden

Gegenanzeigen

Nicht in der Schwangerschaft einnehmen.

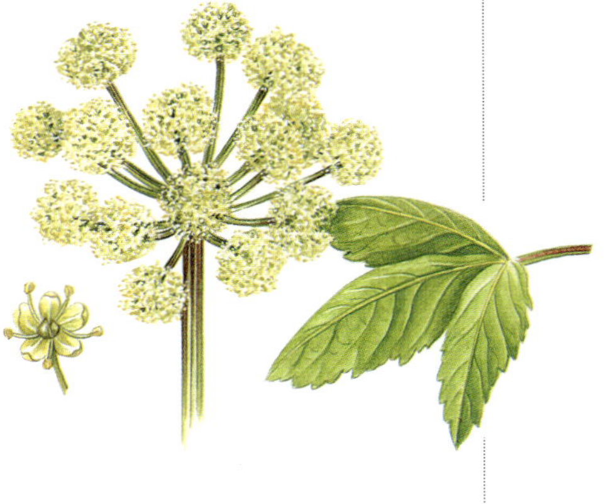

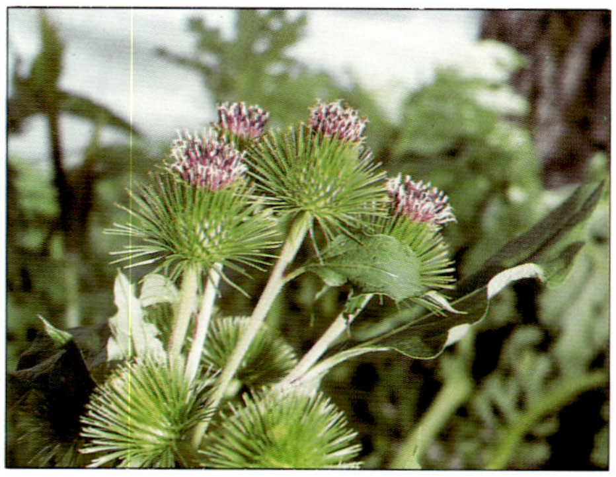

GROSSE KLETTE

Compositae ARCTIUM LAPPA (*niu bang zi*)

Diese aus Europa stammende Pflanze hat sich auch in China und in den Vereinigten Staaten eingebürgert. Die Klette gehört zur Familie der Disteln. Sie hat große, breite Blätter und violette Blüten mit winzigen Widerhaken.

Geschichte

Der botanische Name rührt von gr. *arctos*, »Bär« (wegen der Blütengestalt) und lat. *lappa*, »Klette«, her. Das Kraut wird oft gemeinsam mit Löwenzahn zu einem »blutreinigenden Trank« verarbeitet. Dem amerikanischen Arzt V. J. Vogel zufolge haben viele Indianerstämme dieses Kraut verwendet: die Prärieindianer zu zeremoniellen Zwecken und die Potawatomi als Tee und allgemeines Tonikum sowie zur Blutreinigung. In Japan werden seine Wurzeln wegen der Ballaststoffe verzehrt. Tierversuche haben gezeigt, daß sie die Leber vor der Schädigung durch Lebensmittelfarben schützen können.

Verwendete Teile

Wurzeln und Blätter

Wirkstoffe

Lignane, Aminosäuren und Polyacetylene in den Wurzeln; in den Blättern Sesquiterpene, Bitterglykoside, Arctigenin, Inulin, organische Säuren und Öle

Wirkung auf den Organismus

Die harntreibende Wirkung der Pflanze hat sie zu einer traditionellen Arznei gegen Gicht und Nierensteine gemacht. Sie wurde auch bei rheumatischen Beschwerden verwendet. Ihren größten Wert hat sie als Blutreiniger, und sie wird zur Behandlung von Beschwerden wie Schuppenflechte, Ekzemen, Furunkeln und anderen Hauterkrankungen eingesetzt. Sie senkt den Blutzuckerspiegel, und das Arctigenin hat sich als wirksam gegen Tumore erwiesen. Der frischen Wurzel werden antibiotische Eigenschaften zugeschrieben, was vermutlich auf die Polyacetylene zurückzuführen ist. In China wird die Große Klette bei Katarrh, Fieber, Husten sowie bei Infektionskrankheiten wie Mumps und Frühstadien der Masern eingesetzt. Klette regt die Verdauung an, stärkt die Leber und wird in China als Arznei gegen Verstopfung verordnet. Die chinesischen Eigenschaften (siehe S. 9) sind scharf, bitter und kalt.

Dosierung

Als Abkochung aus den Wurzeln: bei Hautproblemen einmal täglich eine halbe Tasse trinken. Als Tinktur: sollte nur über einen kurzen Zeitraum bis zu vier Wochen verwendet werden; zweimal täglich 1 ml (20 Tropfen) einnehmen. Klette wird am besten auf traditionelle Weise verwendet: in Kombination mit einem Leberkraut wie Löwenzahn. Äußerlich können die Blätter als Breiumschlag auf Furunkel oder als Salbe auf trockene Haut aufgetragen werden. Als Spülung soll die Abkochung gegen Haarausfall helfen. Die chinesische Dosierung (S. 32) beträgt 3–9 g.

Anwendung

- wegen antibiotischer Eigenschaften bei Infektionskrankheiten
- innerlich bei Hauterkrankungen wie Ekzemen, Schuppenflechte, Akne und Furunkeln
- äußerlich als Breiumschlag bei Furunkeln und Abszessen
- arthritische Beschwerden
- in kleinen Mengen verdauungsfördernd und als Appetitanreger

Gegenanzeigen

Nicht in der Schwangerschaft anwenden.

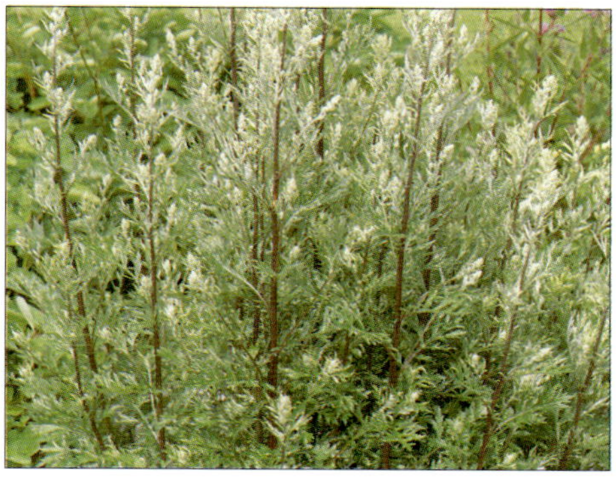

GEMEINER BEIFUSS

Compositae ARTEMISIA VULGARIS *(moxa-ai ye)*

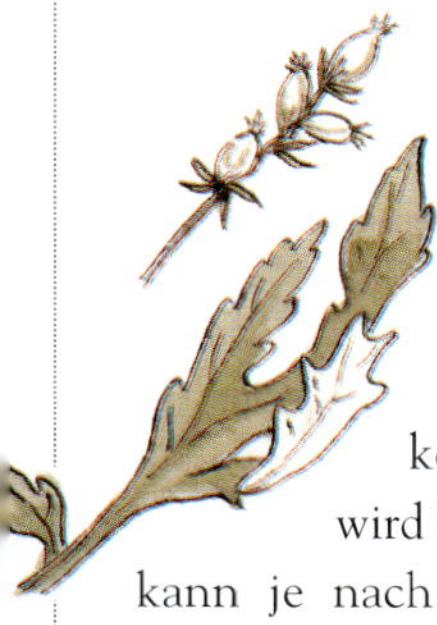

Dieses aus Europa stammende Kraut findet sich auch in China. Die häufig im Ödland vorkommende Pflanze wird bis zu 1 m groß und kann je nach Bodenbeschaffenheit stark wuchern. Die tief gelappten, weichen Blätter sind auf der kahlen Oberseite grün und auf der flaumigen Unterseite weiß. Die rötlichgelben Blüten stehen an Rispen.

Geschichte

Im Mittelalter hieß es, daß Johannes der Täufer einen Schutzgürtel aus Beifuß trug, und einer der englischen Namen für Beifuß lautet somit *St. John's plant*. Der deutsche Name weist darauf hin, daß die Pflanze – an den Fuß gebunden – vor Müdigkeit schützen soll. In China ist Beifuß die Basis von *moxa*, einer Substanz, die in erhitzter Form die Wirkung der Akupunktur verstärkt. Nicholas Culpeper empfahl es im 17. Jh. »für alle Beschwerden des Magens«, es »beugt Übelkeit nach dem Essen vor und regt den Appetit an, verdirbt aber den Geschmack, wenn es zu stark zubereitet wird.«

Verwendete Teile

Blätter

Wirkstoffe

ätherisches Öl, Vulgarin (ein Sesquiterpenlacton), Flavonoide, Cumarinderivate, Triterpene

Wirkung auf den Organismus

Beifuß ist ein traditionelles Heilmittel gegen Wurmerkrankungen. Weiterhin wirkt er als Bittermittel appetitanregend und verdauungsfördernd. Er kann auch die Menstruation auslösen. In der chinesischen Kräuterheilkunde sind die Geschlechtsorgane das Hauptanwendungsgebiet: Beifuß wird zur »Wärmung« der Gebärmutter und zur Blutungsstillung bei verlängertem Menstruationszyklus eingesetzt sowie bei »kältebedingten« Gebärmutterblutungen. Er wird außerdem bei Unfruchtbarkeit und bei Menstruationsschmerzen verwendet. Äußerlich kann er in Form einer *moxa*-Rolle auf spezielle Akupunkturpunkte aufgelegt werden, um z.B. Föten in Steißlage in der Gebärmutter bei der Wendung zu unterstützen. Die chinesischen Eigenschaften sind bitter, scharf und warm.

Dosierung

Als Tinktur: zweimal täglich 1–2 ml (20–40 Tropfen) einnehmen. Als Aufguß: zweimal täglich 100 ml trinken. In der chinesischen Medizin (S. 32) beträgt die Dosierung 3–9 g.

Anwendung

- verspätete oder unregelmäßige Perioden
- Appetitlosigkeit, beispielsweise nach einer Krankheit
- träge Verdauung, besonders bei schlechter Nahrungsverwertung
- äußerlich zur Verbesserung der Durchblutung verletzter Muskeln, um die Heilung von Verstauchungen und Zerrungen zu fördern

Gegenanzeigen

Dieses Kraut darf man innerlich nicht in der Schwangerschaft anwenden und nicht überdosieren.

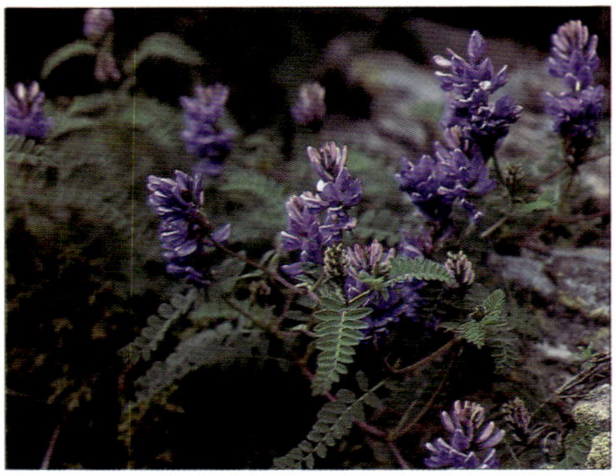

TRAGANT

Leguminosae ASTRAGALUS MEMBRANACEUS (*huang qi*)

Die Gattung Tragant gehört zu den Hülsenfrüchtlern und zählt über 1600 Arten. Die Species A. *membranaceus* ist in China heimisch. Obwohl im Westen noch nicht so bekannt, nimmt ihre Verwendung allmählich zu. Sie gedeiht bei reichlich Sonne auf sandigen Böden und wird bis zu 40 cm hoch. Die Stengel sind behaart, die Blätter unterteilt in bis zu 14 paarständige Fiederblättchen.

Geschichte

Die amerikanische Spezies *Astragalus nitidus* wurde von den Cheyenne-Indianern als Heilmittel für Efeuvergiftungen verwendet.

Verwendete Teile

Wurzel

Wirkstoffe

Asparagin, Calcyosin, Formononetin, Astragaloside, Kumatakenin, Sterole

Wirkung auf den Organismus

Eine der Haupteigenschaften des Tragant ist die Stimulierung des Immunsystems. Amerikanische und chinesische Untersuchungen haben seinen Nutzen als »Energiespender« bei anhaltender Entkräftung bestätigt. Er ist hilfreich zur Stärkung der Widerstandskraft gegen Erkältungen und Grippe und hat einen ähnlich energetisierenden Effekt wie Ginseng. Es hat sich gezeigt, daß Krebspatienten, die Tragant erhielten, besser mit den Nebenwirkungen der Chemotherapie fertig wurden. Tragant dient als Diuretikum, spielt aber auch eine wichtige Rolle im Herz-Kreislauf-System, da harntreibende Mittel in der Regel den Blutdruck senken. Er wirkt auch gegen Wasserretention oder Ödeme (Schwellungen des Gewebes durch überschüssiges Wasser). In Fällen von Anämie kann er in Kombination mit anderen Kräutern eingesetzt werden, z.B. bei übermäßigen Monatsblutungen oder auch nach einer Geburt, um einen Mangel an *Qi* (Lebensenergie) oder Blut auszugleichen. Zusätzlich hilft er bei Vorfällen der Gebärmutter und anderer Organe. Äußerlich eignet sich Tragant als Wundheilmittel, besonders bei nässenden Schwären. Er kann bei Appetitlosigkeit und träger Verdauung angewendet werden. Die chinesischen Eigenschaften sind süß und leicht warm.

Dosierung

Als Abkochung: zweimal täglich eine Tasse trinken. Als Tinktur: dreimal täglich 2 ml (40 Tropfen) einnehmen. Die chinesische Dosierung (S. 32) beträgt 9–30 g.

Anwendung

- als Diuretikum zur Behebung von Wasserretention und zur Senkung des Blutdrucks
- bei Erkältungen und Grippe
- während einer Strahlen- oder Chemotherapie zur Reduzierung der Nebenwirkungen
- bei übermäßiger Menstruationsblutung und nach der Geburt zur Eindämmung des Blutverlustes
- bei Gebärmutter- und Magenvorfall
- bei Geschwüren und Furunkeln
- bei Appetitlosigkeit und träger Verdauung

Gegenanzeigen

Laut westlicher Kräuterheilkunde soll es bei Hauterkrankungen nicht innerlich angewendet werden, laut chinesischer Heilkunde nicht bei Hauterkrankungen im Frühstadium. Tragant sollte nicht bei chronischer Verstopfung verabreicht werden.

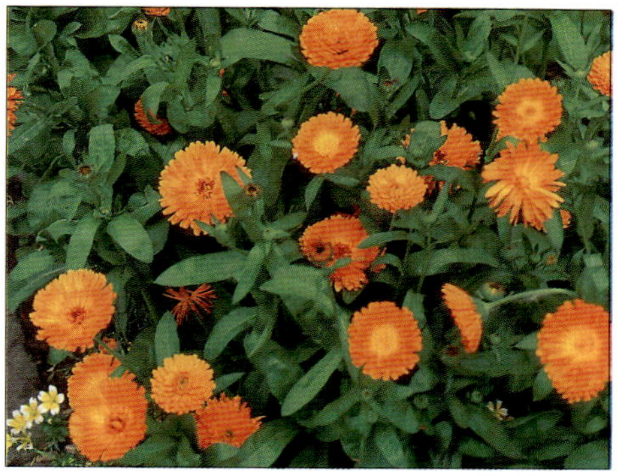

RINGELBLUME

Compositae CALENDULA OFFICINALIS

Diese Gartenpflanze wird bis zu 60 cm hoch. Sie hat dunkelgrüne Blätter, und die Blüte erinnert an eine große gelborangefarbene Gänseblume. Die Pflanze ist in Europa heimisch, wird aber in vielen anderen Ländern kultiviert.

Geschichte

Der botanische Name steht mit den *calendae* in Verbindung, dem jeweils ersten Tag des Monats im römischen Kalender – was vermutlich auf die Anwendung bei Menstruationsbeschwerden zurückzuführen ist. Später wurde es in England der Jungfrau Maria (»Marygold«) und im 17. Jahrhundert der Königin Maria Stuart zugeordnet. Die Verwendung als Würzkraut und Heilpflanze ist umfassend dokumentiert.

Verwendete Teile

Blütenblätter und -köpfe

Wirkstoffe

Triterpene, einschl. Calenduloside, Flavonoide, ätherisches Öl und Chlorogensäure

Wirkung auf den Organismus

Eine der Haupteigenschaften der Ringelblume ist die als Antiseptikum. Äußerlich angewendet, ist sie ein wertvolles Wundheilmittel bei Hautverletzungen. Innerlich hilft sie bei vielen Hauterkrankungen wie Akne, Ekzemen und Schuppenflechte. Die Ringelblume wirkt antibakteriell. Sie hat auch pilztötende Eigenschaften und ist heilsam bei Erkrankungen wie Fußpilz, Candidose (Soor) und Windelausschlag. Im Herz-Kreislauf-System wird sie sowohl innerlich als auch äußerlich bei Beschwerden wie Krampfadern eingesetzt. Im Verdauungstrakt wirkt sie gegen Geschwürbildung und Verdauungsstörungen, darüber hinaus als Lebertonikum.

Dosierung

Als Aufguß: bei Verdauungsproblemen, Pilzbefall, Hauterkrankungen, Menstruations- und Herz-Kreislauf-Beschwerden dreimal täglich 200 ml trinken. Den Aufguß als Spülung für Krampfadern und zur Reinigung von Abschürfungen verwenden. Als Tinktur: zweimal täglich 2 ml (40 Tropfen) einnehmen. Als Creme: bei Hauterkrankungen auftragen. Als Salbe: auf Schnitte und Wunden, Windelausschlag und Fußpilz auftragen. Als Ölauszug: bei großflächig entzündeten Hautbereichen.

Anwendung

- Schnitte, Kratzer und ähnliche Wunden
- Akne, Ekzeme, Schuppenflechte und andere entzündliche Hauterkrankungen
- Windelausschlag, wunde und rissige Brustwarzen
- Krampfadern
- Pilzerkrankungen (Candidose)
- Magenbeschwerden wie Geschwüre und Entzündungen
- unregelmäßige oder zu starke Monatsblutungen

Vorzüge der Ringelblume

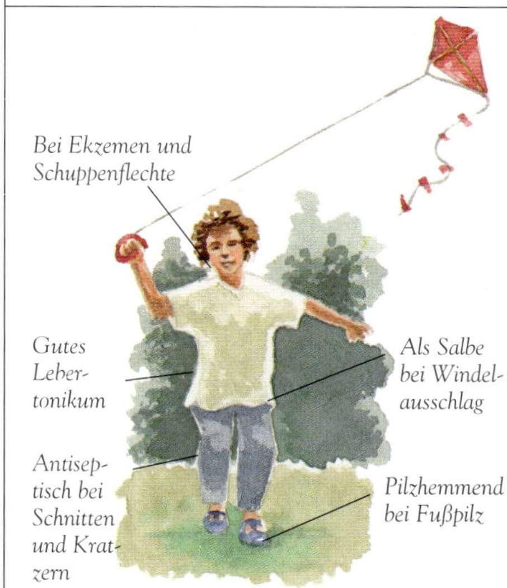
Bei Ekzemen und Schuppenflechte
Gutes Lebertonikum
Antiseptisch bei Schnitten und Kratzern
Als Salbe bei Windelausschlag
Pilzhemmend bei Fußpilz

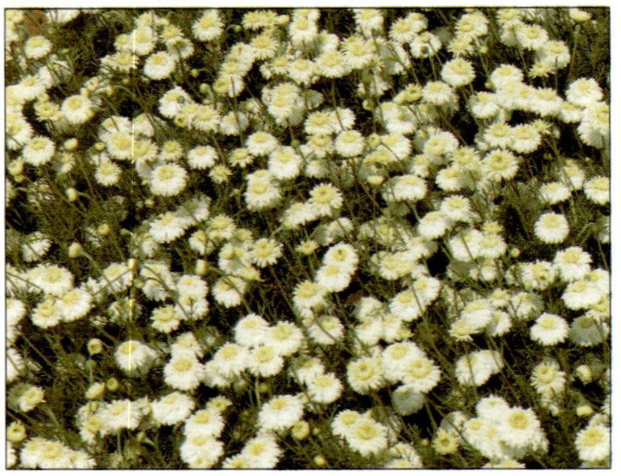

KAMILLE

Compositae CHAMAEMELUM NOBILE/CHAMOMILLA RECUTITA

Medizinisch werden zwei in ihrer Wirkung ähnliche Arten der Kamille verwendet, nämlich die Römische Kamille (*Chamaemelum nobile*) und die Echte Kamille (*Chamomilla recutita*, syn. *Matricaria chamomilla*). Beide wachsen in ganz Europa.

Geschichte

Die Kamille wurde schon von den Ägyptern und Römern verwendet und war den Göttern geweiht. Der Name leitet sich aus dem griechischen *khamaimelon* her, was wörtlich »Erdapfel« bedeutet; tatsächlich erinnert der Duft entfernt an Äpfel. Kamille wurde im Mittelalter häufig am Wegesrand und auf niedrigen Mauern angepflanzt, um mit ihrem entspannenden Duft den Geist zu erfrischen. Der Geschmack der Römischen Kamille ist im Vergleich zu dem der Echten Kamille recht bitter. Die Kamille befand sich unter den Kräutern, die die Pilgerväter mit in die Neue Welt nahmen, und 1665 wurde sie in eine Liste von Arzneien aufgenommen, die ein Nonnenorden in Quebec in seinem Hospital verwendete.

Verwendete Teile

Blüten

Wirkstoffe

ätherisches Öl mit Chamazulen; nicht flüchtige Verbindungen wie Flavonoide, Cumarine und Phenolsäuren

Wirkung auf den Organismus

Kamille wirkt als Muskelrelaxans im Darm, sie beruhigt und vertreibt Übelkeit und Magenverstimmungen. Auch als Sedativum für das Nervensystem wird sie geschätzt. Äußerlich kann sie als lindernde Creme oder Salbe bei Hauterkrankungen eingesetzt werden. Sie besitzt darüber hinaus antiallergene Eigenschaften.

Dosierung

Als Aufguß: kann bei Kindern und Erwachsenen angewendet werden (siehe Richtlinien für die Dosierung, S. 16). Man sollte den Tee beim Ziehen abdecken, da sonst das ätherische Öl verfliegt und die medizinische Wirkung verlorengeht. Man kann den Kamillenaufguß auch zur Entspannung ins Badewasser geben. Als Inhalation hilft sie gegen Katarrh. Als Creme oder Salbe kann sie ein- bis zweimal täglich aufgetragen werden. Verwenden Sie sie als Breiauflage bei langsam heilenden Wunden und als Augenspülung zur Belebung müder, entzündeter Augen. Als Tinktur: je nach Bedarf bis zu dreimal täglich oder vor dem Schlafengehen 5 ml (1 TL) einnehmen. Das ätherische Öl sollte äußerlich nur in einem Trägeröl für die Massage oder in einer Duftlampe verwendet werden.

Anwendung

- Magenverstimmung, Flatulenz, Magenübersäuerung und Magengeschwüre. Auch gegen Übelkeit
- zur Schlafförderung und gegen Streß und Anspannung. Gut bei Kopfschmerzen
- Atemwegsbeschwerden
- allergische Beschwerden wie Ekzeme, Asthma und Heuschnupfen
- lokal zur Beruhigung trockener und juckender Haut
- bei müden Augen als Spülung

Gegenanzeigen

Das Kamillenöl nicht in der Schwangerschaft verwenden.

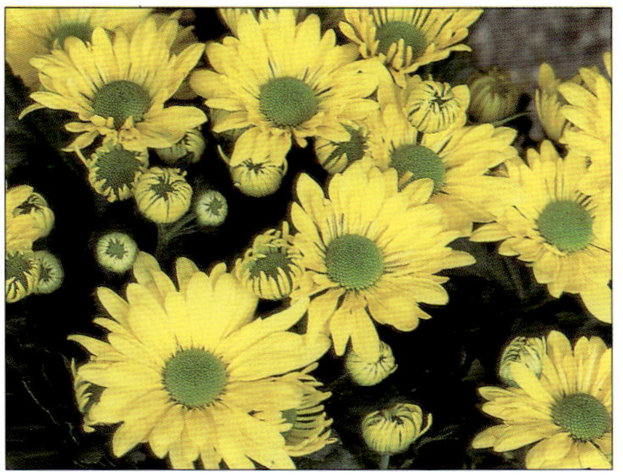

CHRYSANTHEME

Compositae CHRYSANTHEMUM MORIFOLIUM *(ju hua)*

Die Gattung der Wucherblumen oder Chrysanthemen umfaßt etwa 200 Arten. Die bei uns so beliebte Gartenchrysantheme oder Winteraster stammt u.a. von der ostasiatischen Art C. *morifolium* ab.

Geschichte

Von dieser Chrysantheme gibt es verschiedene Varietäten. Die weiße (*bai ju hua*) wird hauptsächlich als Leberkraut verwendet, während die gelbe (*huang ju hua*) bei der Behandlung von Kopfschmerzen und Augenproblemen Anwendung findet. Die Pflanze wird schon in einem chinesischen Heilmittelbuch aus dem Jahr 1 n. Chr. erwähnt.

Verwendete Teile

Blütenköpfe

Wirkstoffe

Alkaloide, ätherisches Öl, Sesquiterpenlactone, Flavonoide, Adenin, Cholin, Stachydrin, Chrysanthemin und Vitamin B_1

Wirkung auf den Organismus

Untersuchungen haben gezeigt, daß Chrysanthemen einen Wirkstoff enthalten, der unter Laborbedingungen sowohl gegen Staphylokokken als auch gegen Streptokokken wirksam ist, und somit eine wertvolle Arznei gegen Infektionen darstellt. Darüber hinaus wurde die Wirkung der gelben Chrysantheme gegen Kopfschmerzen und Augenprobleme auch bei Untersuchungen in bezug auf hohen Blutdruck bestätigt. Bei einer Studie zeigten 46 Patienten mit Bluthochdruck und/oder Arteriosklerose nach einer Woche Behandlung eine Besserung bei Beschwerden, die von Kopfschmerzen und Schwindelgefühlen bis hin zu Schlaflosigkeit reichten. Bei 35 Probanden fiel der Blutdruck auf normale Werte; bei den übrigen Patienten zeigten sich zumindest Verbesserungen. Dieses Kraut wird auch bei erkältungs- und grippebedingtem Fieber und Kopfschmerz eingesetzt. Es gilt schon seit langem als hilfreiches Tonikum für die Augen, insbesondere, wenn sie gerötet und trocken sind, sowie bei übermäßigem Tränenfluß. Es wird auch bei flimmernden Punkten vor den Augen (»mouches«), verschwommener Sicht und Schwindelgefühl verwendet. Die chinesischen Eigenschaften sind süß, bitter und kühl.

Dosierung

Als Aufguß: dreimal täglich 200 ml trinken. Die chinesische Dosierung beträgt 4,5–15 g.

Anwendung

- allgemeine Infektionsbeschwerden
- zu hoher Blutdruck und damit zusammenhängende Symptome
- Erkältungen und Grippe in Verbindung mit Fieber und Kopfschmerzen
- als Augentonikum

Gegenanzeigen

Die chinesischen Warnhinweise mahnen zur Vorsicht bei der Behandlung von Patienten mit *Qi*-Mangel oder Schwäche, die einen schlechten Appetit zeigen und/oder unter Durchfall leiden.

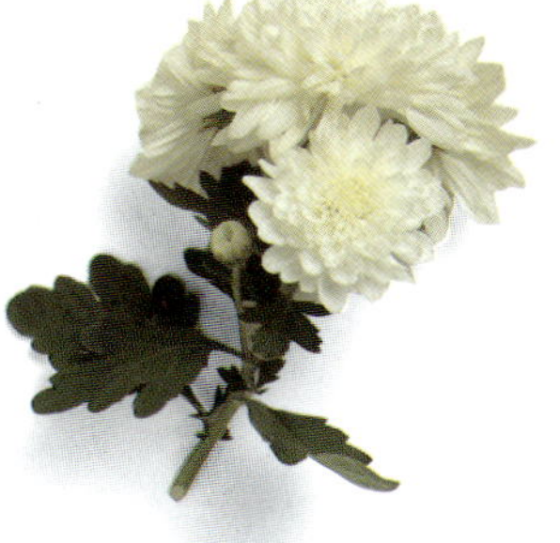

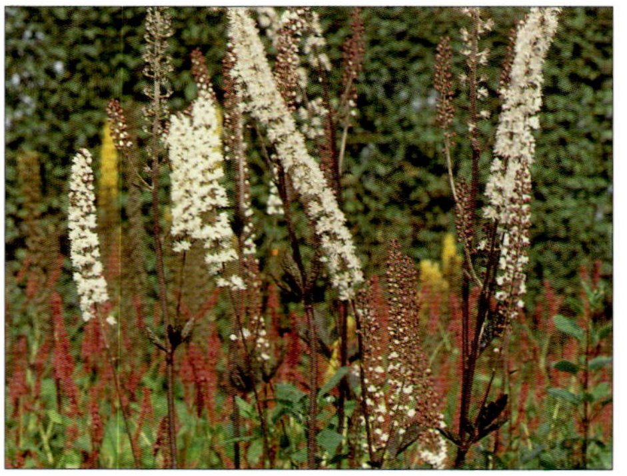

WANZENKRAUT

Ranunculaceae CIMICIFUGA RACEMOSA

Das (Echte) Wanzenkraut, auch Traubensilberkerze genannt, gehört zur Familie der Hahnenfußgewächse und stammt aus Nordamerika. *Cimicifuga racemosa* wird traditionell bei Frauenleiden verwendet. Es gedeiht in Kanada, den Vereinigten Staaten und in Europa, hat weiße Blüten und gezähnte Blätter. Genutzt wird seine schwarze Wurzel. Es finden sich auch einige verwandte Spezies in China.

Geschichte

Diese von vielen Indianerstämmen genutzte Pflanze wurde nach Europa importiert. Die Indianer verwendeten sie gegen Unfruchtbarkeit, Entkräftung und zur Schweißförderung und als Gurgellösung bei Halsentzündungen.

Verwendete Teile

Wurzel und Rhizom

Wirkstoffe

Triterpenglykoside, Isoflavone, Isoferulasäure, ätherisches Öl und Tannine

Wirkung auf den Organismus

In Nordamerika geht man davon aus, daß das Kraut eine heilsame Wirkung in der Frauenheilkunde entfaltet, indem es das vorhandene Östrogen stabilisiert. In der europäischen Kräuterheilkunde spricht man ihm eine aktive östrogenartige Wirkung zu, die den LH- bzw. Progesteronspiegel senkt und den Östrogenspiegel hebt. Es wird deshalb in den Fällen eingesetzt, in denen ein Östrogenmangel und ein Progesteronüberschuß vorliegt. Im Muskel-Skelett-System wird es als entzündungshemmendes Mittel bei arthritischen Beschwerden eingesetzt. Seine sedierenden Eigenschaften finden auch anderweitig Anwendung, so beispielsweise zur Senkung hohen Blutdrucks, zur Lösung von Krämpfen und Verspannungen.

Dosierung

Dieses Mittel ist stark, so daß die angegebenen Dosierungen nicht überschritten werden dürfen. Wurzelabkochung: höchstens zweimal täglich 100 ml trinken. Als Tinktur: dreimal täglich 1 ml (20 Tropfen).

Anwendung

- Periodenschmerzen und Krämpfe
- Frauenleiden mit Östrogenmangel und Progesteronüberschuß
- zu hoher Blutdruck
- Wechseljahrsymptome
- rheumatische Beschwerden
- Atemwegsbeschwerden: Asthma, Bronchitis und Keuchhusten

Gegenanzeigen

Nicht in Schwangerschaft, Stillzeit und bei zu niedrigem Blutdruck!

Vorzüge des Wanzenkrauts

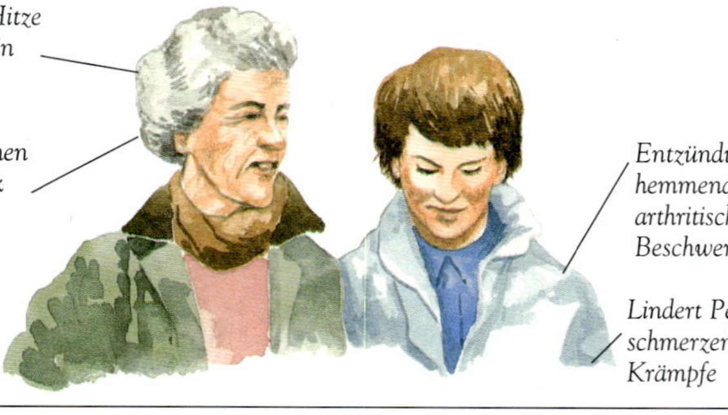
Bei aufsteigender Hitze und Depressionen in der Menopause
Senkt hohen Blutdruck
Entzündungshemmend bei arthritischen Beschwerden
Lindert Periodenschmerzen und Krämpfe

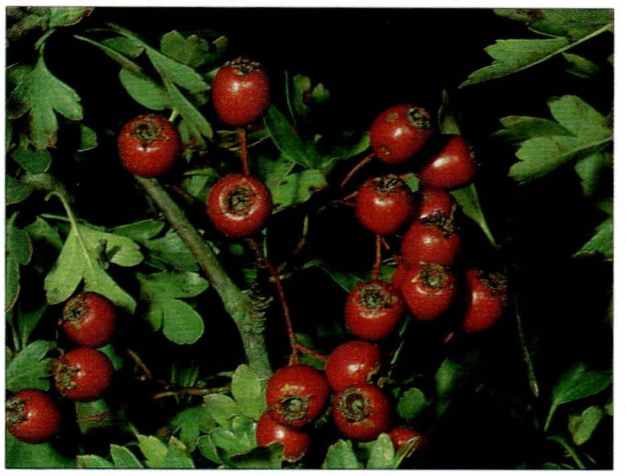

WEISSDORN

Rosaceae CRATAEGUS MONOGYNA/CRATAEGUS OXYCANTHA (*shan zha*)

Das Gedeihen des Weißdorn hängt von der jeweiligen Umgebung ab: In Hecken bildet er einen kleineren Busch, kann aber freistehend zu einem bis zu 9 m hohen Baum heranwachsen. Er ist in Europa, Afrika und Asien verbreitet. Die Blätter sind tief gelappt, und im Herbst weichen die weißen Sommerblüten leuchtend roten Beeren, die entweder ein (*C. monogyna*) oder zwei (*C. oxycantha*, syn. *C. laevigata*) Samenkörner enthalten.

Geschichte

Der Baum wird in der christlichen Tradition als heilig angesehen, da die Dornenkrone Christi aus Weißdornästen bestanden haben soll. Heinrich VII. verwendete ihn als Symbol der Macht, nachdem er ein Abzeichen vom Helm Richards III. nach dessen Niederlage auf dem Bosworth Field in einem Weißdornbaum fand. Traditionell ist der Weißdorn den Kräuterheilkundigen als »die Mutter des Herzens« bekannt. Der Stamm der Flambeau-Ojibwa verwendete Beeren und Rinde in der indianischen »Frauenmedizin«.

Verwendete Teile

Blüten, Blätter und Beeren

Wirkstoffe

Amine (nur Blüten), Flavonoide, Phenolsäuren, Tannine und Ascorbinsäure

Wirkung auf den Organismus

Weißdorn wirkt auf das Herz-Kreislauf-System. Er reguliert den Herzschlag und Blutdruck. Er kann bei Angina und Erkrankungen der Herzkranzgefäße eingesetzt werden, um die Durchblutung des Herzmuskels zu verbessern. Diese medizinischen Vorzüge werden der Kombination aus Aminen und Flavonoiden zugeschrieben. Die Wirkung tritt nicht sofort ein, aber über mehrere Monate hinweg eingenommen, reduziert Weißdorn die Symptome und wirkt als Tonikum für das Herz. Die chinesische Medizin empfiehlt, Weißdorn zur besseren Verdauung von Fleisch und fetten Speisen sowie bei Schmerzen und Durchfall zu verabreichen. Die chinesischen Eigenschaften sind sauer, süß und leicht warm.

Dosierung

Als Aufguß aus Blüten, Blättern oder Beeren: langfristig dreimal täglich 200 ml trinken. Als Tinktur: zweimal täglich 2–3 ml (40–60 Tropfen) einnehmen. Bei Langzeitanwendung entstehen keine Nebenwirkungen, und ein Absetzen löst keine nachteiligen Wirkungen aus. In der chinesischen Medizin (S. 32) beträgt die Dosierung 9–15 g.

Anwendung

- Symptome von Angina
- Normalisierung eines zu niedrigen oder zu hohen Blutdrucks
- Normalisierung eines unregelmäßigen Herzschlags
- Herzinsuffizienz und Kardiomyopathie

Gegenanzeigen

Konventionelle Herzmedikamente dürfen auf keinen Fall ohne ärztlichen Rat abgesetzt und reduziert werden. Wenn Sie eine solche Medikation erhalten, müssen Sie einen Arzt befragen, bevor Sie Weißdorn nehmen. Chinesische Warnhinweise raten zu einem Verzicht bei Säurerückfluß.

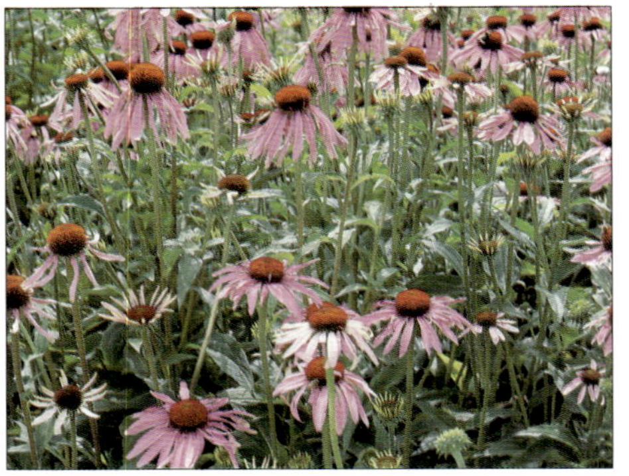

SONNENHUT

Compositae ECHINACEA PURPUREA/ANGUSTIFOLIA

Diese Pflanze stammt aus Nordamerika, wird aber, seitdem ihre Heilwirkungen bekannt wurden, weltweit angebaut. Die Blüte ähnelt einem Sonnenhut: Um den 3 cm hohen, mit Röhrenblüten besetzten Kopf liegt ein Schirm aus 20 violetten Strahlblüten. Die Blätter sind borstig behaart.

Geschichte

Der Gattungsname leitet sich vom griechischen Wort *ekhinos*, »Igel«, ab und bezieht sich auf den stachelig wirkenden Blütenkopf. Neben dem Schmalblättrigen (*E. angustifolia*) wird vor allem der Rote Sonnenhut (*E. purpurea*) kultiviert. Das Kraut wurde von den Indianern auch »Schlangenbiß« genannt und gegen Infektionen, Bisse von Schlangen und tollwütigen Tieren eingesetzt. Dies machten sich die ersten Siedler in Nordamerika zunutze, die das Kraut unter ähnlichen Umständen verwendeten. Neuere Untersuchungen haben seine Fähigkeiten zur antibakteriellen Bekämpfung von Infektionen bestätigt. Auch versucht man seine Rolle bei der Stärkung des Immunsystems zu verstehen, insbesondere in Fällen von Viruserkrankungen wie chronischem Müdigkeits-Syndrom und AIDS. Dem Ethnomediziner Vogel zufolge verbrannten einige Indianerstämme Sonnenhut zur Bekämpfung von Kopfschmerzen und wendeten es auch gegen Zahnschmerzen an.

Verwendete Teile

Wurzel, Rhizom

Wirkstoffe

Kaffeesäurederivate (u.a. Echinacosid), Isobutylamide (u.a. Echinacein), Polysaccharide, Polyacetylene, ätherisches Öl, Alkaloide und Flavonoide

Wirkung auf den Organismus

Die Erforschung der Wirkung von Sonnenhut auf das Immunsystem ist noch im Gange, aber es ist erwiesen, daß die Polysaccharide eine Schlüsselrolle in der Abwehr von Viren spielen. Insbesondere stimuliert das Kraut die weißen T-Zellen des Immunsystems, die Infektionen bekämpfen. Von den anderen Inhaltsstoffen üben die Alkaloide eine antibakterielle Funktion aus und wirken zudem gegen Pilzinfektionen. Sonnenhut wird auch als Wundheilmittel eingesetzt und hilft, Hauterkrankungen zu heilen.

Dosierung

Als Wurzelabkochung: bei Virus- und Bakterieninfektionen zweimal täglich 200 ml trinken. Als Tinktur: dreimal täglich 2 1/2 ml (50 Tropfen) einnehmen. Bei wundem Hals und Mundgeschwüren 2 ml (40 Tropfen) der Tinktur mit 2 ml (40 Tropfen) Ringelblumentinktur, 2 ml (40 Tropfen) Myrrhetinktur und 100 ml Wasser vermischen und dreimal täglich damit gurgeln.

Anwendung

- Erkältungen, Grippe, Halsentzündungen
- als Immunstimulans bei Viruserkrankungen
- Bakterieninfektionen
- Pilzinfektionen wie Candidose (Soor)
- Hauterkrankungen, einschließlich Furunkel, Akne und Ekzeme
- allergische Beschwerden

Gegenanzeigen

Um die bestmögliche Wirkung zu erzielen, sollte Sonnenhut über höchstens drei Monate hinweg eingenommen und dann für den gleichen Zeitraum durch ein anderes Kräutermittel für das Immunsystem ersetzt werden.

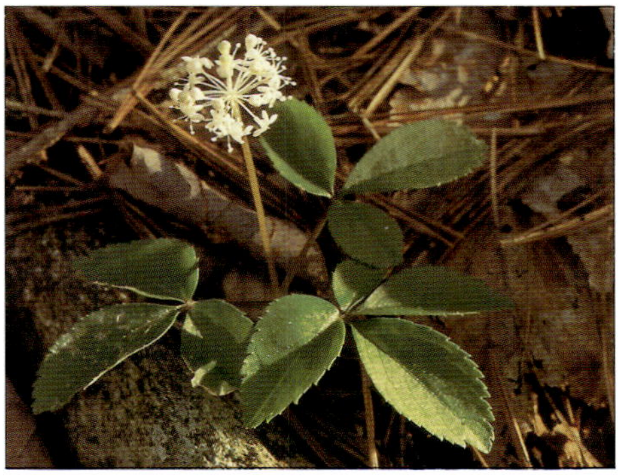

TAIGAWURZEL/GINSENG

Araliaceae ELEUTHEROCOCCUS SENTICOSUS *(ren shen)*,
PANAX GINSENG, PANAX QUINQUEFOLIUS

Die drei Hauptarten des Ginseng – Echter und Amerikanischer Ginseng (*Panax*) sowie die Taigawurzel (*Eleutherococcus*) – gehören alle zur Familie der Efeugewächse. Die medizinischen Eigenschaften der etwa einen halben Meter hohen Stauden sind ähnlich.

Geschichte

Holländische Ostasienhändler brachten den Ginseng 1620 nach Europa. Echter Ginseng war so selten und teuer, daß man schon im 18. Jh. amerikanischen Ginseng nach Ostasien einführte. Heute wird der Bedarf durch den Anbau aller drei Arten gedeckt. Russische Studien über die Taigawurzel haben gezeigt, daß sie die Ausdauer und die Widerstandskraft gegen Grippeerreger und andere Viren erhöht. Panax wurde zur Leistungssteigerung im Sport sowie bei Potenzschwäche eingesetzt.

Verwendete Teile

Wurzel

Wirkstoffe

Die Taigawurzel enthält Saponine, einschließlich Eleutheroside A–F, Polysaccharide, ätherisches Öl und zwei Acethylenkomponenten. Panax-Ginseng enthält Triterpensaponine (Ginsenoide)

Wirkung auf den Organismus

Die Taigawurzel, die den Körper stärker stimuliert als Panax, fördert die Belastbarkeit, insbesondere unter Streß. Sie unterstützt die Hormonproduktion der Nebennieren. *P. quinquefolius* ist dem *P. ginseng* sehr ähnlich, aber milder. In der chinesischen Medizin ist Panax besonders bei Schock angezeigt, wenn ein Zusammenbruch des *Qi* oder auch ein starker Blutverlust vorliegt. Bei Lungenerkrankungen hilft er gegen Keuchen und Kurzatmigkeit, die auf einen Mangel des Lungen-*Qi* zurückgeführt werden. Er eignet sich zur Behandlung von Lethargie, Appetitlosigkeit, Schwellungen im Brust- und Bauchbereich, chronischem Durchfall und – in schweren Fällen – bei Magen-, Gebärmutter- oder Mastdarmvorfall. Er nützt dem Herz-*Qi* und wirkt sedativ bei Herzrhythmusstörungen, Beklemmung, Schlaflosigkeit, Vergeßlichkeit und Rastlosigkeit.

Dosierung

Als Wurzelabkochung: zweimal täglich 100 ml trinken. Als Tinktur: dreimal täglich 2 ml (40 Tropfen) einnehmen. Tabletten sind in der Apotheke erhältlich; folgen Sie den Anwendungshinweisen. Die chinesische Dosierung beträgt 1–9 g. Wegen seines Preises wird das Kraut meist separat in kleinen Mengen im Wasserbad abgekocht (siehe S. 32).

Anwendung

- Grippe, Erkältungen, Viruserkrankungen
- Streß
- Panax bei Potenzstörungen

Gegenanzeigen

Nicht länger als vier Wochen und nur im Krankheitsfall einnehmen. Nicht mit anderen Stimulanzien wie Kaffee oder Guarana kombinieren, da dies das System überlastet. Halten Sie sich an die angegebene Dosierung. Nicht in der Schwangerschaft oder Stillzeit anwenden und nicht an Kinder unter 12 Jahren verabreichen. Chinesische Warnhinweise besagen, daß Ginseng nicht bei hohem Blutdruck angewendet werden soll. Eine Überdosierung kann zu Schlaflosigkeit und Herzrhythmusstörungen führen. Das traditionelle Gegenmittel ist Mungbohnensuppe.

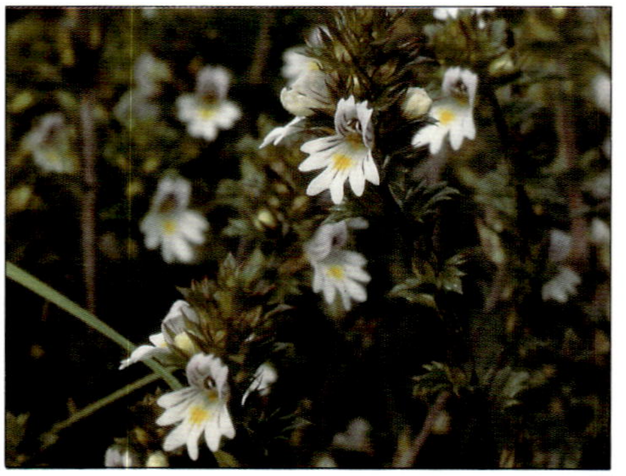

AUGENTROST

Scrophulariaceae EUPHRASIA OFFICINALIS

Die Gattung Euphrasia zählt über 200 in Europa, Asien und Nordamerika heimische Arten und gehört zur Familie der Braunwurzgewächse. Steifer Augentrost (*E. stricta*, syn. *E. officinalis*) gedeiht in der Regel auf trockenen, kalkigen Böden und wird bis zu 25 cm hoch. Er ist ein Halbschmarotzer, der Graswurzeln anzapft und ihnen Nährstoffe entzieht. Die Blätter sind oval, und die im Sommer erscheinenden Blüten sind weiß gefärbt oder lila mit violetten Adern.

Geschichte

Der Gattungsname *Euphrasia* ist das griechische Wort für »Freude« – die Freude der Person, deren Augenlicht durch das Kraut gebessert wird. Angeblich hat sich der Mensch diese Heilwirkung vom Hänfling abgeschaut, der die Blätter benutzen soll, um den Jungvögeln die Augen zu reinigen. Allerdings findet sich vor dem 14. Jahrhundert keine Erwähnung der Verwendung von *Euphrasia*. Zur Zeit Königin Elisabeths I. wurde sie bei der Bierherstellung verwendet, und im 17. Jahrhundert nutzte man sie bei der Weinkelterung.

Verwendete Teile

die gesamte Pflanze

Wirkstoffe

Iridoidglykoside, Tannine, Phenolsäuren, ätherische Öle, Alkaloide, Sterine

Wirkung auf den Organismus

Dank seiner Adstringenzien bildet Augentrost eine Schutzschicht auf den Schleimhäuten der Augen und hemmt so Entzündungen. Dies ist besonders hilfreich bei Bindehautentzündungen. Darüber hinaus hilft er bei allergischen Beschwerden wie tränenden oder gereizten Augen, wie sie bei Heuschnupfen oder Luftverschmutzung auftreten.

Dosierung

Als Aufguß: dreimal täglich zur Bekämpfung von Infektionen oder allergischen Augenbeschwerden trinken. Äußerlich als Kompresse oder Augenspülung: bei wunden oder gereizten Augen; die Spülung sollte nicht öfter als zweimal täglich durchgeführt werden. Befolgen Sie unbedingt die Hinweise zu Augenspülungen im Kapitel Zubereitungen (S. 22).

Anwendung

- Infektionen oder Entzündungen des Auges wie Bindehaut- und Lidentzündungen
- allergische Beschwerden, einschließlich Heuschnupfen und allergischer Rhinitis
- ermüdete oder gerötete Augen

Gegenanzeigen

Wenn sich ein Augenproblem nicht innerhalb von drei bis vier Tagen bessert, suchen Sie einen Arzt auf. Bei plötzlichem Schmerz in den Augen oder Sichtverlust brauchen Sie sofort medizinische Hilfe.

Vorzüge des Augentrost

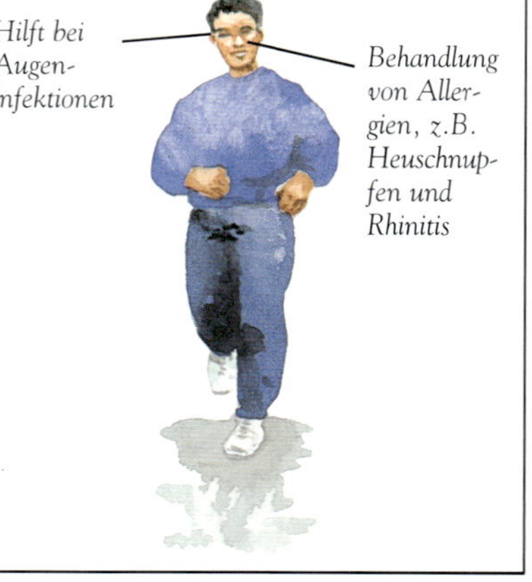

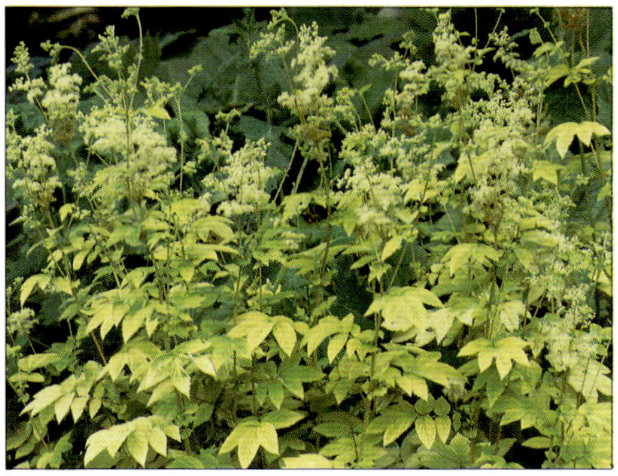

MÄDESÜSS

Rosaceae FILIPENDULA ULMARIA

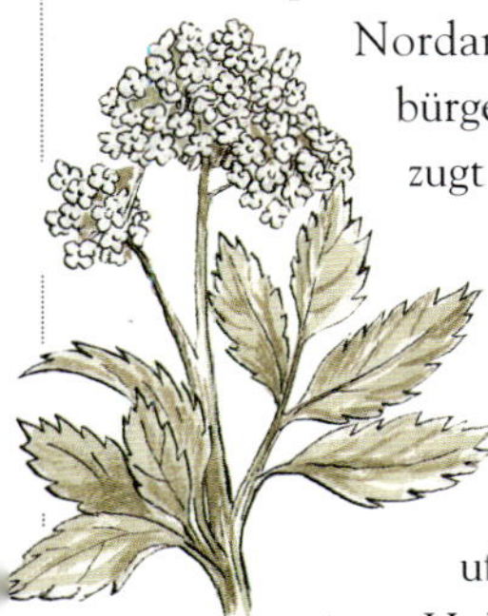

Diese in Europa, und Teilen Asiens heimische Wiesenpflanze hat sich auch in Nordamerika eingebürgert. Sie bevorzugt einen feuchten Standort und findet sich oft entlang von Flußufern, wo sie eine Höhe von etwa 1,5 m erreichen kann. Die einfach gefiederten Blätter mit 2–5 Blättchenpaaren sind auf der Oberseite grün und auf der Unterseite blaß gefärbt. Mädesüß blüht von Juni bis September. Seine cremeweißen Blütenköpfe verströmen einen betörenden Duft nach Mandeln.

Geschichte

Der Artname *F. ulmaria* bezieht sich auf die Blätter, die denen einer Ulme (lateinisch: *ulmus*) ähneln. Mädesüß, Eisenkraut und Wasserminze waren die drei heiligsten Kräuter der Druiden. Mädesüß wurde im Mittelalter als Streukraut verwendet, um die sterile Atmosphäre in Kirchen und anderen öffentlichen Gebäuden aufzufrischen. Der Kräuterkundige John Gerard schrieb im 16. Jh., daß der Geruch »das Herz leicht und froh macht und die Sinne erfreuet«. Das Kraut wurde häufig in Met (daher: Mädesüß), Bier oder Wein gegeben. Eine Weinabkochung der Wurzel wurde als besonders gutes Fiebermittel geschätzt. Im 19. Jahrhundert extrahierte man erstmals die salizylsaure Komponente zur Herstellung von Aspirin. Die natürlich ausgleichenden Stoffe der Pflanze bewirken, daß sie keine der Nebenwirkungen reiner Salizylsäure besitzt, z.B. Magenblutungen.

Verwendete Teile

das blühende Kraut, einschließlich der Blätter

Wirkstoffe

ätherisches Öl mit Salizylaldehyd, Phenolglykoside, Flavonoide, Polyphenole, Tannine, Cumarin, Ascorbinsäure

Wirkung auf den Organismus

Die Salizylaldehyd-Komponente ist verantwortlich für die entzündungshemmende und schmerzstillende Wirkung bei Muskel-Skelett-Erkrankungen wie Arthritis. Es ist diese Komponente, die z.B. bei Magengeschwüren und Reizkolon aufgrund einer Säureüberproduktion im Verdauungstrakt zur Wirkung kommt: Man glaubt, daß sie nicht nur die Säure reduziert, sondern auch Entzündungen im Darm heilt. Mädesüß wurde lange als sanfte Durchfallarznei vor allem für Kinder gerühmt, was von modernen Kräuterheilkundigen bestätigt wird.

Dosierung

Als Aufguß: bei Verdauungsstörungen dreimal täglich 200 ml trinken. Bei Durchfall dreimal täglich in doppelter Stärke trinken (Erwachsene). Als Tinktur: bei arthritischen Beschwerden dreimal täglich 2 ml (40 Tropfen) einnehmen.

Anwendung

- Verdauungsbeschwerden, besonders mit Übersäuerung, beispielsweise bei Magengeschwüren und Reizkolon
- Durchfall
- arthritische Beschwerden

Gegenanzeigen

Nicht bei Empfindlichkeit gegen Salizylate oder einer Allergie gegen Aspirin einnehmen.

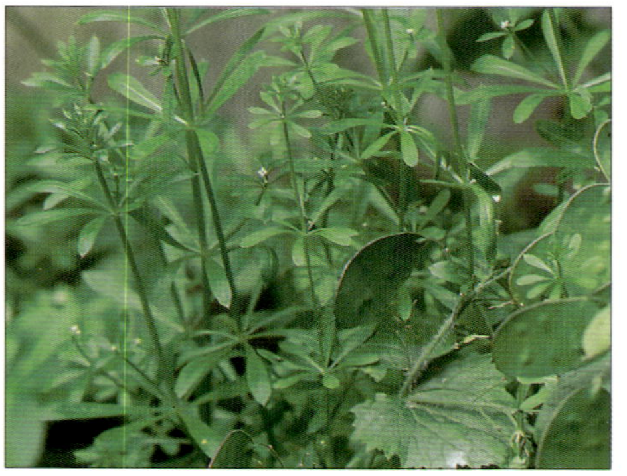

KLEBRIGES LABKRAUT

Rubiaceae GALIUM APARINE

Das weit verbreitete Klebrige Labkraut, auch Klebkraut oder Klimmendes Labkraut genannt, besitzt lange, dünne, vierkantige Stengel und Wirtel von stacheligen Blättern, die sich an Kleidung, Tierfell und anderen Pflanzen festhaken. Die Pflanze wird bis zu 1,5 m hoch und schlingt sich um andere Pflanzen. Die sternförmigen, winzigen Blüten sind weiß oder grünlichweiß gefärbt. Das Labkraut gedeiht in Europa und Nordamerika.

Geschichte

Die volkstümlichen Namen des Labkrauts beschreiben oftmals seine Hartnäckigkeit: In Deutschland nennt man es auch »Klettenlabkraut«, in England heißt es *catchweed* (Fangkraut). Der botanische Name *Galium aparine* leitet sich aus den griechischen Wörtern *galium*, »Milch«, und *aparo*, »ergreifen«, ab. Der Bezug auf Milch spielt auf seine Verwendung zur Milchgerinnung an (daher auch: Labkraut). Berichten zufolge verwendete man in Griechenland und Schweden die Stengel als Milchsieb, und die Samen wurden in Schweden getrocknet und leicht geröstet als Kaffee-Ersatz verwendet. Labkraut war früher eine beliebte Zutat in Frühlingstonika, die nach den langen Wintern zubereitet wurden, wenn das erste Grün gerade sproß. Es galt in ländlichen Gebieten als Erkältungsarznei.

Verwendete Teile

Blätter und Stengel

Wirkstoffe

Iridoide, Polyphenolsäure, Anthrachinone (Wurzeln), Alkane und Flavonoide, Tannine und Cumarine

Wirkung auf den Organismus

Labkraut wirkt hauptsächlich harntreibend. Es wird bei Nierensteinen und anderen Harnwegsbeschwerden wie Blasenentzündung verordnet, um Giftstoffe über die Harnwege auszutreiben. Aus demselben Grund hilft es auch bei Hauterkrankungen, wie z.B. Ekzemen und Schuppenflechte. Es wird auch zur Behandlung geschwollener Lymphdrüsen eingesetzt. Ebenfalls wegen seiner Entgiftungsfunktion wurde es bei Krebs und ähnlichen Erkrankungen erprobt. Eines der Iridoide wirkt als leichtes Abführmittel. Es hat sich auch bei Schlaflosigkeit bewährt.

Dosierung

Labkraut wirkt bei Schwellungen und Tumoren am besten, wenn es als Saft getrunken wird. Dafür waschen Sie das frische Kraut und pürieren es in der Küchenmaschine. Filtern Sie den Saft durch, und trinken Sie ein Weinglas täglich. Von einem Aufguß trinken Sie dreimal täglich 200 ml. Der abgekühlte Aufguß kann äußerlich als Spülung verwendet oder als Umschlag auf die entzündete Haut gelegt werden. Auf Geschwüre kann man auch eine Labkraut-Salbe auftragen.

Anwendung

- innerlich bei Hauterkrankungen, Ekzemen und Schuppenflechte
- äußerlich bei Geschwüren und Geschwulsten
- Harnwegsbeschwerden wie Nierensteine und Blasenentzündung
- als Schlaftonikum für das Nervensystem
- geschwollene Lymphdrüsen

Gegenanzeigen

Nicht bei zu niedrigem Blutdruck anwenden.

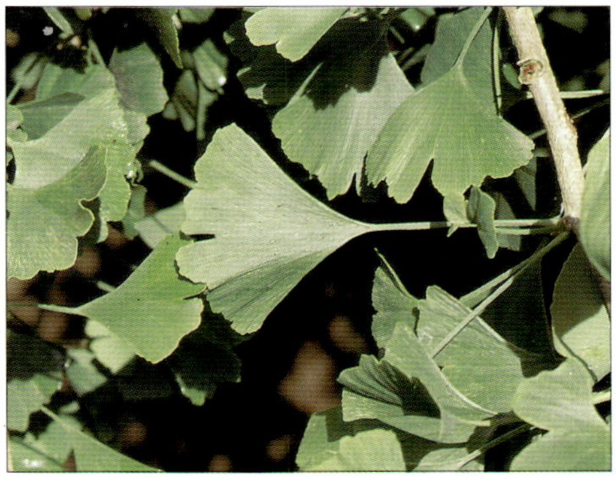

GINKGO

Ginkgoaceae GINKGO BILOBA (*bai guo*)

Der auch als Silberaprikose bekannte Ginkgo ist ein in China und Japan heimischer Nacktsamer. Er besitzt einen oder mehrere Stämme, und die Blätter fallen durch ihre Fächerform auf.

Geschichte

Der Ginkgo gilt als lebendes Fossil. Die Bäume können über 1000 Jahre alt werden, sind robust gegen Luftverschmutzung und haben als einzige Pflanzenart die Atomexplosion von Hiroshima überlebt. Ginkgo wird in China seit Tausenden von Jahren als Arznei verwendet und gewinnt, seit die Forschung seine Wirksamkeit bei der Bekämpfung altersbedingter Hirnleistungsstörungen bestätigt hat, zunehmend an Beliebtheit.

Verwendete Teile

Blätter und Samen

Wirkstoffe

Lignane, Terpene (Ginkgolide, Flavonoide, Bilobalid), ätherisches Öl, Tannine

Wirkung auf den Organismus

Die Ginkgolide (besonders Ginkgolid B) sind Antagonisten des PAF (Plättchen-aktivierenden Faktors), der an der Auslösung von allergischen und auch entzündlichen Reaktionen, vor allem von Asthma, beteiligt ist. Das Flavonoid soll die Durchblutung des Gehirns verbessern.

Dosierung

Als Blätteraufguß: zweimal täglich 200 ml trinken. Als Samenabkochung: zweimal täglich 200 ml trinken. Als Tinktur aus den Blättern: bei Kreislaufbeschwerden dreimal täglich 5 ml (1 TL) einnehmen. Tabletten sind kommerziell erhältlich. Die Behandlung muß mindestens über drei Monate fortgeführt werden, um eine Steigerung der mentalen Leistungsfähigkeit zu erreichen. Die chinesische Dosierung beträgt für die Blätter 3–4,5 g und für die Samen 4,5–9 g.

Anwendung

- Kreislaufprobleme
- Gedächtnisschwäche
- Asthma, besonders bei Kindern (nur unter medizinischer Aufsicht anwenden)

Gegenanzeigen

Wenn Sie bereits Medikamente gegen Kreislaufbeschwerden nehmen, konsultieren Sie einen Arzt oder Kräuterheilkundigen, bevor Sie Ginkgo einnehmen. Setzen Sie auch Asthmamedikamente nicht eigenmächtig ab! Überschreiten Sie die angegebene Dosierung nicht. In der chinesischen Medizin gilt Ginkgo als leicht toxisch. Symptome einer Überdosis sind u.a. Kopfschmerzen, Muskelzittern, Fieber und Reizbarkeit. Das Gegenmittel ist 60 g Süßholzwurzel (*gan cao*) oder 30 g gekochte Schalen der Ginkgofrucht.

Vorzüge von Ginkgo

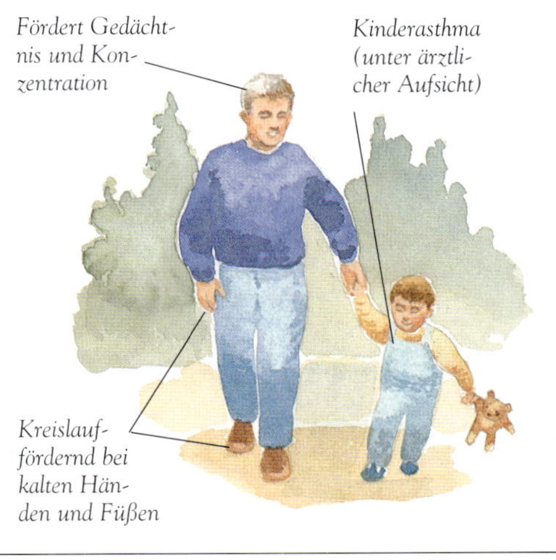
Fördert Gedächtnis und Konzentration
Kinderasthma (unter ärztlicher Aufsicht)
Kreislauffördernd bei kalten Händen und Füßen

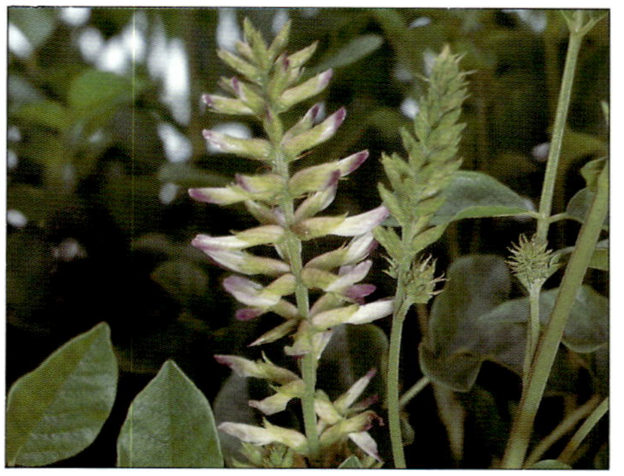

SÜSSHOLZ

Leguminosae GLYCYRRHIZA GLABRA (*gan cao*)

Es gibt viele Arten des in Europa und Asien heimischen Süßholzes. Die meisten von ihnen haben Wurzeln mit einer gewissen Süße, aber nur wenige besitzen medizinischen Wert. Die hier behandelte Spezies, aus deren Wurzeln man Lakritze gewinnt, wird bis zu 2 m hoch und hat blaßgelbe Blüten.

Geschichte

Süßholz oder Lakritze wurde schon im 3. Jahrhundert v. Chr. von den Griechen erwähnt, und sein Gattungsname leitet sich aus den griechischen Wörtern *glukus*, »süß«, und *rhiza*, »Wurzel«, her. Der Name »Lakritze« stammt vom lateinischen *liquiritia*. Das Kraut wurde im Deutschland des Mittelalters häufig verwendet.

Verwendete Teile

Wurzel

Wirkstoffe

Triterpene (hauptsächlich Glycyrrhizin), Flavonoide und Isoflavonoide, Cumarine, Chalkon, Polysaccharide, ätherisches Öl, Stärke und Zucker

Wirkung auf den Organismus

Das Glycyrrhizin, das 50 mal süßer ist als Zucker, ist für die Hauptwirkung der Pflanze im Atemsystem verantwortlich; es wirkt schleimlösend und hilft, Husten vorzubeugen und zu lindern. Dieser Inhaltsstoff und seine Derivate wirken außerdem entzündungshemmend. Das Glycyrrhizin zeigt vor allem bei Asthma eine antiallergene Wirkung. In China wird Süßholz zur Behandlung von Gelbsucht eingesetzt. Die Pflanze wird auch gegen Magengeschwüre, Übelkeit, Blähungen und Erbrechen verwendet. Süßholz unterstützt die Nebennieren bei der Heilung des Körpers. Das Kraut hat auch immunstimulierende und möglicherweise antikarzinogene Eigenschaften. Amerikanische Forscher haben herausgefunden, daß ein kommerziell hergestelltes Extrakt namens »deglycyrrhizinated liquorice« (entglycyrrhiziniertes Süßholz), kurz DGL, bei der Behandlung von Geschwüren wirksam ist und seltener den Blutdruck hebt als das Kraut selbst. Selbst zubereitetes Süßholz sollte mit Vorsicht genossen werden, da es nicht bei überhöhtem Blutdruck eingenommen werden darf. Die chinesischen Eigenschaften sind süß und neutral (wenn frisch) bzw. warm (wenn getrocknet).

Dosierung

Als Abkochung: bei Verstopfung täglich 100 ml trinken. Als Tinktur: bei allen Beschwerden zweimal täglich 2 ml (40 Tropfen) einnehmen. Als Sirup: bei Halsschmerzen und trockenem Husten. Die chinesische Dosierung beträgt 2–12 g.

Anwendung

- Blähungen, Übelkeit, Magenverstimmung, Magengeschwüre
- ein sanftes Abführmittel
- Spülung bei Mundgeschwüren
- bei trockenem Husten und als Schleimlöser bei Katarrhen
- bei leichtem Asthma (unter therapeutischer Aufsicht)
- Brustbeschwerden, einschließlich Bronchitis
- Arthritis (entzündete Gelenke).
- zur Unterstützung der Nebennieren

Gegenanzeigen

Nicht in der Schwangerschaft nehmen, nicht bei zu hohem Blutdruck.

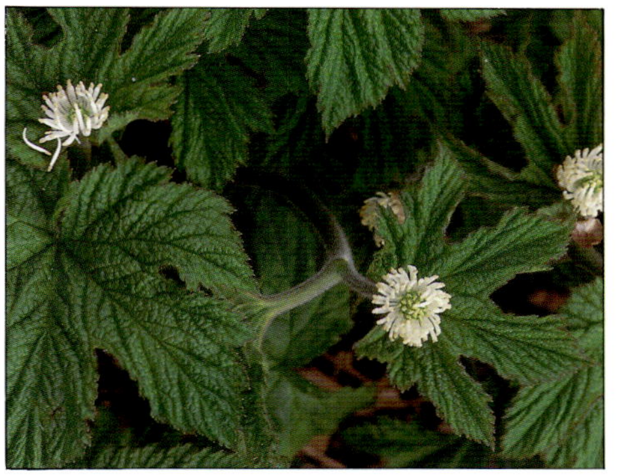

GELBWURZEL

Ranunculaceae HYDRASTIS CANADENSIS

Dieses in Kanada und den östlichen Vereinigten Staaten heimische Kraut – nicht zu verwechseln mit Gelbwurz (Curcuma) – gehört zu den Hahnenfußgewächsen. Es wird 15–30 cm hoch und hat behaarte Stengel mit zweifach gelappten Blättern und kleinen grünlichweißen Blüten, rote Früchte und eine gelbe Wurzel.

Geschichte

Diese Pflanze wurde schon von den Indianern »Gelbwurzel« genannt. Sie wurde zunächst von den Cherokee und später auch von den Siedlern als Heilmittel verwendet, aber erst 1798 offiziell medizinisch anerkannt.

Verwendete Teile

Rhizom

Wirkstoffe

Isochinolinalkaloide (Hydrastin, Berberin und Canadin), Fettsäuren, Harz, Polyphenolsäure, ätherisches Öl

Wirkung auf den Organismus

Die Isochinolinalkaloide gelten als hauptverantwortlich für die medizinische Wirkung der Gelbwurzel, wobei das Hydrastin adstringierend und blutstillend wirkt. Das Berberin hat antibakterielle Eigenschaften, während das Canadin die Gebärmuttermuskeln stimulieren soll. Die Hauptwirkungszonen der Gelbwurzel sind die Schleimhäute: Sie wird gegen übermäßige Schleimproduktion der Atemwege sowie bei Entzündungen in Augen, Nase und Rachen verwendet. Ihre antibakteriellen Eigenschaften machen sie wertvoll für die Infektionsbekämpfung, besonders im Mund und in den Augen. Bei kurzfristiger Anwendung als Tonikum kann sie Appetit und Verdauung anregen. Sie stillt Blutungen der Geschlechtsorgane und wirkt adstringierend bei Vaginalinfektionen.

Dosierung

Als Abkochung: zwei- bis dreimal täglich als Gurgellösung oder Mundspülung verwenden. Als Aufguß: zur Scheidenspülung, verdünnt als Augenspülung. Als Tinktur: zweimal täglich 1 ml (20 Tropfen) einnehmen.

Anwendung

- wunder Hals (Gurgellösung); wundes Zahnfleisch, Mundgeschwüre (Mundspülung)
- entzündete Augen (Spülung)
- Appetitanreger (Tonikum)
- leichtes Abführmittel (mit anderen Kräutern)
- stillt starke Menstruationsblutungen

Gegenanzeigen

Niemals in der Schwangerschaft oder Stillzeit nehmen, da es die Gebärmutter anregt! Nicht bei zu hohem Blutdruck einnehmen. Die angegebenen Dosierungen einhalten: Gelbwurzel ist in großen Mengen toxisch!

Vorzüge von Gelbwurzel

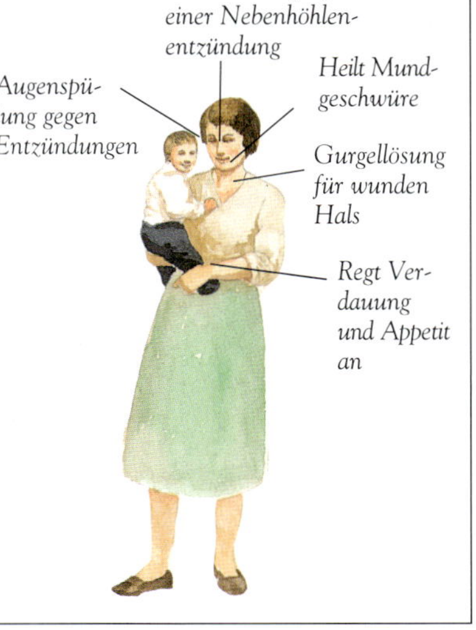

Lindert die Symptome einer Nebenhöhlenentzündung
Augenspülung gegen Entzündungen
Heilt Mundgeschwüre
Gurgellösung für wunden Hals
Regt Verdauung und Appetit an

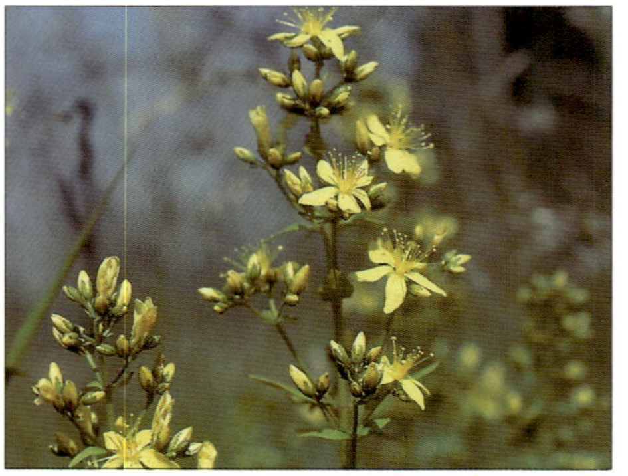

JOHANNISKRAUT

Hypericaceae HYPERICUM PERFORATUM

Die Gattung Hypericum (Hartheu) ist in Europa heimisch und wurde nach Nordamerika importiert. Weltweit gibt es einige hundert Arten. Das Tüpfel-Johanniskraut (*Hypericum perforatum*) kann bis 1 m hoch werden und hat kleine grüne Blätter und leuchtend gelbe, fünfblättrige Blüten. Es trägt an den Blütenblatträndern kleine schwarze Punkte, unter denen sich Öldrüsen befinden.

Geschichte

Der Gattungsname leitet sich von den griechischen Wörtern *hyper*, »über«, und *eriko*, »Erscheinung«, ab, was eine Referenz auf den Ruf des Krauts ist, böse Geister austreiben zu können. Die Pflanze ist als »Johanniskraut« bekannt, weil sich die ersten Blüten des Jahres angeblich immer am Tag des Heiligen Johannes, dem 24. Juni, öffnen sollen. In Studien hat sich gezeigt, daß das Johanniskraut eine ähnliche Wirkung hat wie konventionelle Antidepressiva, aber weniger Nebenwirkungen. Es soll positiv auf das Immunsystem wirken. Achtung! Manche Menschen reagieren mit Hyperaktivität oder Taubheitsgefühlen in den Händen auf das Kraut.

Verwendete Teile

die gesamte Pflanze

Wirkstoffe

ätherisches Öl, Hypericin, Flavonoide und Epikatechin

Wirkung auf den Organismus

Das Johanniskraut wirkt hauptsächlich auf das Nervensystem, wobei das Hypericin zusammen mit den anderen Stoffen als Antidepressivum agiert. Amerikanische Studien haben festgestellt, daß diese Wirkung durch Kombination mit *Ginkgo biloba* gesteigert werden kann. Johanniskraut ist darüber hinaus ein Tonikum für das gesamte Nervensystem und kann beispielsweise in der Menopause eingesetzt werden, wenn die physischen Veränderungen mit mentalen und emotionalen Problemen einhergehen. Das Kraut wirkt auch wohltuend auf die Leber, und seine virenhemmenden Eigenschaften machen es besonders hilfreich bei Erkältungen und Grippe. Ganz allgemein stärkt es das Immunsystem. Äußerlich kann das Öl als Antiseptikum zur Wundheilung und Linderung von Nervenschmerzen angewendet werden.

Dosierung

Als Aufguß: zweimal täglich 200 ml trinken. Als Tinktur: dreimal täglich 2 ml (40 Tropfen) einnehmen. Als Öl (äußerlich): zweimal täglich auftragen (siehe Zubereitungen, Nerventonikum, S. 25). Als Creme: zweimal täglich auf Stiche oder Schnitte auftragen.

Anwendung

- Antidepressivum
- Nerventonikum
- Stimmungsstabilisierung in der Menopause
- Verdauungstonikum
- Erkältungen und Grippe
- Virenerkrankungen
- lokal bei Gürtelrose
- bei Stichen und Schnitten

Gegenanzeigen

Während der Einnahme des Krauts soll man sich keiner intensiven Sonneneinstrahlung aussetzen. Nicht die angegebene Dosierung überschreiten. Eine Überdosierung kann bei einigen Menschen zu starker Lichtempfindlichkeit führen.

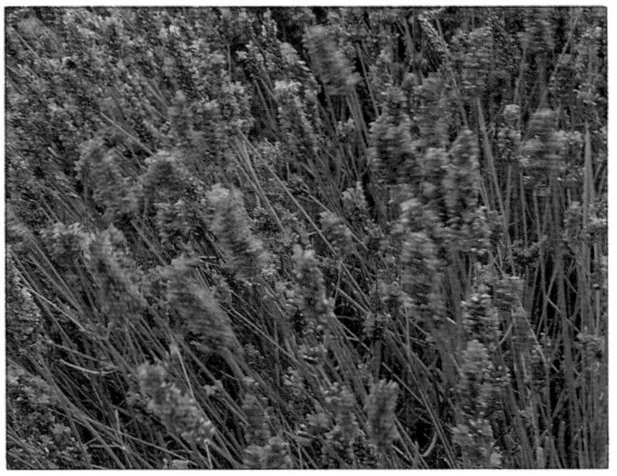

LAVENDEL

Labiatae LAVANDULA OFFICINALIS/ANGUSTIFOLIA

Der wohlbekannte Lavendelbusch ist in den Mittelmeerländern heimisch, wird aber wegen seines Dufts in aller Welt kultiviert. Es gibt 20–30 Species. Die graugrünen Blätter sind schmal, die blaß- bis dunkelvioletten Blüten sitzen an langgestielten Scheinähren. Die Pflanze wird bis zu 1 m hoch.

Geschichte

Die Pflanze wurde von den Römern als Parfüm für das Badewasser verwendet und bezieht ihren Namen wahrscheinlich von *lavare*, lateinisch »waschen«. In Spanien und Portugal wurde sie bei wichtigen Anlässen zur Parfümierung in Kirchen ausgestreut und außerdem verbrannt, um böse Geister zu vertreiben. Im Mittelalter war sie eine der Zutaten des »Vier-Diebe-Essigs«, den Grabräuber zum Schutz gegen die Pest nutzten. Im 16. Jahrhundert diente sie als Gewürz, und eingemachter Lavendel sollte gut für den Magen sein, während der Tee bei Kopfschmerzen und Erschöpfung empfohlen wurde. Er wird heute noch in Parfüms und Kosmetika verwendet.

Verwendete Teile

Blüten, ätherisches Öl

Wirkstoffe

ätherisches Öl, Cumarine, Triterpene

Wirkung auf den Organismus

Lavendel besitzt eine beruhigende und entspannende Wirkung, was ihn für viele Verwendungszwecke geeignet macht. Er beruhigt Magenverstimmungen und damit zusammenhängende Symptome wie Blähungen. Er hilft gegen Kopfschmerzen, Depressionen und Schlaflosigkeit und wird auch bei Asthma eingesetzt, wenn die Anfälle streßbedingt sind. Lavendel kann als Schmerzstiller zu Cremes und Ölen hinzugefügt werden, um damit schmerzende Gelenke bei arthritischen Beschwerden einzureiben. Auch bei Nervenschmerzen können solche Öle verwendet werden.

Dosierung

Als Aufguß: bei Magenverstimmung zweimal täglich 100 ml trinken. Als Tinktur: bei Schlaflosigkeit zum Abend 2 1/2–5 ml (1/2–1 TL) einnehmen. Bei Streß und Anspannung Lavendelaufguß oder ätherisches Öl vor dem Schlafengehen ins Badewasser oder in eine Duftlampe geben, um den Schlaf zu fördern. Bei Kopfschmerzen zwei Tropfen ätherisches Lavendelöl in eine Schüssel mit kaltem Wasser geben, ein Tuch hineintauchen und als Kompresse auf die Stirn legen. Bei Erschöpfung fünf Tropfen Lavendelöl in ein Fußbad geben. Bei arthritischen Beschwerden je 1 Tropfen ätherisches Lavendelöl und Wintergrünöl mit 50 ml (4 TL) eines Trägeröls mischen und einreiben. Das ätherische Öl kann auch pur auf Insektenbisse oder -stiche gegeben werden.

Anwendung

- Magenverstimmung, Blähungen
- Schlaflosigkeit
- Nervenbeschwerden wie Streß, Anspannung, Kopfschmerzen
- arthritische Beschwerden
- Neuralgien
- Insektenbisse und -stiche

Gegenanzeigen

Niemals ätherische Öle einnehmen. Ätherische Öle nicht in ein Babybad geben.

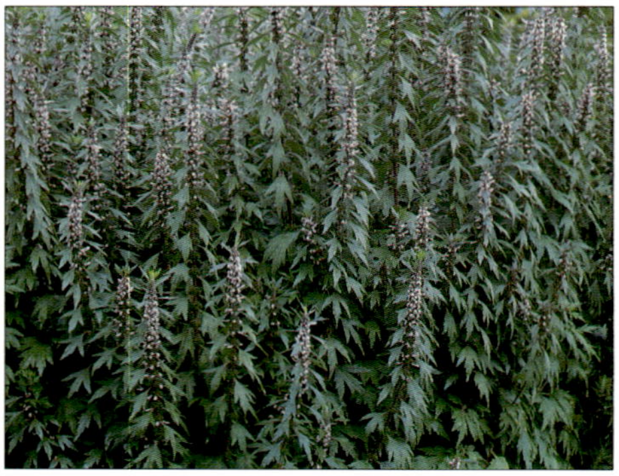

HERZGESPANN

Labiatae LEONURUS CARDIACA (*yi mu cao*)

Dieses in Europa heimische Kraut wird auf der Roten Liste als »gefährdete Art« geführt. Es erreicht eine Höhe von etwa 1 m und hat dunkelgrüne, behaarte Blätter und Rispen rosafarbener Blüten. Die auch als Löwenschwanz oder Wolfskraut bekannte Pflanze gedeiht im Ödland, wird aber auch in Gärten kultiviert. In der chinesischen Kräutermedizin wird außer *L. cardiaca* auch *L. heterophylla* verwendet.

Geschichte

Der Gattungsname geht auf das griechische Wort für Löwenschwanz zurück, und *cardiaca* bezieht sich auf das Herz. Dies deutet auf die traditionelle Nutzung als Kräutermedizin gegen Herzrhythmusstörungen hin. In alten Kräuterbüchern wird das Herzgespann oft als Herztonikum bezeichnet, das das Herz stärkt und beruhigt. N. Culpeper schrieb im 17. Jh.: »Es gibt kein besseres Kraut, um die Nebel der Melancholie vom Herzen zu vertreiben.«

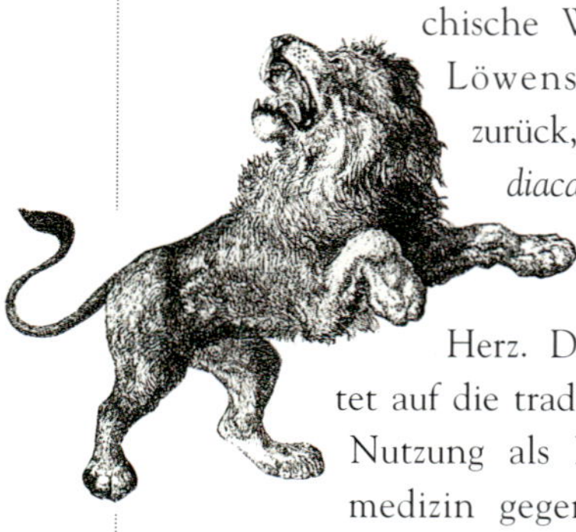

Verwendete Teile

die gesamte Pflanze

Wirkstoffe

Iridoide, Diterpene, Flavonoide und Kaffeesäure

Wirkung auf den Organismus

Wie im Abschnitt Geschichte angedeutet, ist das Herzgespann eine Medizin für das Herz-Kreislauf-System, insbesondere bei Herzrhythmusstörungen, die oft durch nervöse Anspannung und Streß ausgelöst werden. Es wirkt krampflösend und sedierend sowie als Tonikum zur Stärkung eines schwachen Herzens. Es kann bei zu hohem Blutdruck eingesetzt werden. Darüber hinaus hilft es bei der Einleitung einer verspäteten Periode, indem es die Gebärmuttermuskeln stimuliert. Es kann auch bei Prämenstruellem Syndrom (PMS), vor allem zu Beginn der Menopause, verwendet werden. In der chinesischen Kräuterheilkunde dient es der Behandlung von unregelmäßigen Perioden und prämenstruellen Schmerzen, aber auch von Unfruchtbarkeit und Darmträgheit. Die chinesischen Eigenschaften sind scharf, bitter und kühl.

Dosierung

Als Aufguß: zweimal täglich 200 ml trinken. Als Tinktur: dreimal täglich 2 ml (40 Tropfen). Die chinesische Dosierung beträgt 9–60 g.

Anwendung

- Herzrhythmusstörungen in Verbindung mit nervöser Anspannung und Streß
- Herztonikum
- zu hoher Blutdruck
- PMS, besonders in der Menopause

Gegenanzeigen

Herzgespann nicht in der Schwangerschaft einnehmen! Dies wird durch die chinesischen Warnhinweise unterstrichen. Nicht einnehmen, wenn eine Neigung zu schweren Perioden besteht.

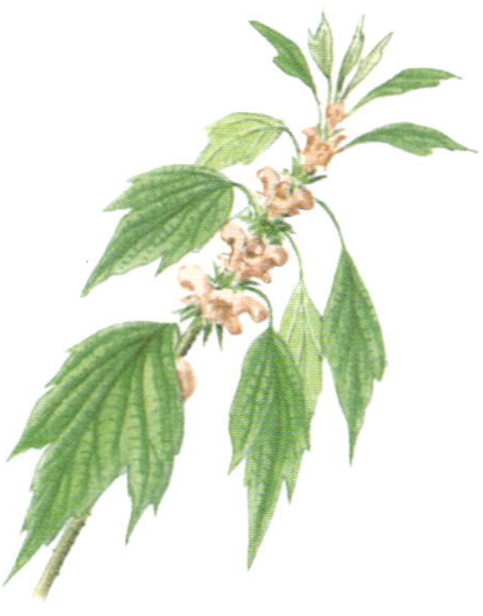

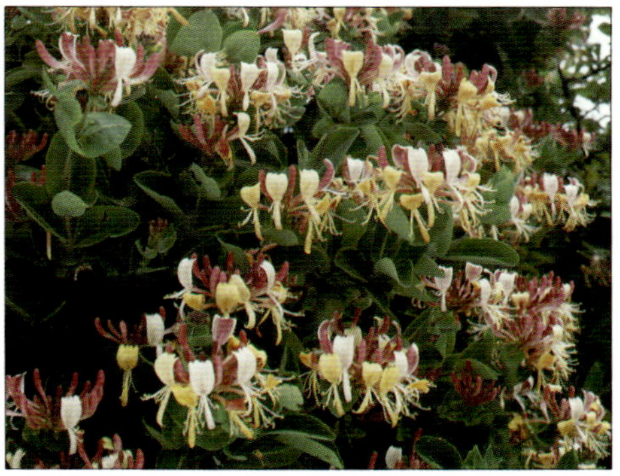

GEISSBLATT

Caprifoliaceae LONICERA SPECIES *(jin yin hua)*

Das Geißblatt, auch Heckenkirsche genannt, stammt aus Europa, aber viele der ca. 120 Arten gedeihen in aller Welt, insbesondere in China. In Europa ist *Lonicera caprifolium* (Jelängerjelieber) am weitesten verbreitet, in China *Lonicera japonica*. Der Kletterstrauch wird bis zu 4 m hoch, trägt einander gegenüberliegende ovale Blätter und gelbe Blüten mit entweder orangefarbener (*caprifolium*) oder weißer (*japonica*) Tönung. Aus den Blüten werden rote Beeren.

Geschichte

Culpeper schrieb: »Die Blätter, der einzig verwendete Teil, werden manchmal in Gurgelmittel für Halsschmerzen gegeben ... Einige empfehlen einen Absud aus ihnen gegen Husten.« In John Gerards berühmtem »Herball« (1597) heißt es: »Die Blüten, in Öl eingelegt und in die Sonne gestellt, sind gut, um den Körper einzureiben, wenn er sich taub anfühlt und stark ausgekühlt ist.« Der Gattungsname *Lonicera* ist eine Hommage an Adam Lonicer, der viele botanische Bücher verfaßte, und stammt von Carl von Linnè, dem schwedischen Botaniker, der das System der botanischen Nomenklatur eingeführt hat. *Lonicera japonica* wird als Heilmittel erstmals in der Tang-Zeit (618–907) erwähnt.

Verwendete Teile

Blüten und Blätter

Wirkstoffe

ätherisches Öl, Luteolin, Inositol und Tannine

Wirkung auf den Organismus

Westliche Anwendungen von *Lonicera caprifolium* folgen meist uralten Gepflogenheiten: Die Blätter werden als Gurgellösung oder Mundspülung bei wundem Hals und Zahnfleischproblemen verwendet, die Blüten finden üblicherweise bei Asthma Anwendung. Die chinesische Anwendung ist wesentlich vielseitiger, und neuere Untersuchungen haben eine antibakterielle Wirkung gegen Strepto- und Staphylokokken belegt. Unter Laborbedingungen wurde auch in Tuberkulosefällen eine gewisse Schutzwirkung auf die Lunge festgestellt. Traditionelle chinesische Anwendungsgebiete sind u.a. Abszesse oder Schwellungen, vor allem der Brust, des Halses oder der Augen. Geißblatt wird im Frühstadium von Erkrankungen mit Fieber, Zugempfindlichkeit, wundem Hals und Kopfschmerzen sowie in Fällen von »Schwüle-Ruhr« oder schmerzhaften Harnwegsstörungen eingesetzt. Die chinesischen Eigenschaften sind süß und kalt.

Dosierung

Als Aufguß: zweimal täglich 200 ml trinken. Den Aufguß zweimal täglich als Gurgellösung oder Mundspülung verwenden (siehe Zubereitungen, Gurgellösungen und Mundspülungen, S. 21). Die chinesische Dosierung beträgt 9–15 g.

Anwendung

- wunder Hals und Zahnfleischprobleme
- Asthma (unter ärztlicher Aufsicht)
- Infektionen mit Fieber, wundem Hals, Kopfschmerzen
- Abszesse oder Schwellungen, insbesondere in Brust oder Hals
- schmerzhafter Stuhl- und Harndrang

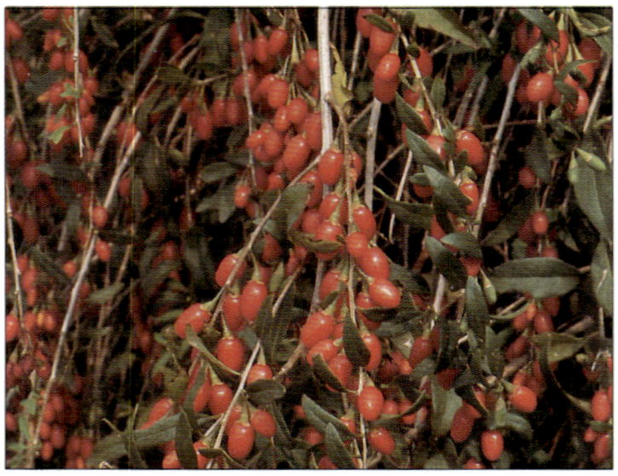

CHIN. BOCKSDORN

Solanaceae LYCIUM CHINENSE *(gou qi zi)*

Dieser Busch ist in China heimisch und wird dort weitflächig kultiviert. Er wird bis zu 4 m hoch und trägt unverwechselbare, leuchtend rote Früchte.

Geschichte

Diese schon seit Jahrtausenden medizinisch genutzte Pflanze findet erstmals in einer klassischen Arzneiliste aus dem 1. Jahrhundert Erwähnung. Die Forschung hat gezeigt, daß das Kraut Leberschäden vorbeugt sowie die Überwindung bereits eingetretener Vergiftungen unterstützt. Analysen haben ergeben, daß der Wirkstoff Lipide abbaut. Es hat sich außerdem herausgestellt, daß Bocksdorn den Blutdruck senkt und die Atmung erleichtert. In der Volksmedizin wurde er bei Krankheiten mit Auszehrung und Durst eingesetzt.

Vorzüge von Bocksdorn

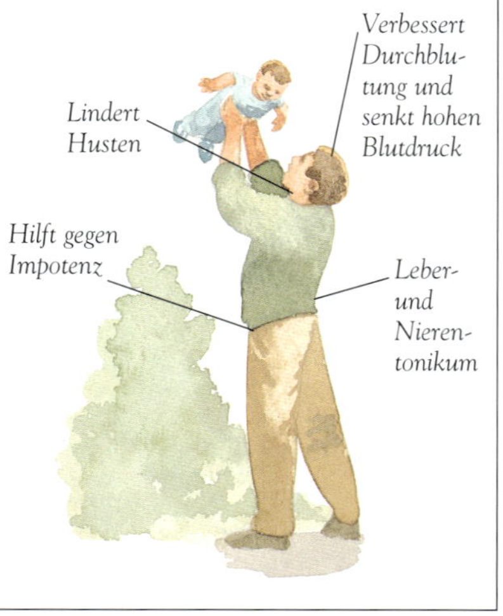
Verbessert Durchblutung und senkt hohen Blutdruck
Lindert Husten
Hilft gegen Impotenz
Leber- und Nierentonikum

Verwendete Teile

Beeren und Wurzel

Wirkstoffe

Betain, Carotin, Physalin, Thiamin, Riboflavin, Vitamin C, Beta-Sitosterol und Linolsäure

Wirkung auf den Organismus

Die Beeren sollen eine Schutz- und Kräftigungswirkung auf Leber und Nieren ausüben. *Lycium chinense* hilft bei Schmerzen in Rücken und Beinen, schwachen Bauchschmerzen, übermäßigem nächtlichem Harndrang, auszehrenden und austrocknenden Erkrankungen und Impotenz. Eine weitere wichtige Funktion ist die als Augen-Tonikum, insbesondere bei schlechter Durchblutung, Schwindelgefühl, verschwommener Sicht und anderweitig verminderter Sehkraft. Bei Atembeschwerden, besonders bei zehrendem Husten, wird die Arznei zur Stärkung der Lunge verwendet. Sie wirkt als Kreislauftonikum und senkt Blutdruck und Lipidspiegel. Die chinesischen Eigenschaften sind süß und temperaturneutral.

Dosierung

Als Wurzel- oder Beerenabkochung: täglich 200 ml trinken. Als Wurzeltinktur: zweimal täglich 5 ml (1 TL) einnehmen. Die chinesische Dosierung beträgt 6–18 g.

Anwendung

- Tonikum für Leber und Nieren
- verbessert die Durchblutung und senkt hohen Blutdruck und Lipidspiegel
- bei auszehrenden und austrocknenden Erkrankungen wie Diabetes
- hartnäckiger Husten
- Tonikum für die Augen
- Potenzstörungen

Gegenanzeigen

Chinesische Warnhinweise raten, das Kraut nicht in Fällen von Verdauungsproblemen mit Durchfallneigung einzunehmen.

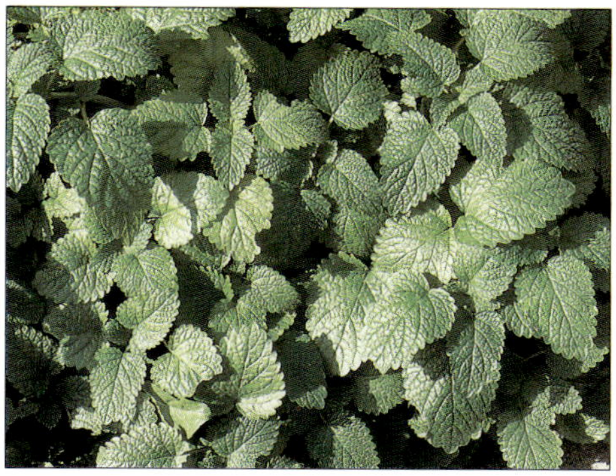

ZITRONENMELISSE

Labiatae MELISSA OFFICINALIS

Die in Europa, Asien, Nordafrika und Nordamerika beheimatete Melisse kann bis zu 1,2 m hoch werden. Die ovalen Blätter haben gezähnte Ränder und treten paarweise entlang des Stiels auf. Wenn sie zerrieben werden, verströmen sie ein zitronenartiges Aroma. Die weißen Blüten sitzen an den Blattachseln.

Geschichte

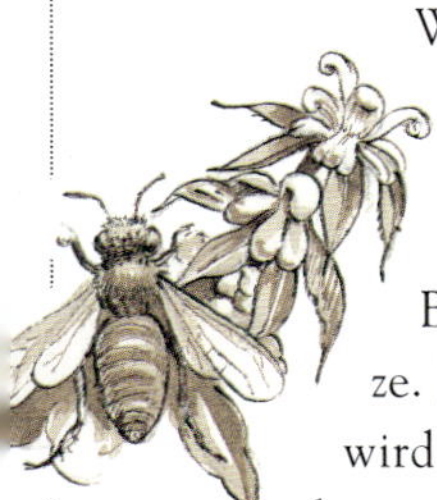

Wie der Name *Melissa* (gr. Biene) schon andeutet, ist die Melisse eine Bienenfutterpflanze. John Gerard: »Sie wird vorteilbringend dort gepflanzt, wo Bienen gehalten werden«, während John Evelyn sagte: »Melisse ist der Herrscher des Gehirns. Sie stärkt das Gedächtnis und treibt die Melancholie machtvoll davon.« Gemeinsam mit Muskat, Engelwurz und Zitronenschale wurde sie als Arznei gegen nervöse Kopfschmerzen und Neuralgien eingesetzt.

Verwendete Teile

Blätter und Blüten

Wirkstoffe

ätherisches Öl, Flavonoide, Polyphenole (einschließlich Rosmarinsäure) und Triterpensäuren

Wirkung auf den Organismus

In bezug auf das Nervensystem ist das Öl der Hauptwirkstoff. Es beruhigt und entspannt und übt auch auf die Muskeln eine relaxierende Wirkung aus. Dies wird durch die Untersuchungen bestätigt, bei denen *Melissa* gegen Erregbarkeit, Herzrhythmusstörungen, Depressionen und Kopfschmerzen eingesetzt wurde. Die Polyphenole, vor allem die Rosmarinsäure, sind für die virenhemmende Wirkung verantwortlich. Eine Melissencreme hat sich als wirksam gegen Herpes simplex (Gesichtsherpes) erwiesen: Die Dauer der Ausbrüche wurde halbiert, die Häufigkeit reduziert. Melisse wirkt auch auf die Schilddrüse, deren Überaktivität sie dämpft. Das Kraut wurde auch in der Menopause eingesetzt, um Symptome wie Hitzewallungen und Beklemmungen zu lindern, sowie zur Regulierung der Periode und zur Linderung von Periodenschmerzen.

Dosierung

Als Aufguß: bei nervöser Erregbarkeit und Kopfschmerzen dreimal täglich 200 ml trinken. Als Tinktur: bei Virenbefall zweimal täglich 3 ml (60 Tropfen) einnehmen. Als Creme oder Salbe: lokal auf Gesichtsherpes auftragen (siehe Kapitel Zubereitungen, S. 26–27). Als ätherisches Öl: in eine Duftlampe geben, um die Stimmung zu heben, oder ins Badewasser geben, um Streß und Anspannung zu vertreiben.

Anwendung

- nervöse Beschwerden
- innerlich (als Tinktur) bei Virenerkrankungen wie Gesichtsherpes, Gürtelrose und Grippe
- äußerlich bei Gesichtsherpes
- zur Linderung von Wechseljahressymptomen
- zur Regulierung der Periode und zur Linderung von Periodenschmerzen

Gegenanzeigen

Das Öl nicht einnehmen. Nicht in einem Babybad verwenden, da das Kind das Öl über die Finger in den Mund bekommen kann.

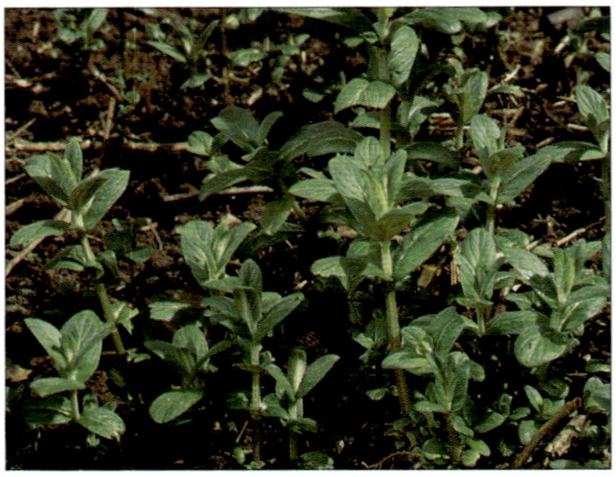

PFEFFERMINZE

Labiatae MENTHA PIPERITA *(bo he)*

Die aus Europa stammende Minze ist eines der bekanntesten Würzkräuter. Die medizinische Varietät ist eine Hybride – eine natürlich entstandene Kreuzung aus Wasser- und Grüner Minze. Es gibt zwei Sorten, die schwarze und die weiße Pfefferminze, die vor allem in Nordamerika weitflächig kultiviert werden. Die Pflanze wird bis zu 40 cm hoch und trägt kleine rötlichviolette Blüten. Die gezähnten Blätter verströmen den typischen Minzgeruch, wenn sie gerieben werden.

Geschichte

Virgil J. Vogel zufolge wurde die wilde Minze u.a. von den Indianerstämmen des Missouri-Tals als Karminativum und zur Fiebersenkung verwendet.

Verwendete Teile

Blätter

Wirkstoffe

ätherisches Öl (bis zu 1,5%), das Menthol enthält, Flavonoide und Rosmarinsäure.

Wirkung auf den Organismus

Das Menthol im Öl ist verantwortlich für die antiseptische Wirkung im gesamten Körper. Die Blätter mit ihrer Vielzahl von Wirkstoffen werden zur Behandlung von Verdauungsstörungen eingesetzt, da sie eine krampflösende Wirkung ausüben, z.B. bei Magenverstimmungen aufgrund von Völlerei. Die Minze hilft auch bei Beschwerden wie Reizkolon, Gastritis, Flatulenz und Koliken. Sie enthält auch ein schweißtreibendes Element, so daß sie bei Grippe und Erkältungen zur Fiebersenkung dienen kann. In der chinesischen Medizin wird sie gegen Fieber, Kopfschmerzen und Husten eingesetzt, z.B. im Frühstadium von Erkältungen und Grippe. Zusätzlich verwenden sie die Chinesen bei Ausschlägen, etwa Masern, da sie den Verlauf des Ausschlags und damit die Rekonvaleszenz beschleunigt. Das Öl besitzt antibakterielle Eigenschaften. Die chinesischen Eigenschaften sind scharf, würzig und kühl.

Dosierung

Als Aufguß: Bei Magenverstimmung dreimal täglich 200 ml nach den Mahlzeiten trinken. Bei Erkältungen und Grippe eine Prise Minze in einen Tee geben, der zu gleichen Teilen aus Schafgarbe und Holunder besteht. Als Tinktur: bei Verdauungsproblemen dreimal täglich 1 ml (20 Tropfen) einnehmen. Minze darf nicht zu lange gekocht werden, daher bei Abkochungen erst fünf Minuten vor Ende hinzufügen. Äußere Anwendung: 10 Tropfen des ätherischen Öls mit 50 ml (4 TL) eines Trägeröls vermischen und auf entzündete Gelenke reiben. Die chinesische Dosierung beträgt 1,5–6 g.

Anwendung

- Reizkolon, Gastritis, Flatulenz und Koliken
- Erkältungen und Grippe – anderen Kräuterarzneien eine Prise Minze beifügen, um das Fieber zu senken
- äußerlich gegen Schmerzen in entzündeten Gelenken

Gegenanzeigen

Pfefferminze weder als Aufguß noch als Öl bei Kindern unter 12 Jahren anwenden. Das ätherische Öl niemals einnehmen. Die chinesischen Warnhinweise raten stillenden Müttern von diesem Kraut ab, da es den Milchfluß versiegen lassen könne.

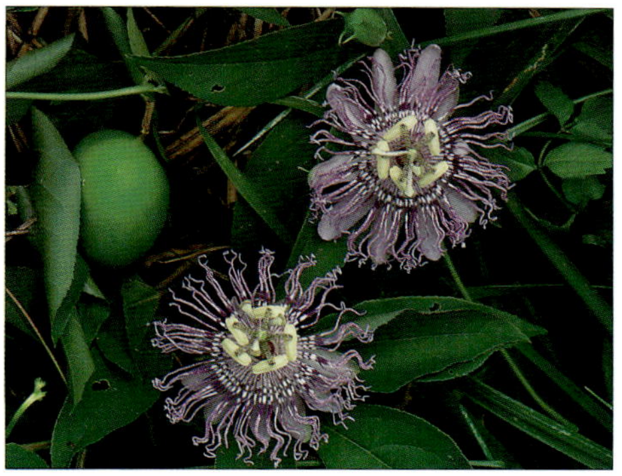

PASSIONSBLUME

Passifloraceae PASSIFLORA INCARNATA

Die Passionsblume ist in den südlichen Vereinigten Staaten sowie in Zentral- und Südamerika heimisch und wird in vielen Ländern kultiviert. Sie ist eine Schlingpflanze mit Ranken, die bis zu 9 m in die Höhe klettern können. Die auffälligen Blüten weichen großen, ovalen, orangefarbenen Früchten. Die Gattung Passiflora hat fast 400 Arten, die an sonnigen Standorten und auf nährstoffreichen Böden gedeihen.

Geschichte

Der Name »Passionsblume« bezieht sich auf die Passion, den Kreuzweg Jesu. Die Nebenkrone der Blüte soll seinem Dornenkranz ähneln, während die fünf Staubgefäße mit den fünf Wunden und die drei Griffel mit den drei Nägeln in Verbindung gebracht werden. Die Passionsblume fand sich schon in den Kräuterlisten der Azteken, die sie als Brech- und Abführmittel nutzten, sowie der Maya, die sie gegen Schwellungen und Flechten einsetzten. Die Indianer Nordamerikas nutzten sie wegen ihrer sedierenden Eigenschaften bei Rastlosigkeit, Schlaflosigkeit und zur Behandlung von Neuralgien. Sie wurde außerdem bei Epilepsie verwendet.

Verwendete Teile

Blätter

Wirkstoffe

Alkaloide (wird noch analysiert), Flavonoide (u.a. Apigenin), Sterine, Cumarinderivate und Zucker

Wirkung auf den Organismus

Passiflora ist vor allem ein Sedativ, das mittels der kombinierten Wirkung der Alkaloide, Flavonoide und weiteren Inhaltsstoffe auf das zentrale Nervensystem wirkt, wobei die Mechanismen noch nicht voll aufgeklärt sind. Ihre sedierenden Eigenschaften werden bei hyperaktiven Zuständen von Epilepsie bis hin zu Neuralgien und Beklemmungen genutzt. Auch bei Einschlafstörungen hat sie sich bewährt. Ein Flavonoid, das Apigenin, wirkt krampflösend und entzündungshemmend, was man sich zur Senkung hohen Blutdrucks und zur Beruhigung von Herzrhythmusstörungen zunutze macht.

Dosierung

Als Aufguß: täglich 200–400 ml trinken. Als Tinktur: dreimal täglich 2 ml (40 Tropfen) oder bei Schlafstörungen 5 ml (1 TL) vor dem Schlafengehen nehmen.

Anwendung

- Schlaflosigkeit
- Beklemmungen, Rastlosigkeit
- als Schmerzstiller bei Neuralgien
- überhöhter Blutdruck
- Relaxans bei Divertikulitis und Reizkolon
- zur Entspannung der Atemwege
- Periodenkrämpfe und Eierstockschmerzen

Gegenanzeigen

Nicht in der Schwangerschaft anwenden. Zu hohe Dosen führen zu Benommenheit.

Vorzüge der Passionsblume

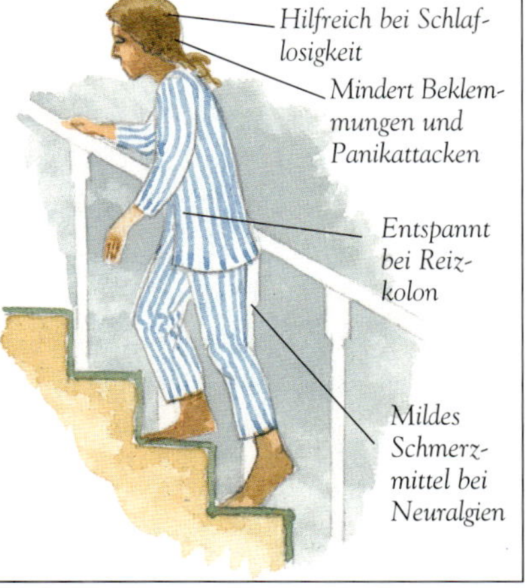
Hilfreich bei Schlaflosigkeit
Mindert Beklemmungen und Panikattacken
Entspannt bei Reizkolon
Mildes Schmerzmittel bei Neuralgien

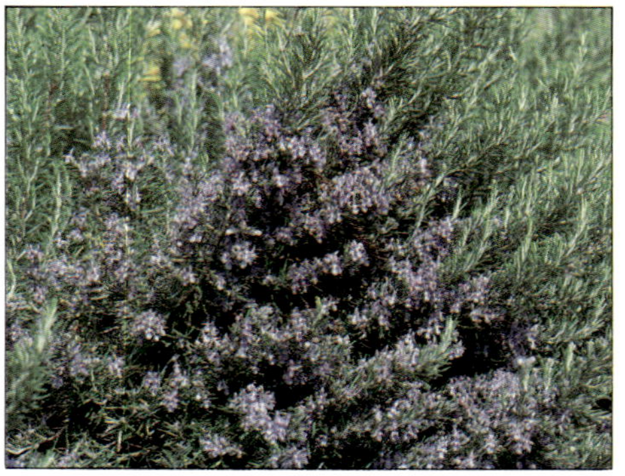

ROSMARIN

Labiatae ROSMARINUS OFFICINALIS

Diese aus dem Mittelmeerraum stammende Pflanze ist ein wohlbekanntes Würzkraut, das in vielen Gärten der Welt kultiviert wird. Der immergrüne Halbstrauch wird etwa 2 m hoch, hat holzige Zweige, schmale, nadelförmige Blätter und blaßlila oder blau gefärbte Blüten. Der Duft ist unverwechselbar.

Geschichte

Die Verwendung von Rosmarin zur Verbesserung des Gedächtnisses hat eine lange Tradition. Deshalb wurde er häufig als Symbol der Liebe und Treue in Brautsträuße eingebunden. Sir Thomas More schrieb: »Ich lasse ihn entlang all meiner Gartenmauern wachsen, nicht nur, weil meine Bienen ihn lieben, sondern auch, weil das Kraut der Erinnerung und damit der Freundschaft geweiht ist.« Er wurde auch traditionell in Gärten gezogen, wo die Frau dem Haushalt vorstand. Früher wurde Rosmarin als Räucherwerk verbrannt, um die Luft in Krankenzimmern zu verbessern, und zusammen mit Raute in Gerichtssälen aufgehängt, um eine Ansteckung durch die Kerkerinsassen zu verhindern. Der Name *Rosmarinus* bedeutet im Lateinischen »Meertau« und bezieht sich auf die allgemein erfrischende Wirkung auf den Geist.

Verwendete Teile

Blätter

Wirkstoffe

ätherisches Öl, Flavonoide, einschließlich Apigenin und Diosmin, Rosmarinsäure und andere Phenolsäuren, Diterpene und Triterpene, einschließlich Ursolsäure

Wirkung auf den Organismus

Zu den Hauptwirkungen des Rosmarin zählen die als Entzündungshemmer und Tonikum, was man der Kombination von Wirkstoffen wie Apigenin, Rosmarinsäure und Ursolsäure zuschreibt. Das Diosmin kräftigt die Kapillargefäße, was es wertvoll für das Herz-Kreislauf-System macht, wo Rosmarin die Durchblutung verbessert und den Blutdruck erhöht. Diese verbesserte Durchblutung des Kopfes bewirkt eine Steigerung des Erinnerungs- und Konzentrationsvermögens. Man verwendet Rosmarin auch in Fällen des Raynaud-Syndroms, einer Kreislaufstörung in Händen und Füßen. Er hilft bei Teilnahmslosigkeit und Depressionen und kann in Fällen von Lethargie und Entkräftung nutzbringend sein.

Dosierung

Als Aufguß: täglich 200 ml trinken. Äußerlich als Haarspülung, um die Durchblutung der Kopfhaut zu fördern. Als Zusatz im morgendlichen Badewasser kann Rosmarin einen frischen Start in den Tag ermöglichen. Als Tinktur: zweimal täglich 2 ml (40 Tropfen) einnehmen. Als ätherisches Öl: ins Badewasser oder in eine Duftlampe geben; es fördert die Konzentration und hilft beim Lernen.

Anwendung

- verbessert die Durchblutung des Gehirns und stärkt Gedächtnis und Konzentration
- kalte Hände und Füße
- niedriger Blutdruck
- Entkräftung
- als Spülung für die Kopfhaut und zur Förderung des Haarwachstums

Gegenanzeigen

Dieses Kraut sollte nicht bei zu hohem Blutdruck eingenommen werden.

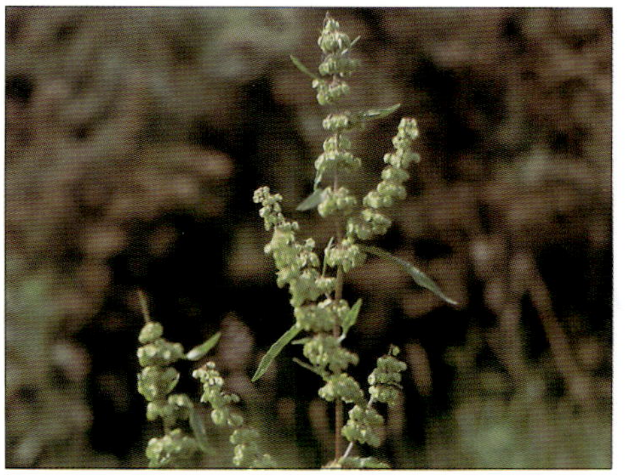

KRAUSER AMPFER

Polygonaceae RUMEX CRISPUS

Die großen Blätter des Krausen Ampfers ähneln denen anderer Ampfer, besitzen aber stark gewellte Ränder, was ihm seinen Namen eingetragen hat. Er gedeiht vor allem im Ödland und an Straßenrändern. Ursprünglich stammt er aus Europa und Afrika, findet sich aber heute in vielen Ländern der Welt.

Geschichte

Wie viele andere Ampferarten ist diese Pflanze für ihre reinigenden Eigenschaften bekannt und wird zur Befreiung des Körpers von Giftstoffen eingesetzt; Culpeper empfahl sie zur Austreibung »schädlicher Galle … Die Ampferwurzel nimmt man am besten, wenn das Blut oder die Leber von Galle betroffen ist.« Dies mag seine frühere Verwendung zur Behandlung verschiedener Krebsarten erklären. Die Blätter wurden als Teil einer Frühjahrskur verzehrt, aber die Forschung hat gezeigt, daß sie große Mengen von Oxalaten enthalten, die für die Entstehung von Nierensteinen und Gicht verantwortlich gemacht werden. Bei der Wurzel besteht dieses Problem allerdings nicht, solange die angegebenen Dosierungen eingehalten werden. Dem Ethnomediziner Vogel zufolge war der europäische Ampfer eines der wenigen Kräuter, die von den Indianern neben den einheimischen Varietäten in den Gebrauch übernommen wurden. Die Dakota verwendeten die Blätter als Breiauflage gegen Furunkel, während die Wurzeln von den Ojibwa wegen ihrer Tannine zur Wundheilung eingesetzt wurden. In der chinesischen Medizin wird Ampfer gegen Verstopfung, Furunkel und Pilzinfektionen eingesetzt.

Verwendete Teile

Wurzel

Wirkstoffe

Anthrachinonglykoside, Tannine, Rumicin und Oxalate

Wirkung auf den Organismus

Die Anthrachinone sind verantwortlich für die abführende Wirkung, wegen der dieses Kraut hauptsächlich verwendet wird. Sie stimulieren den Dickdarm, Abfall- und Giftstoffe auszuscheiden. In kleinen Mengen können alle abführenden Substanzen den Körper reinigen, aber große Mengen führen zu einer übermäßigen Peristaltik und letztlich zu Koliken. In der richtigen Dosierung aber besitzt die Pflanze eine sanfte Wirkung, die sehr gut zur Behebung einer leichten Verstopfung geeignet ist. Mit anderen Kräutern kombiniert, kann der Krause Ampfer die Leber hervorragend bei der Reinigung der Haut unterstützen und wird bei Beschwerden wie Ekzemen, Schuppenflechte und Akne eingesetzt. Auch im Muskel-Skelett-System wirkt das Kraut reinigend.

Dosierung

Als Wurzelabkochung: bei Verstopfung über eine kurze Zeit täglich 100 ml trinken. Bei Hautproblemen mit Ringelblume und Labkraut kombinieren und täglich 100 ml trinken. Als Tinktur: dreimal täglich 2 1/2 ml (50 Tropfen) einnehmen.

Anwendung

- Verstopfung; verdauungsfördernd
- Hautbeschwerden wie Ekzeme, Schuppenflechte und Akne
- arthritische Beschwerden
- Pilzinfektionen

Gegenanzeigen

Nicht in der Schwangerschaft oder Stillzeit einnehmen.

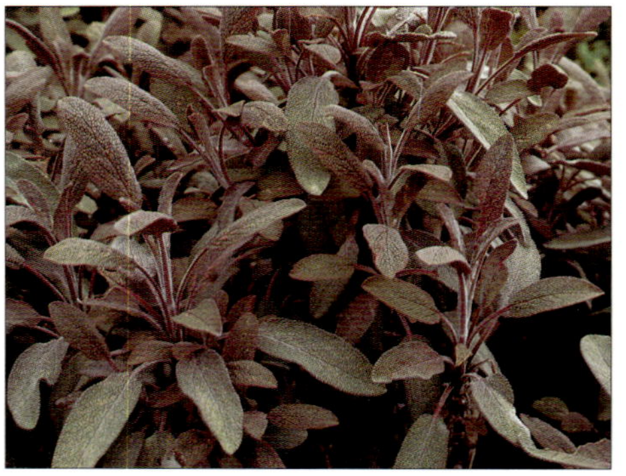

SALBEI

Labiatae SALVIA OFFICINALIS

Der Echte oder Gartensalbei stammt aus den Mittelmeerländern und wird in vielen anderen Ländern der Welt kultiviert. Es gibt weit über 500 Salbei-Arten, aber in der Medizin wird vor allem der Gartensalbei genutzt. Er wird bis zu 60 cm hoch und hat paarig angeordnete, »runzelige«, graufilzige Blätter. Die Blüten sind violett gefärbt. Die zerdrückten Blätter verströmen einen unverwechselbaren Geruch.

Geschichte

Salvia kommt vom lateinischen *salvus*, »sicher«, und weist auf die lange Geschichte seiner medizinischen Verwendung hin. Im Mittelalter lautete ein beliebtes Sprichwort: *Cur mariatur homo cui salvia crescit in horto?*, was übersetzt bedeutet: »Warum sollte ein Mensch sterben, wenn Salbei in seinem Garten wächst?« Um das Kraut rankt sich der Aberglauben; so heißt es z.B., daß dort, wo Salbei wächst, auch die Geschäfte blühen. In Frankreich glaubt man, daß Salbei Trauer lindern kann, und pflanzt ihn häufig auf Friedhöfen. Einige Spezies wurden als Ersatz für Tee verwendet. Auf einigen griechischen Inseln werden die Blätter zu Süßigkeiten verarbeitet. Er wurde auch als Schnupftabak genommen und pulverisiert, um eine Zahnpasta zum Weißen der Zähne zu erhalten. Vogel zufolge zerrieben kalifornische Indianer die Samen des Salbei und verrührten sie in Wasser, um Trockenheit in Mund und Hals vorzubeugen. Die Wurzeln wurden von den Catawba zu einer Salbe gegen Geschwüre verarbeitet.

Verwendete Teile

Blätter

Wirkstoffe

ätherisches Öl mit Thujon, Cineol, Borneol und Kampfer, Bitterstoffe, Flavonoide, Phenolsäuren (z.B. Rosmarinsäure) und Salviatannin

Wirkung auf den Organismus

Das Thujon ist hauptsächlich verantwortlich für die antiseptischen Eigenschaften des Salbei, die ihn zu einem unschätzbaren Bestandteil von Gurgellösungen und Mundspülungen machen. Er wirkt auch als Kreislauf- und Verdauungsstimulans. Salbei kann zur Einleitung einer verspäteten Periode verwendet werden und dient in der Menopause dazu, Schweißausbrüche zu reduzieren und den Hormonhaushalt zu regulieren. Er kann auch in Kräuterzigaretten gegen Asthma verarbeitet werden, wobei die Rosmarinsäure entzündungshemmend und krampflösend wirkt.

Dosierung

Als Aufguß: täglich 200 ml trinken oder zwei- bis dreimal täglich 100 ml als Mundspülung oder Gurgellösung verwenden (siehe Zubereitungen, Gurgellösungen und Mundspülungen, S. 21). Als Tinktur: zweimal täglich 2 ml (40 Tropfen) einnehmen.

Anwendung

- als Mundspülung bei wundem oder blutendem Zahnfleisch und bei Mundgeschwüren, als Gurgellösung bei Hals- und Mandelentzündung
- zur Unterstützung des Kreislaufs und Stimulierung der Verdauung
- als Auslöser einer verspäteten Periode
- gegen Schweißausbrüche und zum Ausgleich des Hormonhaushalts in der Menopause

Gegenanzeigen

Nicht in der Schwangerschaft verwenden.

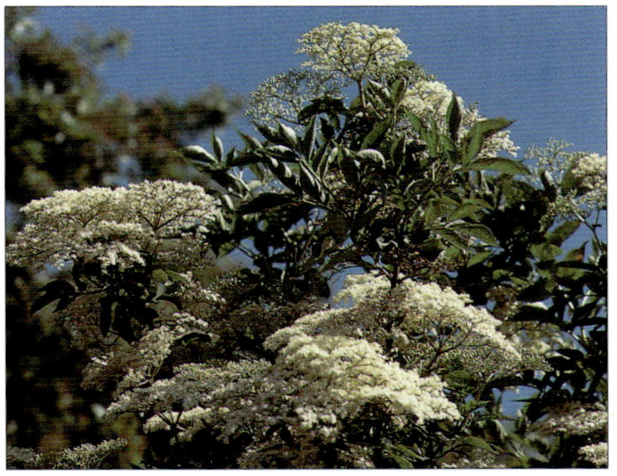

HOLUNDER

Caprifoliaceae SAMBUCUS NIGRA

Der Holunderbaum wächst in Europa in Wäldern und im Ödland und findet sich mittlerweile auf der ganzen Welt. In der Blüte trägt der Baum eine Vielzahl cremeweißer, schirmförmiger Trugdolden, auf die schwarze, beerenähnliche Früchte folgen.

Geschichte

Der Name *Sambucus* ist dem griechischen *sambyke* entlehnt, einer Harfe, die aus dem Holz des Baums gefertigt wird; *nigra* bezieht sich auf die schwarzen Beeren. Um den Holunderbaum rankt sich wahrscheinlich mehr Volksglauben als um jede andere Pflanze – fast jedes Land kennt Legenden, die sich mit ihm befassen. Die alten Griechen und andere Völker maßen ihm magische Kräfte zu. Der englische Chronist John Evelyn empfahl, aus medizinischen Gründen Salat mit einem Aufguß aus Holunderblüten in Essig anzumachen. Die Beeren wurden als Erkältungs- und Grippetonikum zu Wein verarbeitet, der vor dem Schlafengehen einzunehmen war. Die Indianerstämme der Irokesen und Menomini verwendeten einen Aufguß aus den Beeren oder auch der inneren Rinde des *Sambucus canadensis* als Arznei gegen Fieber und als Schmerzmittel. Die Meskwaki nutzten ihn als Schleimlöser für die Atemwege.

Verwendete Teile

Blüten, Beeren, Blätter, Rinde

Wirkstoffe

Triterpene (z.B. Ursolsäure), Fettöle, Flavonoide, Phenolsäuren

Wirkung auf den Organismus

Holunder hat entzündungshemmende Eigenschaften, die auf die Ursolsäure zurückzuführen ist. Die Wirkung richtet sich hauptsächlich auf die Atemwege. Er hilft besonders bei Nasenkatarrh. Holunder wird auch bei Allergien wie Heuschnupfen eingesetzt. Er wirkt schweißtreibend, senkt Fieber und beseitigt Katarrhe. Darüber hinaus lindert er Ohrenschmerzen und eignet sich als Gurgellösung bei Halsentzündungen. Schließlich fördert die Pflanze durch ihre leicht harntreibenden Eigenschaften die Ausscheidung von Giftstoffen, was bei arthritischen Beschwerden hilft.

Dosierung

Als Blütenaufguß: bei Erkältung und Grippe dreimal täglich 200 ml trinken. Als Blütentinktur: bei allergischen und arthritischen Beschwerden dreimal täglich 5 ml (1 TL) einnehmen. Die Beeren können als Abkochung zubereitet werden. Durch ihren Vitamin-C-Gehalt helfen sie bei Erkältungen und Grippe – zweimal täglich 200 ml trinken. Die Blätter können zu einem Aufguß verarbeitet werden, der als Gurgellösung oder Mundspülung dient. Das Gleiche gilt für die Rinde als Abkochung. (Lösen Sie nur kleine Mengen Rinde vom Baum, um ihn nicht zu schädigen.) Holunderblätter können zu einer Salbe für Frostbeulen, Wunden und trockene Haut verarbeitet werden. Ein Blütenaufguß im Badewasser beruhigt trockene Haut und dient als Inhalation.

Anwendung

- Husten und Erkältungen
- Gurgellösung
- Allergien
- Beruhigung trockener Haut
- Heilmittel für Wunden und Frostbeulen
- arthritische Beschwerden

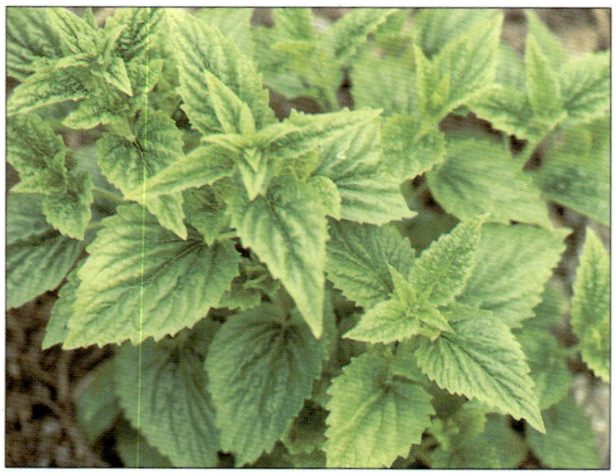

HELMKRAUT

Labiatae SCUTELLARIA LATERIFLORA

Das aus Nordamerika stammende Helmkraut findet sich auch in Europa, aber die hiesigen Arten werden medizinisch nicht für so wirksam gehalten wie ihre Verwandte aus der Neuen Welt. Die Pflanze wird bis zu 60 cm hoch und hat dünne, vierkantige Stengel mit paarigen Blättern, die mit feinen Haaren besetzt sind, und blaue Blüten. Während der Fruchtzeit ist der Blütenkelch mit einer schildförmigen Schuppe bedeckt; daher der Gattungsname (scutellum = Schild). Das Helmkraut gedeiht in feuchter Umgebung, in der Regel an Flußufern und Bächen.

Geschichte

In Nordamerika wurde das Helmkraut früher zur Behandlung von Tollwut eingesetzt. Die Indianer verwendeten das Kraut hauptsächlich zur Linderung des Prämenstruellen Syndroms. Im 19. Jahrhundert wurden die Eigenschaften und die Wirkung des Helmkrauts auf das Nervensystem gerühmt; so wurde es zu einem Allheilmittel für Beschwerden wie Hysterie, Veitstanz und Epilepsie. Die heutige Anwendung bestätigt seine Wirkung auf das Nervensystem, auch wenn das Helmkraut wohl doch nicht die Wunderkur ist, für die es gehalten wurde.

Verwendete Teile

die gesamte Pflanze

Wirkstoffe

Flavonoide, Scutellarin, Iridoide, ätherische Öle und Wachse, Tannine

Wirkung auf den Organismus

Helmkraut wirkt sowohl auf den Körper als auch auf die Psyche beruhigend und kann in Fällen von Streß und Anspannung eingesetzt werden. Einige Spezies besitzen Inhaltsstoffe mit entzündungshemmenden und antiallergenen Eigenschaften. Eine in China vorkommende Art scheint gegen Lebererkrankungen wie z.B. Hepatitis zu wirken, indem sie die Leberfunktion verbessert. Die sedierende Wirkung des Helmkrauts trägt zur Erleichterung von Perioden- und Eierstockschmerzen bei.

Dosierung

Als Aufguß: dreimal täglich 200 ml trinken. Als Tinktur: dreimal täglich 2 ml (40 Tropfen) einnehmen.

Anwendung

- Streß und Anspannung
- zusammen mit anderen Kräutern wie Lavendel und Passionsblume bei Schlaflosigkeit
- Eierstock- und Periodenschmerzen

Vorzüge von Helmkraut

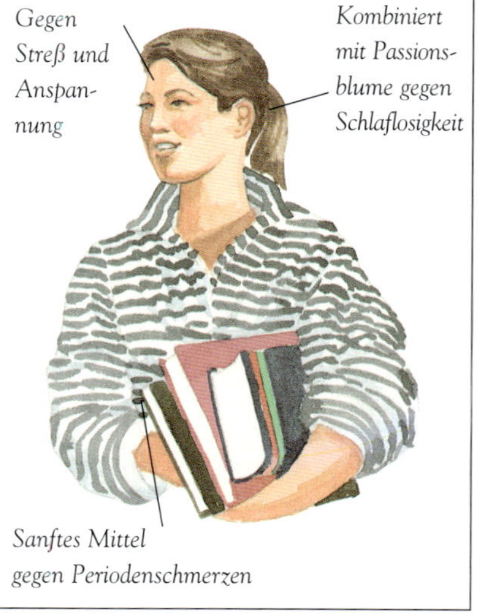
Gegen Streß und Anspannung
Kombiniert mit Passionsblume gegen Schlaflosigkeit
Sanftes Mittel gegen Periodenschmerzen

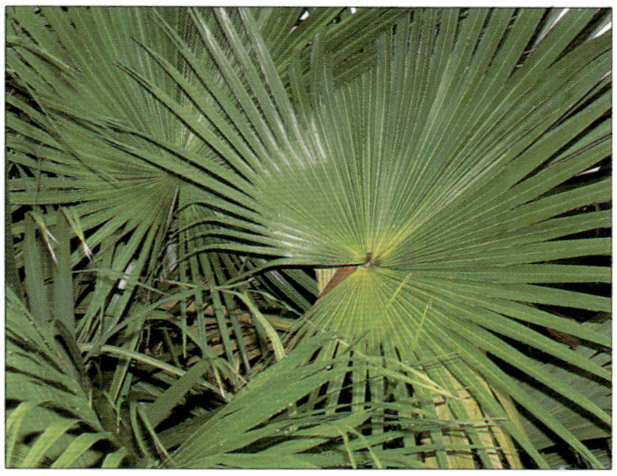

SÄGEPALME

Palmaceae SERENOA REPENS (SYN. SABAL SERRULATA)

Die Pflanze stammt von der Atlantikküste Nordamerikas und kommt u.a. in South Carolina, Florida und auch in Südkalifornien vor. Es ist eine Palme mit großen, stacheligen, fächerförmigen Blättern, die etwa 3 m hoch wird. Die Blüten sind blaß, die Früchte von sattem Rotbraun.

Geschichte

Diese Pflanze und verwandte Spezies haben bei den Indianern eine lange medizinische Tradition, und die Maya nutzten *Sabal japa*. Die innere Rinde wurde zu einem Absud verkocht und gegen Ruhr und Bauchschmerzen sowie bei Schlangen- und Insektenbissen eingesetzt. Darüber hinaus verwendete man einen Breiumschlag aus der Rinde gegen Geschwüre. Die Houma-Indianer tranken offenbar bei Nierenproblemen eine Abkochung, während die getrocknete Wurzel bei der Behandlung von hohem Blutdruck Verwendung fand. Virgil J. Vogel zitiert Quellen, die berichten, daß die ersten Siedler zunächst nur die Palmwedel zu Besen verarbeiteten; einige von ihnen beobachteten Tiere beim Fressen der Beeren und nahmen sie daraufhin in ihren Arzneischatz auf. Die Eigenschaften dieser Pflanze müssen noch weiter erforscht werden.

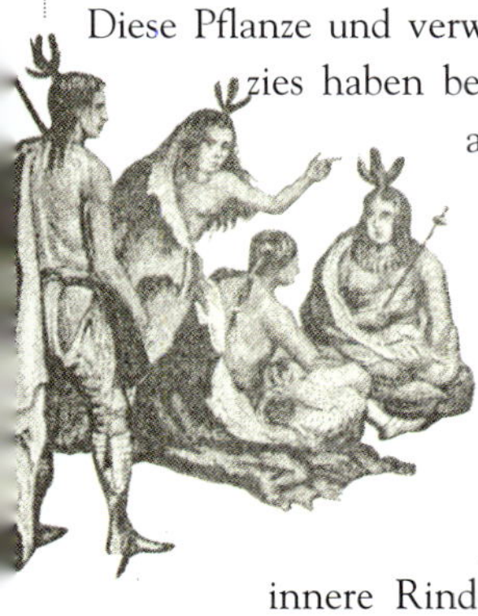

Verwendete Teile

Früchte

Wirkstoffe

ätherisches Öl, Fettöl, Sterine und Polysaccharide

Wirkung auf den Organismus

Wie schon die ersten Siedler beobachteten, ist die Sägepalmenfrucht ein Tonikum, das die Regeneration des Körpergewebes fördert. Die Sterine haben eine anabole Wirkung, die zum Aufbau und Erhalt des Körpergewichts beiträgt, so daß sie Rekonvaleszenten und Patienten verabreicht werden kann, die durch Krankheit oder Entkräftung an Gewicht verloren haben. Im Hinblick auf die Geschlechtsorgane kann sie sowohl bei Männern als auch bei Frauen eingesetzt werden: Bei Männern erhöht sie den Sexualtrieb und wirkt gegen Impotenz und Unfruchtbarkeit. Bei Frauen soll sie eine östrogene Wirkung haben. Als Harntrakttonikum hilft sie bei Blasenhalsschwäche und verbessert als Diuretikum den Harnfluß. Die Sägepalme wird auch bei der Behandlung von Prostatavergrößerung eingesetzt, aber vermutlich mindert sie nur die Beschwerden, ohne die Vergrößerung zu beheben.

Dosierung

Als Aufguß: zweimal täglich 100 ml trinken. Als Tinktur: dreimal täglich 2 ml (40 Tropfen) einnehmen.

Anwendung

- in der Rekonvaleszenz oder bei Entkräftung zur Wiederherstellung von Körpergewicht und Vitalität
- zur Steigerung des männlichen Sexualtriebs und zur Behandlung von Impotenz und Unfruchtbarkeit
- zur Anhebung des Östrogenspiegels bei Frauen
- als Diuretikum zur Verbesserung des Harnflusses
- bei Prostatavergrößerung

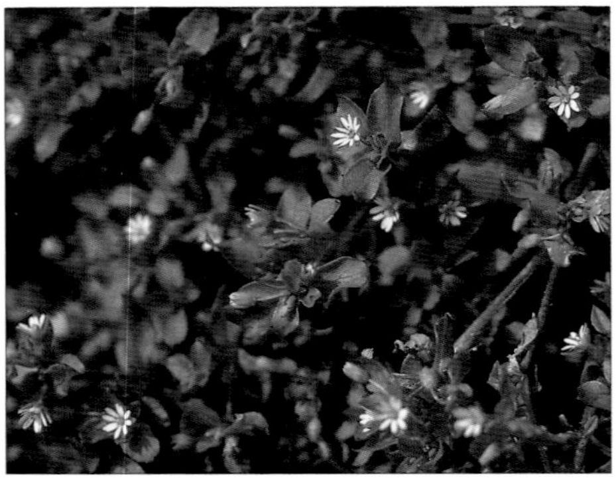

VOGELMIERE

Caryophyllaceae STELLARIA MEDIA

Das aus Europa stammende Gartenunkraut gedeiht heute in der ganzen Welt. Die dicht am Boden wachsende Vogelmiere hat dunkelgrüne, ovale Blätter und weiße, sternförmige Blüten, denen sie ihren Gattungsnamen verdankt.

Geschichte

Die Blätter sind genießbar und wurden früher oft frisch an Salate gegeben und als Vitamin-C-Lieferant genutzt – zeitweise wurden sie auch gegen Skorbut empfohlen. Als Gemüse gekocht, erinnert die Vogelmiere in Geschmack und Textur an Spinat und wurde häufig in Suppen gegeben. Sie steht im Ruf, bei der Gewichtsabnahme zu helfen, was evtl. auf ihre Eigenschaft als Lymphreiniger zurückzuführen ist.

Verwendete Teile

Blätter und Blüten zusammen

Wirkstoffe

Saponine, Cumarine, Flavonoide, Karbonsäuren, Triterpenoide und Vitamin C

Wirkung auf den Organismus

Vogelmiere hat insbesondere kühlende Eigenschaften und eignet sich daher zur Behandlung heißer und juckender Hautbeschwerden. Man geht davon aus, daß vor allem die Saponine für die Linderung des Juckreizes verantwortlich sind. Auf Wunden aufgetragen, soll sie die Bildung von Narbengewebe reduzieren. Darüber hinaus sollen die kombinierten Wirkstoffe gut bei arthritischen Erkrankungen sein. In kleinen Mengen wirkt das Kraut auch auf den Verdauungsapparat und lindert und heilt Beschwerden in diesem Bereich.

Dosierung

Als Aufguß: zweimal täglich 200 ml trinken. Äußerlich kann der Aufguß ins Badewasser gegeben werden, um Entzündungen zu lindern. Als Creme, Salbe oder Breiauflage: bei Hautbeschwerden zweimal täglich auftragen. Man nimmt an, daß das frische Kraut dafür besser geeignet ist als das getrocknete. Die Creme bewahrt man am besten im Kühlschrank auf, wodurch ihre kühlenden Eigenschaften verstärkt werden. Als Tinktur: dreimal täglich 1 ml (20 Tropfen) einnehmen.

Anwendung

- innerlich bei Ekzemen, Schuppenflechte und Hautreizungen
- äußerlich als Creme oder Salbe, um die Narbenbildung zu reduzieren
- als Breiauflage bei Furunkeln und Abszessen
- innerlich bei arthritischen Beschwerden mit Schmerzen und Steifigkeit
- als Tee bei wundem Hals und Husten, zur Reinigung und Kräftigung der Lunge
- zur sanften Beruhigung und Heilung des Verdauungstrakts

Gegenanzeigen

Dieses Kraut kann in hohen Dosen abführend wirken. Nicht in der Schwangerschaft anwenden.

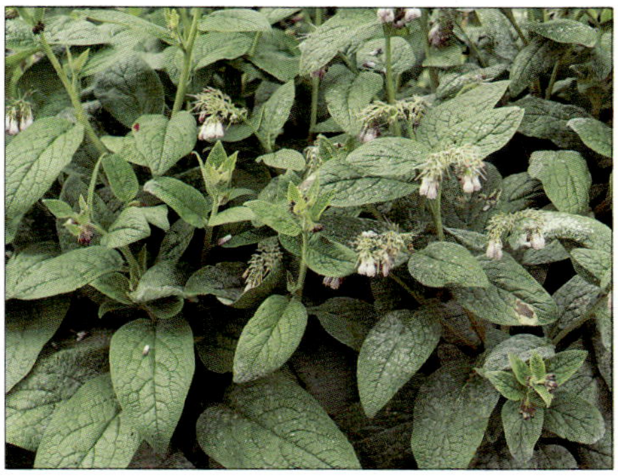

BEINWELL

Boraginaceae SYMPHYTUM OFFICINALE

Das Hauptmerkmal dieser Pflanze sind die großen lanzettförmigen bis ovalen, rauhhaarigen Blätter. Sie gedeiht besonders gut auf sumpfigem oder feuchtem Boden und wird bis zu 1 m hoch. Sie trägt hängende, trichterförmige, gelbweiße oder violette Blüten. Das Kraut stammt aus Europa und Asien, findet sich aber heute auch in Nordamerika und Australien.

Geschichte

Der Gattungsname der Pflanze, *Symphytum*, stammt aus dem Griechischen und bedeutet »Knochen zusammenfügen«, genau wie der deutsche Name.

Verwendete Teile

Blätter (innerlich), Wurzel (äußerlich)

Wirkstoffe

Allantoin, Pyrrolizidinalkaloide, Phenolsäuren wie Rosmarinsäure, Schleim, ätherisches Öl, Tannine und Saponine

Wirkung auf den Organismus

Der Hauptinhaltsstoff Allantoin fördert die Heilung von Körpergewebe. Es wird durch die entzündungshemmende Rosmarinsäure ergänzt. Der Schleim wirkt innerlich wie äußerlich reizlindernd. Die Tannine wirken adstringierend. Die Pyrrolizidinalkaloide, die sich vor allem in der Wurzel konzentrieren, werden als leberschädigend und krebserregend eingestuft. Daher ist man sich heute einig, daß die Wurzel nicht innerlich angewendet werden sollte. Es wird allerdings betont, daß das Blatt weniger gefährlich ist und unter ärztlicher Aufsicht eingenommen werden darf. Das Bundesgesundheitsamt hält die äußerliche Anwendung von Beinwell-Zubereitungen nur auf intakter Haut und maximal 6 Wochen im Jahr für vertretbar.

Dosierung

Das Blatt kann zu einer Tinktur verarbeitet und unter ärztlicher Aufsicht zur Heilung von Magengeschwüren und anderen Erkrankungen sowie bei Beschwerden wie Bronchitis eingenommen werden. Man kann es auch als Breiauflage oder Kompresse auf Verrenkungen und Prellungen auflegen. Darüber hinaus kann man aus dem Blatt ein Kräuteröl herstellen, das bei Knochenbrüchen oder -splitterungen auf die intakte Haut über dem Bruch oder auch auf Narbengewebe aufgetragen werden kann. Beinwellöl kann als Massageöl zur Linderung von steifen und schmerzenden Gelenken bei arthritischen Erkrankungen verwendet werden. In all diesen Fällen kann man das Öl auch durch eine Salbe ersetzen.

Anwendung

- als Tinktur, unter Aufsicht, bei Magengeschwüren, Reizkolon und bronchitischen Beschwerden
- als Öl oder Salbe in allen Fällen von stumpfen Verletzungen, Verrenkungen, Brüchen und Prellungen
- Öl über arthritischen Gelenken auf die Haut reiben
- als Öl auf Narbengewebe zur Förderung der Heilung

Gegenanzeigen

Niemals das Blatt ohne ärztlichen Rat einnehmen! Niemals Beinwellarzneien auf offene Wunden, Abschürfungen oder Schnitte auftragen! Die Wurzel auf keinen Fall innerlich anwenden!

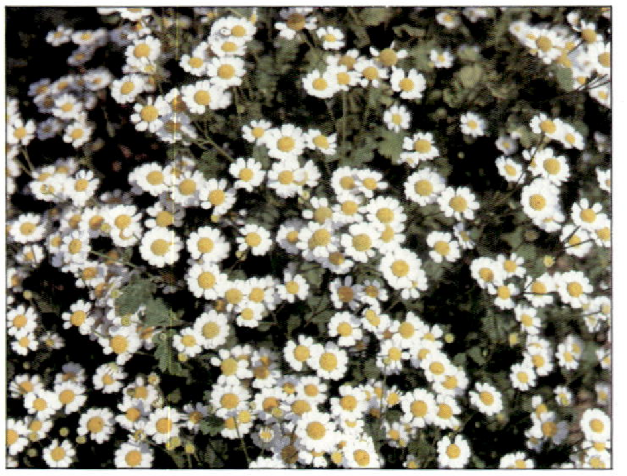

MUTTERKRAUT

Compositae TANACETUM PARTHENIUM (SYN. CHRYSANTHEMUM PARTH.)

Dieses Kraut wird bis zu 60 cm hoch. Die Blütenköpfchen sind margeritenartig mit gelben Röhrenblüten in der Mitte und einem Kranz weißer Randblüten. Sie unterscheiden sich von anderen Kamillen dadurch, daß die Köpfchen oben fast flach sind statt kugelig. Die Blätter sind wechselständig, gelblichgrün und tief gelappt. Die Pflanze stammt aus Südeuropa, hat sich aber in vielen Teilen der Welt ausgebreitet.

Geschichte

Schon im antiken Griechenland wurde das Kraut wegen seiner krampflösenden und fiebersenkenden Eigenschaften zur Erleichterung der Geburt angewandt; daher auch der deutsche Name. Traditionell wurde das Kraut in Gärten um Ansiedlungen herum angepflanzt, um die Luft zu reinigen, Krankheiten abzuwehren und Insekten fernzuhalten. Die Tinktur wurde als Spülung gegen den Schmerz von Insektenbissen und -stichen eingesetzt, und sie soll, verdünnt auf die bloße Haut aufgetragen, Insekten abschrecken.

Verwendete Teile

Blätter

Wirkstoffe

ätherisches Öl, Sesquiterpenlactone einschließlich Parthenolid, Azetylenderivate (hauptsächlich in der Wurzel)

Wirkung auf den Organismus

Die fiebersenkende Wirkung des Mutterkrauts wird auf die Sesquiterpenlactone zurückgeführt, die die Freisetzung von Arachidonsäure im Körper verhindern. Die Wirkstoffe beeinflussen die Plättchenaggregation und damit die Blutgerinnung. Im Hinblick auf die Geschlechtsorgane nutzt man das Kraut schon lange, um den Menstruationsfluß zu fördern. Seine Hauptanwendung besteht heute in der Vorbeugung und Linderung von Kopfschmerzen, insbesondere von Migräne. Seine Rolle im Muskel-Skelett-System, wo es gegen Arthritisschmerzen helfen soll, wird zur Zeit noch erforscht.

Dosierung

Das frische Blatt wird zur Migränevorbeugung angewendet. Man nimmt täglich zwei zwischen Brotscheiben gelegte Blätter. Als Tinktur: einmal täglich 1/2 ml (10 Tropfen) einnehmen. Tabletten und Kapseln sind kommerziell erhältlich.

Anwendung

- zur Fiebersenkung
- zur Förderung des Menstruationsflusses
- zur Vorbeugung und auch Linderung von Kopfschmerzen, insbesondere von Migräne
- zusammen mit anderen Kräutern als Schmerzmittel bei arthritischen Erkrankungen

Gegenanzeigen

Nicht in der Schwangerschaft verwenden! Dieses Kraut nicht einnehmen, wenn Ihnen gerinnungshemmende Medikamente verabreicht worden sind. Das frische Blatt sollte mit Brot oder ähnlichem eingenommen werden, da es kontaktallergische Ausschläge verursachen kann, wenn es in direkte Berührung mit der Mundschleimhaut kommt.

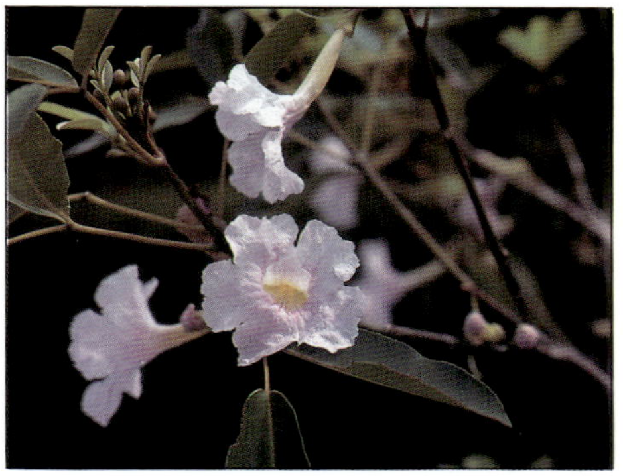

TABEBUIA

Bignoniaceae TABEBUIA SPECIES

Es existieren viele verschiedene Spezies von Tabebuia. Auf spanisch heißt der Baum Lapacho, auf portugiesisch Pau d'arco. Er gehört zur Familie der Trompetenbaumgewächse und stammt aus Brasilien, hat sich aber heute in andere Länder des amerikanischen Kontinents ausgebreitet. Er wird etwa 30 m hoch und trägt roséviolette Blüten.

Geschichte

Eine der vielen *Tabebuia*-Arten mit dem volkstümlichen Namen *Taheebo* wird in Nordamerika gerne als Zierbaum im Garten gepflanzt. Die Spezies sind schwer zu unterscheiden. Vor allem *Tabebuia avellanedae* und *Tabebuia impetigenosa* werden medizinisch genutzt, und das schon seit mehr als tausend Jahren.

Verwendete Teile

Die innere Rinde

Wirkstoffe

Die Hauptwirkstoffe dieser Pflanze sind die 18 Chinone, von denen die wichtigsten die Naphtochinone sind. Dem Lapachol und einer Form des Lapachon kommt die größte Bedeutung zu. Weitere Inhaltsstoffe sind Lapachenol, das Bioflavonoid Quercetin, Carnosol, Indole, Koenzym Q, Alkaloide und Steroidsaponine.

Wirkung auf den Organismus

Lapachol wurde schon 1882 isoliert, 1956 wurde seine antibakterielle Wirkung durch Forschungen in Brasilien bestätigt, die *Tabebuia* als wertvolles natürliches Antibiotikum etablierten. Weitere Untersuchungen ergaben, daß Derivate dieses Stoffs auch pilztötende Eigenschaften besitzen, die gegen Flechten sowie Vagina- und Magen-Darm-Candidose wirken. Carnosol ist ein starkes Antioxidans, das freie Radikale im Körper fängt und für den Ruf der *Tabebuia* als Antikarzinogen verantwortlich ist. Zusätzlich wurde festgestellt, daß die Indole den Körper von Karzinogenen reinigen. Eine Form des Lapachon besitzt eine virenhemmende Wirkung gegen Herpes simplex und Polio sowie gegen Retroviren, die bestimmte Krebsarten (z.B. Leukämien) und AIDS verursachen. *Tabebuia* zeigt auch eine Wirkung gegen einige tropische Parasiten. Die Alkaloide scheinen bei Diabetes hilfreich zu sein. Das entgiftende Element hilft bei Hautbeschwerden und die entzündungshemmende Wirkung bei Beschwerden wie Zystitis, Prostatitis und Darmentzündungen.

Dosierung

Als Abkochung: dreimal täglich 200 ml trinken. Als Tinktur: dreimal täglich 3 ml (60 Tropfen) einnehmen. Bei Vagina-Candidose einen Tampon in einen kräftigen Aufguß tauchen und wie üblich einführen und das Kraut zusätzlich einnehmen. Tabletten sind kommerziell erhältlich.

Anwendung

- Bakterien- und Vireninfektionen, insbesondere in Ohr, Nase und Rachen
- Pilzbefall, einschließlich Vagina- und Magen-Darm-Candidose
- Krebs und Leukämie, parallel zu konventioneller Behandlung
- entzündliche Beschwerden, einschließlich Zystitis, Prostatitis und Darmentzündungen
- HIV, AIDS, chronisches Müdigkeitssyndrom und andere Immunschwächeerkrankungen
- Grippe und Erkältungen

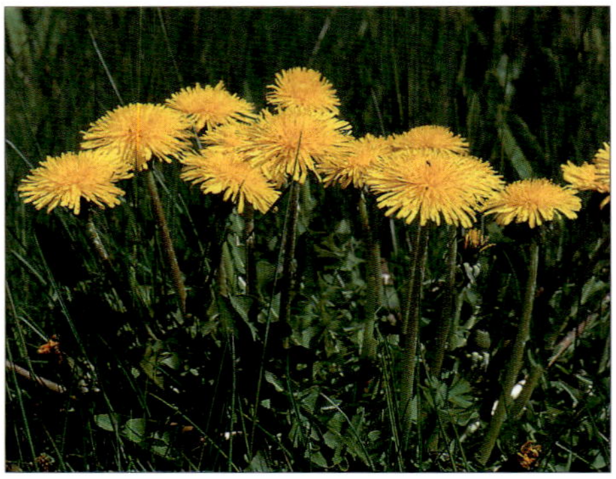

LÖWENZAHN

Compositae TARAXACUM OFFICINALE *(pu gong ying)*

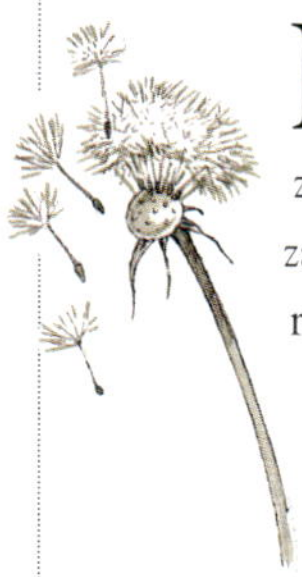

Die glänzenden Blätter dieser Pflanze zeichnen sich durch die zahnreihenartige Form ihrer Ränder aus, der sie ihren deutschen Volksnamen verdankt. In bestimmten Gegenden wird sie auch Kuhblume oder Kettenblume genannt. Dieses wohlbekannte Kraut mit leuchtend gelben Blüten findet sich auf Ödlanden und kultivierten Flächen. Es stammt aus Europa und Asien, gedeiht aber mittlerweile weltweit.

Geschichte

Der Gattungsname stammt von den griechischen Wörtern *taraxos*, »Störung«, und *oka*, »Heilmittel«.

Verwendete Teile

Blätter und Wurzel

Wirkstoffe

Sesquiterpenlactone, Triterpene, Phenolsäuren, Polysaccharide, Carotinoide, Vitamine A und C und Kalium

Wirkung auf den Organismus

Die Blätter enthalten eine große Menge Kalium, was ihre Funktion als starkes Diuretikum ausgleicht. Dies steht im Kontrast zu konventionellen Diuretika, die ein Kaliumpräparat erfordern. Nach chinesischer Überzeugung heilt dieses Kraut schmerzhafte Harntraktbeschwerden. Die Wurzel hat eine andere Wirkung und wird zur Verbesserung der Leberfunktion und als sanftes Abführmittel genutzt. In der chinesischen Medizin ist Löwenzahn bei Hitzewallungen, besonders in der Lebergegend, sowie bei entzündeten Augen und bei Gelbsucht angezeigt. Blatt und Wurzel wirken tonisierend auf die Gallenblase. Die entgiftenden Eigenschaften des Krauts sollen die Auswirkungen von Luftverschmutzung im Körper mindern. Die Chinesen verwenden es auch innerlich wie äußerlich gegen Abszesse. Bei stillenden Müttern fördert es die Milchbildung. Die chinesischen Eigenschaften sind bitter, süß und kalt.

Dosierung

Frisch in Salat oder Suppe geben. Zur Reinigung des Systems und zur Entgiftung in tonisierenden Weinen verarbeiten; täglich ein Sherryglas trinken. Als Blätteraufguß: bei Wasserretention dreimal täglich 200 ml trinken. Als Blättertinktur: dreimal täglich 2 ml (40 Tropfen) einnehmen. Als Wurzelabkochung: zweimal täglich 200 ml trinken. Wurzeltinktur: dreimal täglich 2 ml (40 Tropfen) einnehmen. Die chinesische Dosierung beträgt 9–30 g.

Anwendung

- das Blatt gegen Wasserretention, z.B. bei hohem Blutdruck, und zur Förderung der Ausscheidung von Abfallstoffen durch die Nieren
- die Wurzel als Lebertonikum, vor allem zur Ausscheidung von Giftstoffen bei arthritischen Erkrankungen sowie bei Hauterkrankungen wie Ekzemen, Schuppenflechte und Akne; als sanftes Abführmittel, zur Appetitanregung
- Blatt und Wurzel als Gallenblasentonikum, bei Gallensteinen
- als Entgifter bei einer Belastung des Körpers, z.B. nach exzessivem Alkoholgenuß

Gegenanzeigen

Da das Bittermittel die Verdauung anregt, sollte dieses Kraut nach den Mahlzeiten eingenommen werden, um eine Überproduktion von Magensäure zu vermeiden. Die Chinesen warnen, daß eine Überdosierung zu Durchfall führen kann.

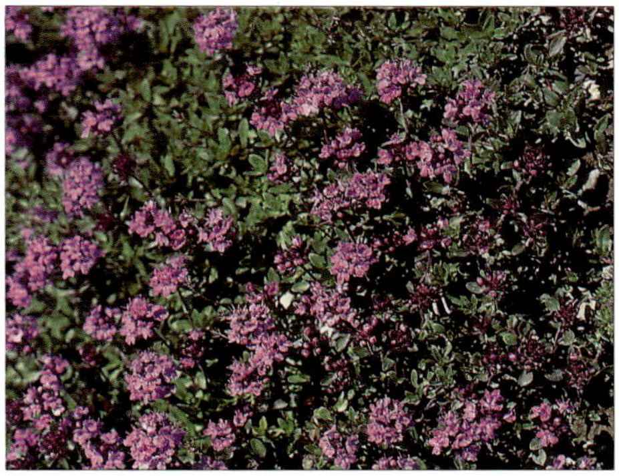

THYMIAN

Labiatae THYMUS VULGARIS

Der Gartenthymian *(Thymus vulgaris)* stammt aus der Mittelmeerregion, während der Feldthymian oder Quendel *(Thymus serpyllum)* auch bei uns heimisch ist. Er wird verwendet wie der Gartenthymian, der einen rund 30 cm hohen Halbstrauch mit rosévioletten Blüten bildet. Feldthymian steht als »stark gefährdet« auf der Roten Liste.

Geschichte

Der Gattungsname *Thymus* leitet sich wahrscheinlich von einem griechischen Wort ab, das Brandopfer oder Ausräucherung bedeutet, was sich auf seine Verwendung als Räucherwerk und Antiseptikum bezieht. Es wird aber auch gesagt, der Name stamme von gr. *thumus*, »Mut«, und im England des Mittelalters wurde Rittern ein mit einer Thymianpflanze besticktes Pfand überreicht, um ihre Tapferkeit zu stärken. Der Honig von Bienen, die Thymiannektar sammeln, ist hochgeschätzt, und die Römer nutzten ihn zum Würzen von Käse und Likören. Auch heute wird Thymian häufig als Würzkraut genutzt. Culpeper nannte den Thymian einen »edlen Stärker der Lungen, so wichtig wie nur irgendein Kraut, noch gibt es eine bessere Arznei für die Krankheit bei Kindern, die gewöhnlich Keuchhusten genannt wird.«

Verwendete Teile

die gesamte Pflanze

Wirkstoffe

ätherisches Öl mit Thymol, Cineol, Carvacrol, Borneol und anderen Terpenen, Flavonoide, Kaffeesäure und Tannine

Wirkung auf den Organismus

Thymian eignet sich vor allem für die Atemwege. Das Thymol ist für die schleimlösenden und antiseptischen Eigenschaften verantwortlich, die für die Behandlung von Atemwegsbeschwerden unerläßlich sind. Im Harntrakt wirkt Thymol als Antiseptikum. Zusammen mit anderen Inhaltsstoffen ist es auch krampflösend und hat eine sedierende Wirkung, die besonders hilfreich bei Kinderasthma und Heuschnupfen ist. Das Öl kann, gemischt mit einem Trägeröl, äußerlich als Gegenreizmittel dienen, das heißt, Blut in ein Gebiet ziehen und ein kaltes Gelenk bei rheumatischen Beschwerden wärmen.

Dosierung

Als Aufguß: zweimal täglich 200 ml trinken. Ins Badewasser geben, um müde und schmerzende Muskeln zu entspannen. Als Tinktur: dreimal täglich 2 ml (40 Tropfen) einnehmen. Als Sirup: bei Husten und Halsschmerzen zusammen mit Süßholz dreimal täglich 10 ml (2 TL) einnehmen. Als ätherisches Öl: zusammen mit anderen Ölen oder allein in ein Trägeröl mischen (2 Tropfen in 50 ml), einreiben, um die Durchblutung anzuregen und kalte Gelenke zu wärmen. In Wasser gegeben, kann das Öl als Inhalation für blockierte Atemwege verwendet werden.

Anwendung

- Atembeschwerden wie Asthma, Bronchitis, Heuschnupfen, Halsentzündungen und Husten
- Arthritisbeschwerden mit kalten Gelenken
- müde und schmerzende Muskeln
- Harntraktinfektionen (in Kombination mit anderen Kräutern)

Gegenanzeigen

Die Dosierung nicht überschreiten. Das ätherische Öl nicht einnehmen. Das Öl in der Schwangerschaft auch äußerlich nicht anwenden.

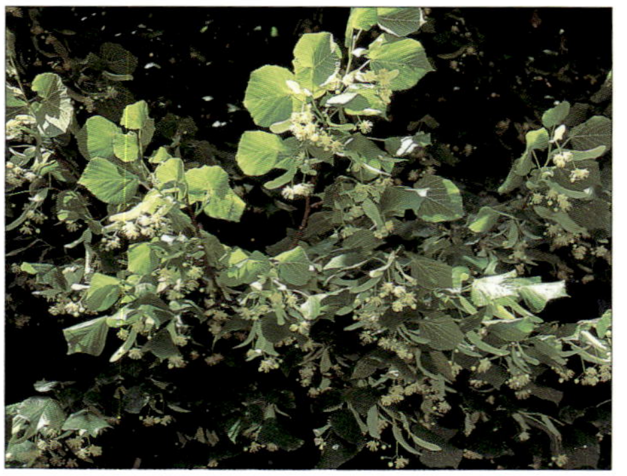

LINDE

Tiliaceae TILIA CORDATA/TILIA PLATYPHYLLOS

Die Winterlinde (*T. cordata*) ist ein Baum von bis zu 30 m Höhe. Sie hat leuchtend grüne, herzförmige Blätter und gelblich-weiße Blütentrauben. Mit der ihr ähnlichen Sommerlinde (*T. platyphyllos*) bildet sie Bastarde, vor allem die Europäische Linde, *T. vulgaris*.

Geschichte

Das helle Holz ist leicht zu bearbeiten und wird oft für Schnitzereien und Möbel verwendet. Lindenblütenhonig gilt als Delikatesse. In vielen alten Kräuterbüchern werden Lindenblüten als sedierend und krampflösend bei Epilepsie beschrieben, und man glaubte, Patienten unter eine Linde legen zu können, um die Schwere des Anfalls zu mindern. Linden werden oft als Straßenbäume gepflanzt. Die amerikanische Spezies wurde laut Vogel von den Waldindianern zur Behandlung von Verbrennungen genutzt.

Verwendete Teile

Blüten

Wirkstoffe

ätherisches Öl, Flavonoide, Phenolsäuren, Tannine

Wirkung auf den Organismus

Die entspannenden Eigenschaften der Lindenblüten machen sie äußerst wertvoll für das Nervensystem, wo sie z.B. in Fällen von Streß und Anspannung krampflösend wirken. Sie sind dank der sedierenden Wirkung eine hilfreiche Arznei bei Schlaflosigkeit sowie bei Kopfschmerzen aufgrund von Katarrhen. Im Hinblick auf das Herz-Kreislauf-System werden Lindenblüten zur Senkung hohen Blutdrucks genutzt, und sie sollen bei Arteriosklerose angeblich den Cholesterinspiegel senken. Sie werden auch bei nervösen Magenverstimmungen genutzt. Die Blüten sind schweißtreibend, so daß sie den Körper bei der Ausscheidung von Giftstoffen unterstützen. Dies macht sie, mit den katarrhlösenden Eigenschaften, wertvoll bei der Behandlung von Erkältungen und Grippe.

Dosierung

Als Aufguß: bei Magenverstimmung, Streß, Kopfschmerzen und genereller Anspannung dreimal täglich 200 ml trinken. Den Aufguß zur Beruhigung und Entspannung ins Badewasser geben. Als Tinktur: vor dem Schlafengehen 2½–5 ml (½–1 TL) einnehmen. Bei zu hohem Blutdruck dreimal täglich 2 ml (40 Tropfen) einnehmen.

Anwendung

- nervöse Magenverstimmung
- Schlaflosigkeit
- Kopfschmerzen, insbesondere bei schwerem Katarrh
- Erkältungs- und Grippesymptome
- zur Senkung des Blutdrucks und des Cholesterinspiegels

Gegenanzeigen

Das Kraut nicht bei niedrigem Blutdruck einnehmen.

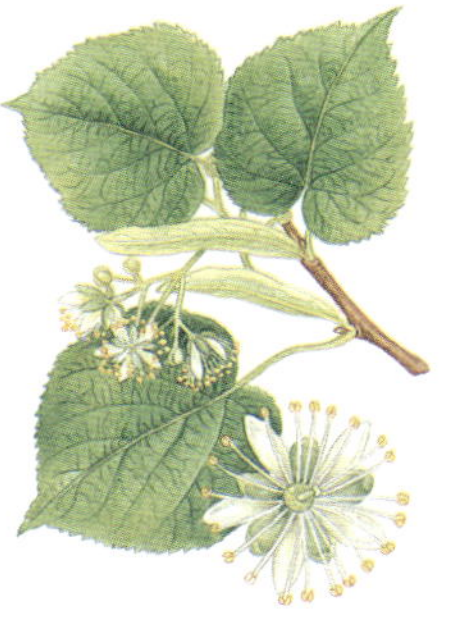

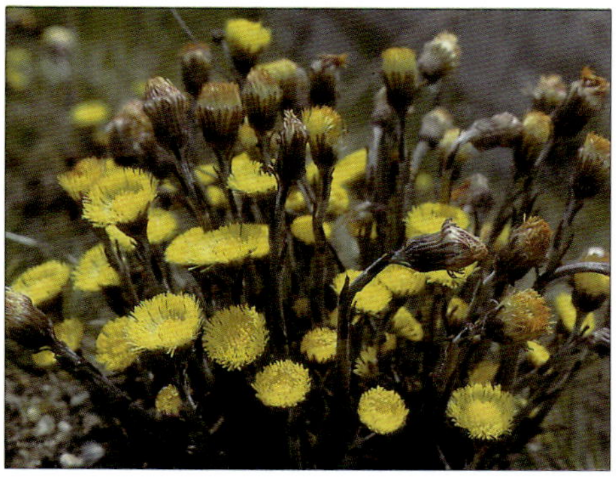

HUFLATTICH

Compositae TUSSILAGO FARFARA *(kuan dong hua)*

Diese bekannte Pflanze stammt ursprünglich aus Europa und Asien und findet sich heute weitflächig in Nordamerika. Während der Blütezeit (Februar – April) hat sie keine Blätter; die goldgelben Blütenköpfe sitzen einzeln auf geschuppten Stengeln. Später bilden sich herzförmige, bis 20 cm breite Blätter.

Geschichte

Der Gattungsname des Huflattich, *Tussilago*, zeigt seine Verwendung an: *tussis* bedeutet »Husten«, *ago* »austreiben«. Ein anderer Name lautet *filius ante patrem*, »der Sohn vor dem Vater«, weil zuerst die Blüten auftreten und absterben, bevor die Blätter wachsen. Das Kraut war lange ein Symbol der Kräutermedizin. Es galt als Arznei für Lungenbeschwerden, einschließlich Asthma und Bronchitis, und gehörte zu einer Kräuterkombination, die geraucht wurde. In China zieht man die Blüten vor, während in Europa heutzutage ausschließlich die Blätter verwendet werden, weil man annimmt, daß sich ein größerer Anteil giftiger Substanzen in den Blüten befindet.

Verwendete Teile

Blätter

Wirkstoffe

Flavonoide, Schleim (etwa 8%, hauptsächlich aus Polysacchariden bestehend), Pyrrolizidinalkaloide, Tannine

Wirkung auf den Organismus

Die Flavonoide haben eine krampflösende und entzündungshemmende Wirkung, die bei Asthma- und Bronchitisanfällen hilft und die Atmung erleichtert. Die Polysaccharide beruhigen das gereizte Lungengewebe und wirken schleimlösend. Diese Inhaltsstoffe arbeiten zusammen, um das Immunsystem zu stärken und die Gesundheit der Atemwege zu fördern. Die Pyrrolizidinalkaloide gelten als leberschädigend und krebserregend, gehen aber nur zu einem kleinen Teil in den Heißextrakt über, wenn der Huflattich als Teeaufguß zubereitet wird.

Dosierung

Als Aufguß: zur Behandlung von Husten und anderen Atemwegsbeschwerden. Als Kräuterzigarette: in Kombination mit anderen Kräutern zur Lösung von Krämpfen bei Asthma und Bronchitis. Als Tinktur: zur Kräftigung der Lunge zweimal täglich 1 ml (20 Tropfen) einnehmen. Als Sirup: besonders empfehlenswert bei Husten. Die chinesische Dosierung beträgt 1,5–9 g.

Anwendung

- trockener und Reizhusten
- zur Stärkung der Lunge bei Beschwerden wie Asthma und Bronchitis

Gegenanzeigen

Nicht länger als einen Monat pro Jahr verwenden. Nur die Blätter nutzen, nicht die Blüten. Nicht in Schwangerschaft oder Stillzeit einnehmen. Von Kindern unter sechs Jahren fernhalten.

Vorzüge des Huflattich

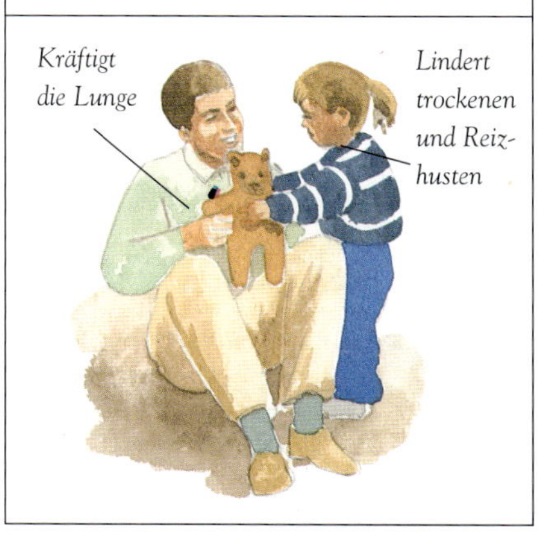

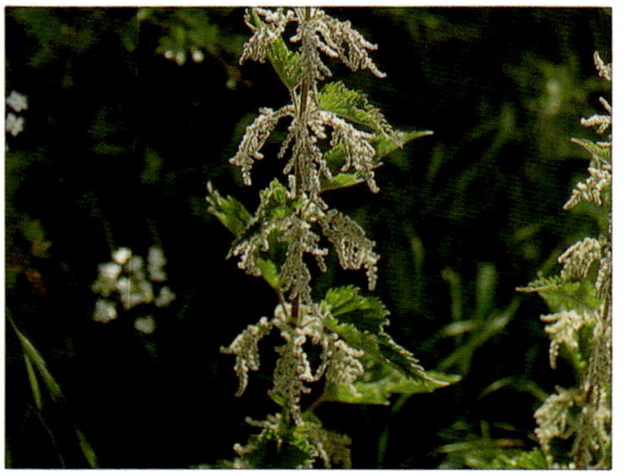

GROSSE BRENNESSEL

Urticaceae URTICA DIOICA

Die weit verbreitete Brennessel gedeiht in vielen Teilen der Welt. Sie erreicht eine Höhe von 1,2 m und hat gezähnte, kreuzgegenständige Blätter und aus den oberen Blattachseln wachsende Blütenrispen. Männliche und weibliche Blüten finden sich manchmal an derselben Pflanze, obwohl sie eigentlich zweihäusig ist. Das Hauptmerkmal dieser Nessel sind die feinen Brennhaare, die Blätter und Stiele bedecken.

Geschichte

Der Gattungsname kommt vom lateinischen *uro*, »ich brenne«, sowie von *dioica*, »zwei Häuser«, was sich auf die Trennung in weibliche und männliche Pflanzen bezieht. Die Nessel wurde mit anderen Kräutern zusammen als Teil eines Frühjahrstonikums eingenommen. Sie fand vielfältige Verwendung, so wurden z.B. die zähen Fasern zu Tuch gewoben. Dies wurde verewigt durch Hans Christian Andersens Geschichte von der Prinzessin, die Mäntel aus Brennnesseln für ihre elf in Schwäne verwandelten Brüder weben mußte, um ihnen ihre menschliche Gestalt zurückzugeben. Die Brennessel wurde auch zur Papierherstellung genutzt. 1835 konnte Vogel die Aussage der Indianer bestätigen, daß man mit der Brennessel Skorbut heilen kann.

Verwendete Teile

Kraut und Wurzel

Wirkstoffe

Chlorophyll, Amine (einschließlich Histamin und Serotonin), Acetylcholin, Vitamin C, Eisen und Ballaststoffe

Wirkung auf den Organismus

Das Brennen der frischen Brennnessel vergeht, sobald sie aufgebrüht oder abgekocht wird. Ironischerweise wirkt sie als Antiallergikum bei Hautbeschwerden und kann, wenn sie eingenommen wird, zur Behandlung von allergischen Ekzemen verwendet werden. Sie wirkt außerdem hämostatisch und stillt als Adstringens Wundblutungen sowie schwere Menstruationsblutungen. Der Vitamin-C- und Eisengehalt machen sie zu einem hervorragenden Tonikum bei Anämie. Die Wurzel wird zur Behandlung einer vergrößerten Prostata eingesetzt.

Dosierung

Als Aufguß: zweimal täglich 200 ml trinken. Als Wurzelabkochung: dreimal täglich 3 ml (60 Tropfen) einnehmen. Im Frühjahr kann man die jungen, noch kaum nesselnden Blätter pflücken und täglich als Tonikum in einer Suppe zubereitet essen.

Anwendung

- Hauterkrankungen wie Ekzeme
- allergische Beschwerden einschließlich Heuschnupfen und Asthma
- Eisentonikum
- Stillung von schweren Wund- sowie Menstruationsblutungen
- Wurzel als Prostatamittel

Gegenanzeigen

In den seltenen Fällen einer Brennnessel-Überempfindlichkeit nicht weiter verwenden.

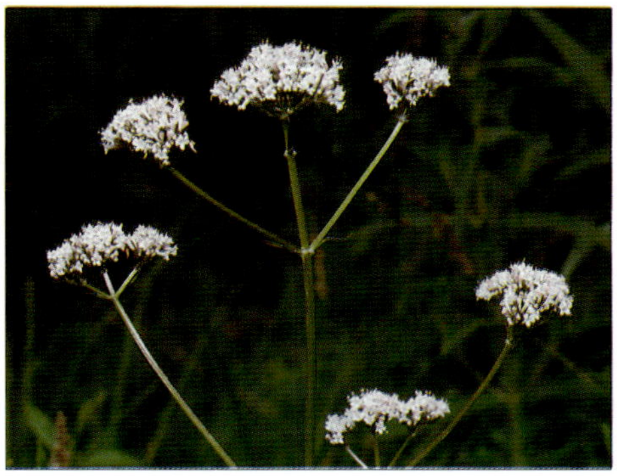

BALDRIAN

Valerianaceae VALERIANA OFFICINALIS

Diese Pflanze ist in Europa und Asien heimisch und wurde in Nordamerika eingebürgert. Der Baldrian wird etwa 1 m hoch und findet sich oft in der Nähe von Flüssen, da er auf feuchten, sumpfigen Böden gedeiht. Die Blätter sind gefiedert und paarständig, die Blüten blaßrosé oder weiß und verströmen einen unverwechselbaren Duft.

Geschichte

Der Name soll sich vom lateinischen *valere*, »gesund sein«, herleiten. Dioskurides und Galenus nannten die Pflanze *phu*, eine Referenz an ihren recht unerfreulichen Geruch. Es ist genau dieses Merkmal, das den Baldrian so unwiderstehlich für Ratten und Katzen macht: Es heißt, der Rattenfänger von Hameln habe einen Vorrat dieses Krauts in der Tasche gehabt, als er die Ratten aus der Stadt lockte. Der Baldrian ist schon seit langem als Kräuterarznei bekannt und wurde im England des Mittelalters zur Behandlung von Epilepsie eingesetzt. Traditionell gilt der Baldrian als Heilmittel zur Beruhigung des Nervensystems. Im Ersten Weltkrieg wurde er bei Granatsplitterschock eingesetzt. Vogel zufolge verarbeiteten die Inka Baldrian zusammen mit Meeresalgen zu einer Massagesalbe.

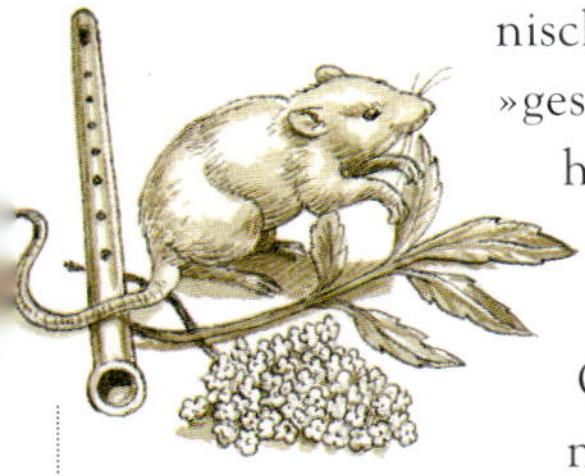

Verwendete Teile

Wurzel

Wirkstoffe

ätherisches Öl mit Valeriansäure, als Valepotriate bekannte Iridoide, Alkaloide, Flavonoide, Sterine und Tannine

Wirkung auf den Organismus

Die hilfreiche Wirkung auf das Nervensystem beruht hauptsächlich auf den Valepotriaten, die sedierend auf das Gehirn wirken. Die Hauptanwendungsgebiete sind Schlaflosigkeit und Hyperaktivität. Baldrian hilft bei allen Arten von Beklemmungen, da er die Konzentrationsfähigkeit nicht beeinträchtigt, sondern nur beruhigend wirkt, und ist auch nützlich zur Behandlung zahlreicher anderer Erkrankungen, etwa Verdauungsstörungen bei Streß oder Anspannung. Darüber hinaus ist er ein Muskelrelaxans und wird zusammen mit anderen Kräutern zur Behandlung hohen Blutdrucks verwendet.

Dosierung

Als Abkochung: zweimal täglich 100 ml trinken. Bei Schlaflosigkeit zum Abend 200 ml trinken. Als Tinktur: dreimal täglich 2 ml (40 Tropfen) einnehmen. Tabletten sind kommerziell erhältlich.

Anwendung

- Schlaflosigkeit, besonders bei mentaler Überaktivität
- Streß und Beklemmung, über einen kurzen Zeitraum
- Verdauungsbeschwerden bei Streß (kombiniert mit anderen Kräutern)
- zu hoher Blutdruck (zusammen mit anderen Kräutern)

Gegenanzeigen

In seltenen Fällen gibt es den paradoxen Effekt, daß Menschen Baldrian als stimulierend empfinden. Dann sollte er nicht weiter verwendet werden.

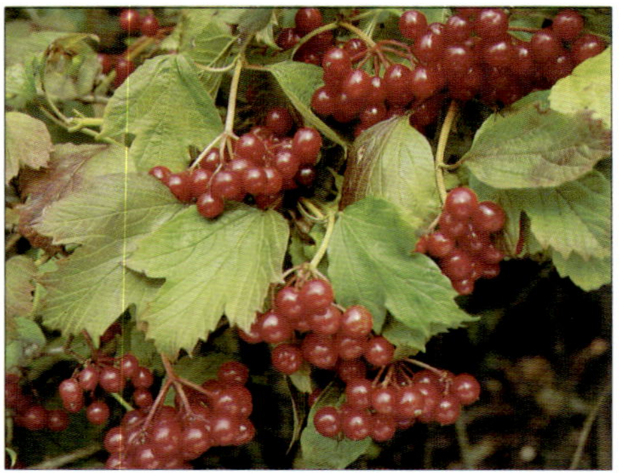

SCHNEEBALL

Caprifoliaceae VIBURNUM OPULUS/PRUNIFOLIUM

Der Schneeball ist in Europa (*V. opulus*) und in Nordamerika (*V. prunifolium*) heimisch. Der Strauch gehört zur Familie der Holundergewächse und wird etwa 3 m hoch. Er findet sich meist in Wäldern und Hecken.

Geschichte

Die Indianerstämme der Ojibwa und Meskwaki nutzten Schneeball gegen Krampfbeschwerden. Die Pflanze wird im U.S. National Formulary als krampflösend, sedativ und für die Asthmabehandlung geeignet aufgeführt.

Verwendete Teile

Rinde von den Zweigen (nur kleine Mengen abschälen, um die Pflanze nicht zu schädigen)

Wirkstoffe

Hydrochinone, Cumarine, Tannine

Wirkung auf den Organismus

Der Schneeball wirkt als Muskelrelaxans, vor allem in den Eingeweiden. Als Krampflöser wirkt *Viburnum opulus* auf das gesamte Körpergewebe, während *V. prunifolium* eine spezifische Wirkung auf die Gebärmutter ausübt. Er lindert Menstruationskrämpfe und kann eine drohende Fehlgeburt verhindern, sollte dann allerdings nur unter ärztlicher Aufsicht angewendet werden. Schneeball findet auch noch bei anderen Beschwerden Anwendung: So lindert er Symptome wie Reizkolon, entspannt bei Asthma die Atemwege, senkt den Blutdruck und dämpft Arthritisschmerzen.

Dosierung

Als Abkochung: Das Kraut wird eher auf akuter (d. h. bei einem tatsächlichen Krampf) denn auf kontinuierlicher Basis verwendet. Maximal sechsmal täglich 100 ml trinken, um einen akuten Krampf zu lösen. Als Tinktur auf die gleiche Weise anwenden: bis zu sechsmal täglich 2 1/2 ml (50 Tropfen) einnehmen. Zur äußerlichen Linderung von Muskelspasmen 2 ml (40 Tropfen) Tinktur in 30 g einer Creme (z.B. Beinwell) geben und gut verrühren. Die Zugabe von 2 ml (40 Tropfen) Lobelientinktur verstärkt die krampflösende Wirkung. Bis zu dreimal täglich auftragen.

Anwendung

- lindert Gebärmutter- und Eierstockschmerzen und Krämpfe
- bei drohender Fehlgeburt (nur unter ärztlicher Aufsicht!)
- Muskelkrämpfe bei arthritischen Beschwerden
- durch Streß ausgelöste Muskelverspannungen und -krämpfe
- zu hoher Blutdruck
- Asthma

Gegenanzeigen

Diese Arznei nicht in der Schwangerschaft einnehmen (Ausnahme s.o.) und nicht bei zu niedrigem Blutdruck.

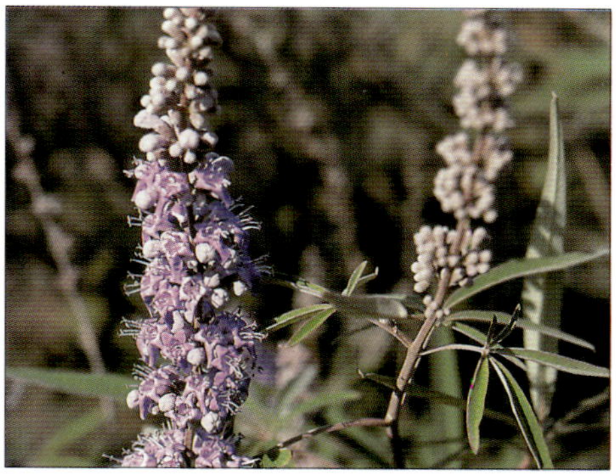

MÖNCHSPFEFFER

Verbenaceae VITEX AGNUS-CASTUS

Der Mönchspfeffer oder Keuschbaum stammt aus dem Mittelmeerraum. Der kleine Baum (bis zu etwa 7 m hoch) trägt fünf- bis siebenfach unterteilte Blätter, die auf der Oberseite dunkelgrün, auf der Unterseite grau sind. Die kleinen violetten Blütenrispen verströmen einen aromatischen Duft und weichen im Herbst dunkelbraunen, nach Pfeffer riechenden und schmeckenden Beeren.

Geschichte

Die Athenerinnen sollen ihre Liegen bei Demeter-Zeremonien mit Mönchspfeffer bestreut haben. Diese Göttin war für reiche Ernte, Eheglück und das Wohl der Frauen zuständig. Andererseits wurde Mönchspfeffer dazu verwandt, die männliche Libido zu unterdrücken. In Italien streut man ihn traditionell Novizen vor die Füße, wenn sie erstmalig ein Kloster betreten, woher auch der Name Mönchspfeffer rührt. Zu anderen Zeiten wurde er gegen Lähmungserscheinungen, zur allgemeinen Stärkung und zur Linderung von Gliederschmerzen verwendet.

Verwendete Teile

Beeren

Wirkstoffe

Iridoidglykoside (einschließlich Aucubin und Agnusid), ätherisches Öl (Cineol), Fettöle, Alkaloide (Viticin) und Flavonoide (Casticin)

Wirkung auf den Organismus

Mönchspfeffer wirkt auf Männer und Frauen grundverschieden. Meist wird er von Frauen verwendet. Er wirkt auf die Hirnanhangdrüse, die den Hormonhaushalt reguliert, z.B. den Östrogen- und Progesteron-Spiegel. Mönchspfeffer wirkt z.B. gegen PMS (Prämenstruelles Syndrom), unregelmäßige Perioden und Unfruchtbarkeit. Er kann auch zur Behandlung von Akne herangezogen werden, die hormonell bedingt ist, etwa in der Pubertät oder der Menopause. Bei Männern unterdrückt das Kraut die Sexualhormone (Androgene), die u.a. für den Geschlechtstrieb verantwortlich sind. Aus diesem Grund wird das Kraut Männern eher selten verabreicht.

Dosierung

Als Tinktur: täglich nach dem Aufstehen 1 ml (20 Tropfen, bei Bedarf auf 2 ml erhöhen) in Wasser gelöst einnehmen. Tabletten sind kommerziell erhältlich. Damit diese Arznei ihre volle Wirkung entfalten kann, sollte sie über mindestens drei Monate hinweg eingenommen werden.

Anwendung

- bei Beschwerden durch hormonelles Ungleichgewicht
- PMS (Stimmungsschwankungen, Blähungen, Empfindlichkeit der Brüste)
- unregelmäßige Perioden
- Migräne während des Menstruationszyklus
- Akne während des Menstruationszyklus
- Unfruchtbarkeit

Gegenanzeigen

Die angegebene Dosierung nicht überschreiten. Konsultieren Sie im Zweifelsfall einen Arzt oder Heilpraktiker.

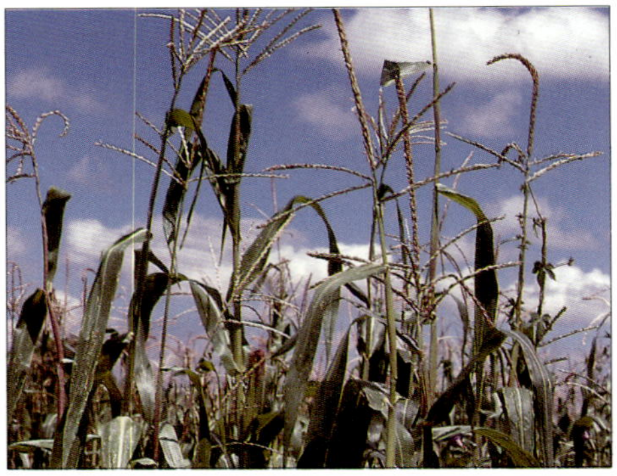

MAIS

Gramineae ZEA MAYS *(yu mi xu)*

Der ursprünglich aus Südamerika stammende Mais wird heute weltweit angebaut, wo das Klima nicht zu kalt ist. Er gehört zur Familie der Süßgräser, wird bis zu 3 m hoch und trägt große Kolben eßbarer Körner.

Geschichte

Der Mais wird hauptsächlich als Lebensmittel genutzt, so daß der medizinisch wirksame Teil – das Maishaar – meist weggeworfen wird. Es wurde schon früh von den Indianern medizinisch genutzt, etwa als Breiauflage bei Hauterkrankungen. Die europäischen Pioniere sahen in ihm ein nützliches Diuretikum und eine Arznei gegen Zystitis. Chinesische Forscher haben Hinweise darauf gefunden, daß Mais zur Senkung des Blutdrucks und zur Beschleunigung der Blutgerinnung dienen kann.

Verwendete Teile

Maiskornmehl äußerlich, Maishaar innerlich

Wirkstoffe

Saponine, Allantoin, Sterine, Alkaloid (Hordenin), Schleim, Vitamin C und K, Kalium

Wirkung auf den Organismus

Diese Pflanze wirkt hauptsächlich auf den Harntrakt. Die Saponine sind entzündungshemmend, während der Schleim gereiztes Gewebe beruhigt. Kalium gleicht den harntreibenden Effekt des Krauts aus, wenn es bei Beschwerden wie Wasserretention und anderen Harntrakterkrankungen wie Zystitis und Prostatitis eingesetzt wird. Das fettlösliche Vitamin K ist wichtig für die Blutgerinnung.

Dosierung

Als Aufguß (frisches oder getrocknetes Maishaar): Bei Harntraktinfektionen dreimal täglich 200 ml (1 Tasse) trinken. Als Abkochung (Maismehl): als Breiumschlag auf Wunden und Geschwüre. Als Tinktur: bei Beschwerden wie Zystitis dreimal täglich 3 ml (60 Tropfen) einnehmen. Die chinesische Dosierung beträgt 15–30 g.

Anwendung

- Wasserretention, z.B. bei hohem Blutdruck
- ständiger Harndrang, z.B. bei Zystitis
- Schwierigkeiten beim Wasserlassen, z.B. bei Prostatitis
- Nierenprobleme, z.B. Nierensteine

Gegenanzeigen

Nicht bei zu niedrigem Blutdruck einnehmen.

Vorzüge von Mais

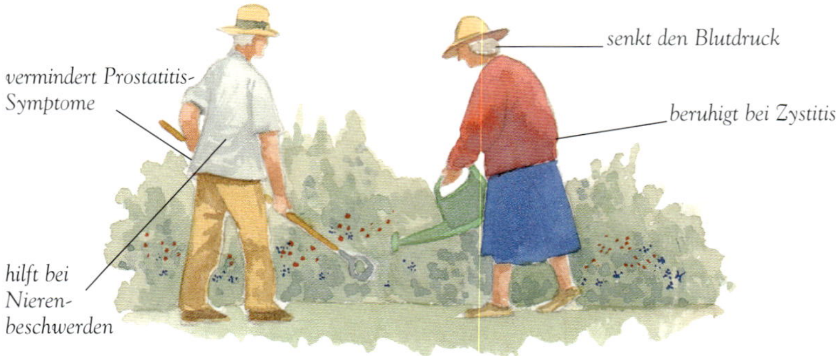
vermindert Prostatitis-Symptome
hilft bei Nieren-beschwerden
senkt den Blutdruck
beruhigt bei Zystitis

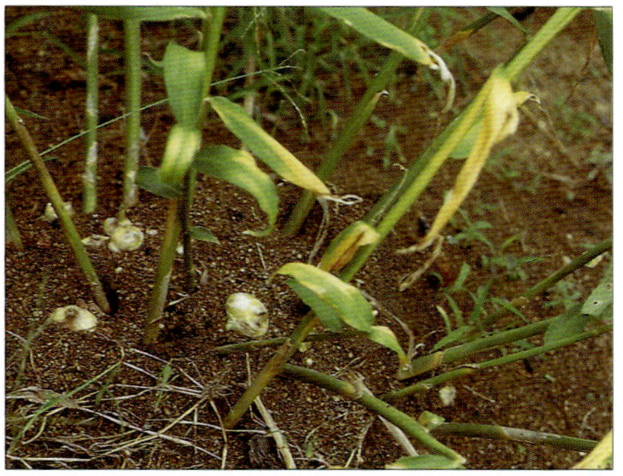

INGWER

Zingiberaceae ZINGIBER OFFICINALE *(sheng jiang)*

Der ursprünglich aus Asien stammende Ingwer wird heute in vielen anderen Ländern angebaut, z.B. in Nordamerika, Afrika und Jamaika. Der oberirdische Teil der Pflanze besteht aus getrennten Laub- und Blütensprossen. Die Blätter sind lanzettförmig, die Blütenähren weiß bis gelb. Für die Küche wird nur das geweihartig verzweigte Rhizom, der Wurzelstock, gebraucht. Die Pflanze muß ein Jahr alt sein, bevor die Wurzel nutzbar ist.

Geschichte

Ingwer soll schon seit den Griechen und Römern wegen seiner medizinischen Qualitäten geschätzt worden sein. Die Wirkungsweisen des Ingwer werden noch erforscht, wobei jüngste Studien seine Verwendung als Mittel gegen Brechreiz (bei Reisekrankheit) und seinen Wert in der Behandlung von Bakterienruhr bestätigt haben.

Verwendete Teile

Wurzel oder Rhizom

Wirkstoffe

ätherisches Öl, Phenolkomponenten, einschließlich Gingerole und Shogaole

Wirkung auf den Organismus

Die Phenolkomponenten sind verantwortlich für die Entspannung der Magenmuskulatur, was auch ihre Wirkung bei der Reisekrankheit erklärt. Die frische oder getrocknete Wurzel hemmt den Brechreiz. Zusätzlich wirken die Inhaltsstoffe im Magen sedierend und schmerzstillend, was bei einer Überaktivität des Verdauungstrakts hilfreich ist. Bei Magen-Darm-Infektionen wirkt das Öl antiseptisch und entzündungshemmend. Das Gingerol soll allein für die leberschützende Wirkung des Ingwer verantwortlich sein. Ingwer soll auch den Cholesterinspiegel senken, während er gleichzeitig einen trägen Kreislauf anregt. In China verwendet man das frische Rhizom zur Wärmung des Magens, um Brechreiz zu lindern und Erkältungen, Schüttelfrost und Husten mit Auswurf zu bekämpfen, sowie gegen Blähungen. Das getrocknete Rhizom findet bei Bauchschmerzen Anwendung. Die chinesischen Eigenschaften sind scharf und warm.

Dosierung

Als Aufguß: für die Verdauung und gegen Brechreiz dreimal täglich 200 ml trinken. Bei Reisekrankheit den Aufguß mit Kamille in eine Flasche geben und vor und während der Reise trinken. Als Tinktur: zur Kreislaufstärkung und gegen Husten, Erkältungs- und Grippesymptome dreimal täglich 1 ml (20 Tropfen) einnehmen. Die chinesische Dosierung beträgt 3–9 g.

Anwendung

- Reisekrankheit
- Magenverstimmung, Brechreiz, Übelkeit in der Schwangerschaft
- Kreislaufstörungen, insbesondere mit kalten Händen und Füßen
- zu hoher Cholesterinspiegel
- Erkältungen, Grippe, Husten
- Überaktivität des Darms, Blähungen

Gegenanzeigen

Aus chinesischer Sicht sollte diese Arznei nicht bei »Hitze« der Lunge oder des Magens genommen werden. Bei Lungeninfektionen mit Fieber oder bei Reizbeschwerden des Verdauungstrakts wie Geschwüren und Übersäuerung des Magens sollte sie mit Vorsicht verwendet werden.

WEITERE KRÄUTER

Eine kurze Beschreibung der in diesem Buch erwähnten Kräuter, die keinen Eingang ins Kräuterlexikon gefunden haben

Ackerschachtelhalm
Equisetum arvense Diuretikum und Wundheilmittel; hilfreich bei der Behandlung von Harnwegserkrankungen, z.B. bei Bettnässen und Inkontinenz.

Alant
Inula helenium Hilfreich bei der Behandlung von Bronchialhusten (besonders bei Kindern) und bei Bronchitis und Emphysemen. Wirksam gegen festsitzenden Katarrh.

Amerik. Kermesbeere
Phytolacca americana Hilfreich bei der Beseitigung von Katarrhen und zur Reinigung des Lymphsystems. **Achtung:** Kermesbeere wirkt in hohen Dosen abführend.

Arnika
Arnica montana Eines der besten Kräuter bei Prellungen und Verrenkungen. **Achtung:** Niemals einnehmen! Sollte nicht bei Hautverletzungen angewendet werden.

Blasentang
Fucus vesiculosus Hilft bei Schilddrüsenunterfunktion und Gicht.

Borretsch
Borago officinalis Hilft den Nebennieren, soll beispielsweise nach dem Gebrauch von Steroiden die Funktion wiederherstellen. **Achtung:** Die Blätter und Blüten des Krauts enthalten krebserregende Stoffe!

Cayennepfeffer
Capsicum frutescens Stimulierend und tonisierend, hilft bei Verdauungs- und Kreislaufbeschwerden. In kleinen Mengen verwenden – etwa ein Viertel der empfohlenen allgemeinen Dosis.

Collinsonia
Collinsonia canadensis Wird hauptsächlich zur Behandlung von Harn- und Gallensteinen verwendet.

Echte Goldrute
Solidago virgaurea Hilfreich bei Husten, Erkältung und Sinusitis. Beseitigt den Katarrh in akuten und chronischen Fällen.

Eisenkraut
Verbena officinalis Nerventonikum, das das Nervensystem stärkt, während es Anspannungen löst. Hilfreich bei Niedergeschlagenheit nach einer Grippe.

Fenchel
Foeniculum vulgare Exzellentes Mittel gegen Koliken und Flatulenz. Steigert den Milchfluß beim Stillen.

Fuchsulme
Ulmus fulva, »Slippery elm« Beruhigendes Kraut bei Verdauungsbeschwerden. Als Abkochung (1 Teil Pulver auf 8 Teile Wasser) oder Pille einnehmen. Wird auch äußerlich als Breiauflage bei Furunkeln und Abszessen verwendet.

Gewürznelken
Syzygium aromaticum Stimuliert das Verdauungssystem. Starkes lokales Antiseptikum und mildes Anästhetikum; auch bei Zahnschmerzen zu verwenden. **Achtung:** Die Nelkenstücke nicht schlucken!

Hafer
Avena sativa Hilfreich als allgemeines Nerventonikum, insbesondere bei Entkräftung und Erschöpfung. Stimmungsaufheller. Als Schleim, Flocken oder Tinktur einnehmen.

Harfenstrauch
Coleus forskohlii Hilft der Verdauung, senkt den Blutdruck und verbessert die Durchblutung.

Helonias
Chamaelirium luteum, »False unicorn« Eines der besten Tonika für die weiblichen Geschlechtsorgane. Als Wurzelabkochung (zweimal täglich 1/2 Tasse) oder Tinktur (zweimal täglich 15 Tropfen) einnehmen. **Achtung:** Die Dosierung keinesfalls überschreiten, da große Mengen Übelkeit und Erbrechen auslösen können. Helonias nicht in der Schwangerschaft einnehmen.

Himbeere
Rubus idaeus Blätter als Gebärmuttertonikum. **Achtung:** Nur in den letzten drei Schwangerschaftsmonaten einnehmen!

Katzenminze
Nepeta cataria Traditionell zur Behandlung von Erkältungen und Grippe eingesetzt, hat aber auch entspannende und beruhigende Eigenschaften. Besonders geeignet für Kinder mit Fieber.

Lebensbaum
Thuja occidentalis Wird äußerlich bei Warzen und Pilzinfektionen angewendet. **Achtung:** Nur unter ärztlicher Aufsicht einnehmen.

Mariendistel
Silybum marianum Auch als Bitterdistel bekannt. Unterstützt die Leber, fördert den Gallenfluß. Exzellentes Mittel für den Milchfluß in der Stillzeit.

Myrrhe
Commiphora molmol Starke antimikrobielle Wirkung bei der Behandlung von Infektionen, insbesondere als Mundspülung.

Odermennig
Agrimonia eupatoria Adstringierende und tonisierende Wirkungen, die es zu einer wertvollen Arznei bei der Behandlung von Kinderdurchfall und Inkontinenz machen.

Scharbockskraut
Ranunculus ficaria Wird gezielt bei der Behandlung von Hämorrhoiden eingesetzt. Innerlich als Tee oder äußerlich als Salbe anwenden.

Sellerie
Apium graveolens Samen antiseptisch, wirksam bei der Behandlung von Harntraktproblemen und, kombiniert mit Löwenzahnblättern, bei rheumatischen Beschwerden.

Teebaum
Melaleuca alternifolia Besitzt antiseptische, pilztötende Eigenschaften. **Achtung:** Öl kann die Haut reizen. Verwenden Sie es also bei der Behandlung von Fußpilz und Insektenstichen in einem Trägeröl.

Turnera
Turnera diffusa var. *aphrodisiaca* Auch Damiana genannt. Stärkt das Nervensystem und wirkt antidepressiv. Kräftigt die männlichen Geschlechtsorgane und stärkt die Libido.

Wacholder
Juniperus communis Hervorragende Arznei bei Zystitis. Äußerlich als Öl zur Linderung von schmerzenden Muskeln und Gelenken hilfreich. **Achtung:** Nicht in der Schwangerschaft und bei Nierenerkrankungen einnehmen!

Wasserdost
Eupatorium perfoliatum Eine der besten Arzneien zur Linderung von Grippesymptomen – senkt Fieber, beseitigt Katarrhe und lindert Schmerzen. **Achtung:** Andere Eupatorium-Arten sind giftig!

Wiesenklee
Trifolium pratense Auch Rotklee genannt. Hilfreiches Mittel gegen Kinderekzeme und Hyperaktivität; reinigt den Organismus.

Wolfstrapp
Lycopus europaeus Spezifisch bei überaktiver Schilddrüse, hilfreich bei Herzrhythmusstörungen, Zittern und Atembeschwerden.

Yams
Dioscorea villosa Krampflösende, entzündungshemmende und antirheumatische Eigenschaften. Wird bei Koliken, schmerzhaften Perioden und Arthritis verwendet.

Ysop
Hyssopus officinalis Hilft gegen Husten und Erkältungen. Außerdem ein Relaxans bei Beklemmungen und Hysterie.

Zahnwehholz
Zanthoxylum americanum Stimulierendes Tonikum für das Kreislaufsystem. Hilfreich bei vielen Beschwerden, wie Durchblutungsstörungen, Krampfadern und Krämpfen.

Zaubernuß
Hamamelis species Japanische und nordamerikanische Sträucher. Blätter- und Rindenextrakte adstringierend, entzündungshemmend, leicht antiseptisch.

Zimt
Cinnamomum zeylanicum (Ceylon-Zimtbaum) Hilft gegen Übelkeit und Erbrechen sowie bei leichtem Durchfall.

HAUSMITTEL

In nahezu jeder Küche liegen die Grundzutaten für Kräuterheilmittel bereit. Auf dieser Seite finden Sie einige verbreitete Beschwerden und die zu ihrer sanften, aber wirksamen Heilung benötigten Hausarzneien.

ERKÄLTUNGEN UND GRIPPE

Vermischen Sie für ein wärmendes Getränk 5 ml (1 TL) Zitronensaft mit einer zerdrückten Knoblauchzehe, einem Teelöffel Honig und einer Prise gemahlenem Zimt oder Ingwer; füllen Sie es mit einer Tasse heißem Wasser auf. Der Zitronensaft wirkt antiseptisch und enthält viel Vitamin C zur Bekämpfung der Erkältung; Knoblauch wirkt antibiotisch, beseitigt Katarrhe und bekämpft alle Arten von Infektionen; Zimt und Ingwer sind wärmende Gewürze.

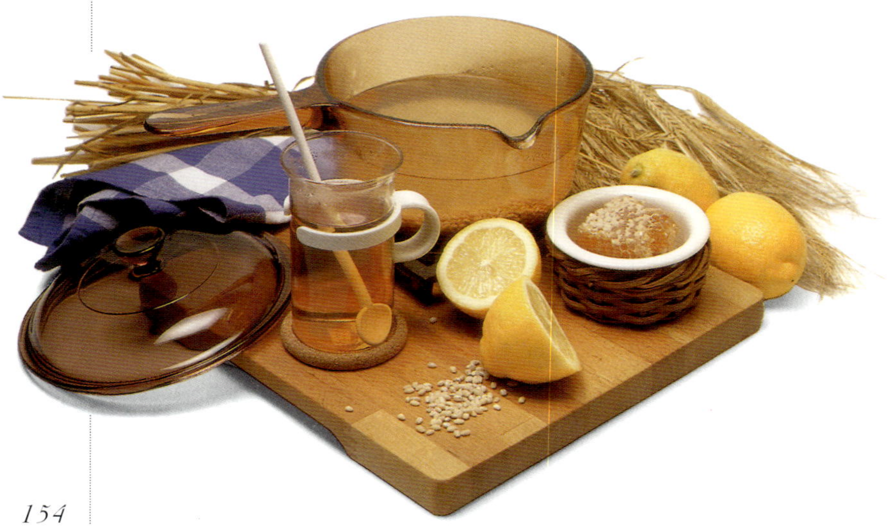

ZAHNSCHMERZEN

Halten Sie bei heftigen Zahnschmerzen eine Gewürznelke über den Zahn, und knabbern Sie daran. Sie sollten nicht mehr als zwei Nelken am Stück kauen und die Teile nicht schlucken. Wenn Sie Nelkenöl haben, geben Sie einen oder zwei Tropfen auf einen Wattebausch und legen ihn an den Zahn. Wiederholen Sie dies je nach Bedarf zweimal. Gewürznelken wirken antiseptisch und schmerzstillend, ersetzen aber auf keinen Fall den Gang zum Zahnarzt.

JUCKENDE HAUT UND EKZEME

Zur Linderung juckender Haut und Heilung von Ekzemen helfen schon ganz gewöhnliche Frühstückshaferflocken. Kochen Sie die Flocken auf, seihen Sie die Flüssigkeit ab und geben sie in ein lauwarmes Bad (siehe das Kapitel Zubereitungen). Äußerlich wirken die Flocken beruhigend und heilend sowie reinigend auf die Haut. Als Haferbrei oder -saft sind die Flocken nahrhaft und stärken das Nervensystem.

HUSTEN UND HALSENTZÜNDUNGEN

Schneiden Sie eine halbe Zwiebel auf, und schichten Sie sie abwechselnd mit Zucker auf einen Teller. Stülpen Sie eine Schale darüber, und lassen Sie es über Nacht ziehen, bevor Sie den Saft abgießen, der einen hervorragenden Hustensirup abgibt. Zwiebeln wirken antiseptisch und heilend.

DURCHFALL

Eine wirksame Notfallbehandlung besteht in einer Tasse Tee ohne Milch und Zucker. Die Tannine kleiden den Magen aus und wirken adstringierend. Verdünnen Sie für Kinder frischen Zitronensaft mit Wasser, und geben Sie etwas Honig hinein. Wenn der Durchfall anhält, sollten Sie unbedingt einen Arzt aufsuchen.

STICHE UND BISSE

Verwenden Sie kalten Apfelessig als Spülung zur Linderung der Schmerzen von einem Insektenstich oder -biß. Knoblauch hält Insekten fern.

EIN HEILKRÄUTER-SCHRANK

Zusätzlich zu einem Erste-Hilfe-Kasten kann man auch einen Heilkräuterschrank zusammenstellen, der ihn aber nicht ersetzen kann. Die notwendigen Hilfsmittel können durch Kräuterarzneien ergänzt werden, die das Wohlbefinden Ihrer Familie sicherstellen.

KRÄUTERMITTEL BESORGEN

Einige Heilmittel kann man fertig kaufen. Andere, z.B. Salben und Cremes, kann man mit Hilfe des Kapitels Zubereitungen (siehe S. 14–31) selbst herstellen. Im Kräuterlexikon (siehe S. 100–151) finden Sie Informationen zu einzelnen Kräutern und ihrer Dosierung, während allgemeine Dosierungsangaben auch im Kapitel Zubereitungen (siehe S. 16) enthalten sind. Bei kommerziell hergestellten Arzneien folgt die Dosierung der Pakkungsbeilage.

PILLEN

FUCHSULME

Ein wirksames Mittel, das Durchfall und Magenverstimmungen lindert. Auch als Pulver erhältlich.

SONNENHUT (ECHINACEA)

Wertvoll bei Infektionen, auch zur Vorbeugung; virenhemmend und antibakteriell.

KAPSELN

KNOBLAUCHÖL

Zur Bekämpfung von Infektionen und zur Insektenabwehr. Bei Ohreninfektionen eine Kapsel öffnen, zwei Tropfen Öl auf einen kleinen Wattebausch geben und ins Ohr stecken.

CREMES

ARNIKA

Bei Prellungen und Verstauchungen. Nicht auf Hautverletzungen auftragen. Bei Hautverfärbung absetzen.

BEINWELL

Bei Verstauchungen, Zerrungen und Brüchen auf die Haut reiben. Nicht auf Hautverletzungen auftragen.

SALBEN

RINGELBLUME

Bei Schnitten und Abschürfungen. Ideal für Kinder; sehr wirkungsvoll bei Windelausschlag.

ÄTHERISCHE ÖLE

LAVENDEL

Nach 10 Minuten der Kühlung auf leichte Brandwunden auftragen. Wirkt schmerzstillend. Pur auf Insektenstiche und -bisse auftragen. Siehe Kräuterlexikon (S. 125).

THYMIAN

Bei Katarrh oder Sinusitis als Inhalation (siehe Kapitel Zubereitung, S. 24) zur Erleichterung der Atmung. Fünf Tropfen ins Badewasser geben, um müde, schmerzende Muskeln zu entspannen.

GEL

ALOE VERA

Käufliches Gel verwenden oder eine frische Pflanze bereithalten und bei Bedarf ein Blatt abbrechen. Heilt Schnitte und Abschürfungen. Gut bei Sonnenbrand und Juckreiz.

KRÄUTER

Empfehlenswert sind Kamille zur Beruhigung von Magenbeschwerden und zur Schlafförderung, Holunder zur Behandlung von Erkältungen, Grippe, Heuschnupfen, etc., Lindenblüten für Schlafstörungen und Schock, Mädesüß für übersäuerten Magen, Arthritisschmerzen und Kopfschmerzen und Brennnessel zur Behandlung von Allergien und starken Blutungen.

GLOSSAR

Eine Kurzbeschreibung einiger medizinischer Fachbegriffe

adstringierend
überzieht die Hautoberfläche und stillt Flüssigkeitsverluste und Blutungen

alterativ
wirkt als Blutreiniger

antiallergen
wirkt gegen allergische Symptome

antibakteriell
wirkt gegen Bakterien, die Infektionen verursachen

antidepressiv
wirkt gegen Depressionen

antiemetisch
beugt Erbrechen vor

antihämorrhagisch
wirkt blutungsstillend

antikarzinogen
wirkt gegen Tumorbildung

antikatarrhal
vermindert einen übermäßigen Katarrh

antioxidant
schützt das Körpergewebe

antiseptisch
wirkt gegen Infektionen

antispasmolytisch
wirkt krampflösend

antithrombotisch
wirkt gerinnungshemmend

antiviral
wirkt gegen Viren, die Infektionen verursachen

diaphoretisch
fördert die Ausschwemmung von Giftstoffen im Körper durch erhöhte Transpiration

diuretisch
beseitigt Wasserretention durch harntreibende Wirkung

Expectorans
Schleimlöser. Fördert den Hustenreflex und den Auswurf von Schleim

Exsudat
Ausfluß aus einem Geschwür oder einer Wunde

fungizid
wirkt pilztötend bei Infektionen

hämostatisch
stillt Blutungen

Hyperthyreose
Schilddrüsenüberfunktion

Hypnotikum
Schlafmittel

Hypoglykämikum
senkt den Blutzuckerspiegel

karminativ
lindert Blähungen

Laxativum, Laxans
Abführmittel

Muskelrelaxans
entspannt die Muskeln

Neuralgie
Nervenschmerz oder -reizung

Ödem
Schwellung des Gewebes durch überschüssige Wassereinlagerung

Sedativum
reduziert die Aktivität des zentralen Nervensystems

Tonikum
kräftigendes Mittel

WEITERFÜHRENDE LITERATUR

Die Andere Medizin. Nutzen und Risiken sanfter Heilmethoden, Stiftung Warentest in Zusammenarbeit mit Krista Federspiel und Vera Herbst.

Chinesische Heilkräuter, Penelope Ody, Taschen Verlag.

Chinesische Arzneimitteltherapie, Sandi Suwanda, u. a., Hippokrates Verlag.

DuMont's Große Kräuter-Enzyklopädie, Deni Bown, DuMont Reiseverlag.

DuMonts kleines Kräuterlexikon, Andrea Rausch, Brigitte Lotz Nebel

Gesundheit aus der Apotheke Gottes, Maria Treben, Ennsthaler Verlag.

Gesundheit durch Heilkräuter. Wirkung und Anwendung der wichtigsten einheimischen Heilpflanzen, Richard Willfort, Trauner Verlag.

Gesundheit mit Kräutern und Essenzen, Jean Putz, u. a., Hobbythek/Vgs Verlagsges.

Das große Lexikon der Heilpflanzen, Andrew Chevallier Dorling Kindersley Verlag GmbH.

Heilende Energie der ätherischen Öle, Gerti Samel, Barbara Krähmer, Südwest-Verlag.

Heilen mit Kräutern und Pflanzen, Penelope Ody, Honos Verlag.

Die Heilkräuter-Fibel nach Sebastian Kneipp, Otto Maertens, Kneipp.

Heilkräuter für Leib und Seele, Ursula Calis KOMPASS-Karten.

Kleine Heilkräuterkunde für jedermann, Klaus Weißkirchen, Neumann-Neudamm.

Heilkräuter-Tees, Mannfried Pahiow, Hirzel Verlag.

Heilkräuter und Zauberpflanzen zwischen Haustür und Gartentor, Wolf-Dieter Storl, AT-Verlag.

Heilpflanzen. Die besten Rezepte, Mannfried Pahiow Gondrom-Verlag, Bindlach.

Heilpflanzen für Frauen, Birgit Laue, Rowohlt Taschenbuch.

Das neue Handbuch der Heilpflanzen, Ingrid Schönfelder und Peter Schönfelder, Wissenschaftliche Verlagsgesellschaft.

Heilpflanzen für Genießer, Heinz Winder, u. a., Haug Sachbuch.

Kursbuch Heiltees, Jörg Theilacker, Südwest-Verlag.

Heiltees für Kinder, Leonhard Hochenegg, Anita Höhne, Hugendubel Verlag.

Heilpflanzen in der Pflege, Annegret Sonn, Ursel Bühring, Huber Verlag.

Heilpflanzen, Elfrune Wendelberger, BLV Verlagsgesellschaft mbH.

Enders' Homöopathische Hausapotheke, Norbert Enders, Haug Sachbuch.

Klassische Kräuter und Heilpflanzen, Gioia Romagnoli, Stefania Vasetti, Flechsig Verlag.

Kräuter für die Seele, Hermann-Josef Weidinger, NP-Buchverlag.

Kräuter für Körper und Seele, Ursula Stumpf, VAK Verlags GmbH.

Die Kräuterapotheke Gottes, Eva Aschenbrenner, Franckh-Kosmos Verlag.

Kräuter-Enzyklopädie, Nico Vermeulen, Nebel Verlag.

Natürlich gesund mit Mutter Natur, Klaus P. Waldmann, u. a., Tosa Verlag.

Pflanzenmonographien. Heilpflanzen nach Monographie, Gegenwart, Humoralpathologie, Bernhard Kranzberger, Stefan Mair, Foitzick Verlag.

Das praktische Buch der Heilpflanzen, Manfred Bocksch, BLV Verlagsgesellschaft mbH.

Praxisbuch Chinesische Medizin, Andrea-Anna Cavelius, u. a., Bassermann Verlag.

Das Praxisbuch der Traditionellen Chinesischen Medizin, Beate Sprissler, Wulfing, Rohr, Lüchow Verlag.

Pschyrembel Wörterbuch Naturheilkunde und alternative Heilverfahren, Willibald Pschyrembel (Herausgeber), Verlag de Gruyter.

Wesen und Signatur der Heilpflanzen, Roger Kalbermatten, AT-Verlag.

Westliche Heilpflanzen in der TCM, Karin Bedrik, Medizinisch Literarische Verlagsgesellschaft.

Tees zum Wohlfühlen. Magische Kräuter aus aller Welt, Sylvia Schneider, Mosaik Verlag.

REGISTER

Halbfette Ziffern verweisen bei einem Stichwort auf den (die) Haupteintrag (-einträge)

Danksagung

Wir danken den im folgenden genannten Fotografen und Bildagenturen für die Genehmigung zum Abdruck von Bildmaterial auf den nachstehend genannten Seiten des Buches. Es wurde alles unternommen, die Rechteinhaber ausfindig zu machen. Sollte es dennoch Unterlassungen gegeben haben, so bitten wir um Entschuldigung.

Pat Brindley: 104, 109, 112, 116, 125, 127, 130, 132, 134; **Julian Cotton**: 69u.; **Harry Smith Horticultural Photographic Collection**: 102, 103, 105, 106, 108, 110, 111, 113, 115, 118, 122, 124, 128, 129, 133, 135, 136, 138, 140, 141, 142, 143, 144, 145, 146, 147, 148, 149, 150, 151; **The Image Bank**: 24, 41m., 52u., 53o., 57u., 62u., 68o., 73o., 75u.; **Peter McHoy**: 107, 114, 119, 120, 121, 139; **Photos Horticultural Picture Library**: 126; **Photo/Nats Inc.**: 123, 131, 137; **Positive Images**: 117; **Pictor International**: 16, 26, 39o.r., 61u., 64u., 72o., 78u., 80u., 87u., 95o., 98o.; **Tony Stone Images**: 9, 11, 27, 28, 41u., 42o., 45u., 47u., 51o., 56o., 63o., 74u., 78o., 79o., 83o., 86o., 90l., 91u., 92o., 93u.

Alle anderen Abbildungen: Quarto.

Wir danken den folgenden Firmen für ihre Unterstützung durch Requisiten oder Zubehör bei Aufnahmen:
Plasterworks 38 Cross Street, London N1 2BG. **Neal's Yard Remedies** Neal's Yard, Covent Garden, London WC2. **East West Herbs Ltd.** 3 Neal's Yard, London WC2.

Danksagung der Autorinnen
Dieses Buch ist mit tiefster Zuneigung und Dank gewidmet Mary für ihre Unterstützung, Kelly für ihre Ermutigungen und Megan, die mir Freude und Inspiration gibt.
Jade Britton

Für Clive, Ryan und Molly Jo, mit Dank für Eure Liebe und Unterstützung, und für meinen wunderschönen Garten.
Tamara Kircher